JN122884

新時代の保育双書

新・子どもの食と栄養

みらい

執筆者一覧（五十音順）　○＝編者

有尾正子（あり　お　しょう　こ）（愛知文教女子短期大学）——————————————実習②〜⑤

乾　陽子（いぬい　よう　こ）（鈴鹿大学短期大学部）——————————————第10章

○岩田章子（いわ　た　しょう　こ）（日本福祉大学）—————————第2章第2〜5節、第3章

小野内初美（お　の　うち　はつ　み）（愛知文教女子短期大学）—————————第5章第3節、第7章、
第8章第3節、実習⑥

木内貴子（き　うち　たか　こ）（仁愛女子短期大学）——————————————第5章第1・2節

島本和恵（しま　もと　かず　え）（お茶の水女子大学基幹研究院）—————————第4章第3節

○寺嶋昌代（てら　じま　まさ　よ）（甲子園大学）——第1章第1節、第2章第1節、第8章第1節

西脇泰子（にし　わき　やす　こ）（元岐阜聖徳学園大学短期大学部）——————————第6章

平山素子（ひら　やま　もと　こ）（秋草学園短期大学）——————————————第9章

前田文子（まえ　だ　あや　こ）（元昭和学院短期大学）——————————第1章第2節

宮寺里香（みや　でら　り　か）（白百合女子大学）——————第4章第1・2節、実習①

吉野佳織（よし　の　か　おり）（修文大学）——————————————第8章第2節

はじめに

　食べることは生きることである。食べたものでからだをつくり生きていく現象を栄養という。「子どもの食と栄養」は食べ物の知識と発育・発達の栄養生理と、胎児（妊娠）・乳児・幼児・学童期に応じた食生活を学ぶための栄養学である。本書は、保育の対象の理解に関する資格取得履修の教科書であり、子どもが見つめる「背」となる保育者や親へと成長する学生に学んでほしい栄養学書である。

　食を通じた子どもの健全育成のねらいとして、「保育所保育指針」（2018（平成30）年改定）では、第3章「健康及び安全」の第2項「食育の推進」で、「保育所における食育は、健康な生活の基本としての「食を営む力」の育成に向け、その基礎を培うことを目標とすること」としている。また、第2章「保育の内容」のなかでは、健康な心と体を育てるために、「子どもの食生活の実情に配慮し、和やかな雰囲気の中で保育士等や他の子どもと食べる喜びや楽しさを味わったり、様々な食べ物への興味や関心をもったりするなどし、食の大切さに気付き、進んで食べようとする気持ちが育つようにすること」としている。保育士は、「食を営む力」の育成に向けて、子どもや子育て家庭への支援の専門職としての役割を果たしていくことが期待されている。

　また、アレルギー疾患を有する子どもが年々増加傾向にあるなかで、2011（平成23）年には、「保育所におけるアレルギー対応ガイドライン」が策定、2019（平成31）年4月に改訂され、活用されている。同ガイドラインでは、保育所の子どもの健康および安全の確保に努めるために、職員全員が保育所内での具体的な対応方法や取り組みを共通理解し、多職種・関係機関が連携をしながらアレルギー疾患への対応に取り組むことが重視されている。

　本書は、栄養の基礎知識を十分身につけた保育士による食育の必要性に応えるために、食品成分（栄養素）と栄養生理の基礎知識をわかりやすく説明し、発達段階に応じた食事内容を学ぶとともに、食行動の発達を理解して食育実践ができるように実践例の記述に重点をおいた。

　保育士は子どもに寄り添って、好きな食べ物を増やすとともに、食事を楽しむ気持ちが育つように支援したい。子どもの養護にかかわる保育士が活躍する場面は、食事計画を行うこと、食品を選択すること、提供する食べ物をつくり、食べ物の知識を伝えること、子どもが抱える社会的背景を把握して適正な食習慣を支援するなど幅広い。このような栄養士が行う業務に準拠した仕事にも対応できるように、アレルギー対応食のほか、第10章の「食育の実践」では、食事摂取基準、食事バランスガイド、献立作成などをわかりやすくまとめた。

　最後に執筆者代表として、本書執筆に際して資料として参考・引用させていただいた文献・図書の著者・諸先生方に感謝いたしますとともに、出版にあたりご貢献いただいた㈱みらいの竹鼻均之氏、編集に奔走してくださった吉村寿夫氏、海津あゆ美氏に厚く御礼申し上げます。

　2020年12月

編者代表　岩田　章子

第5章　幼児期の食生活と栄養—食べることが大好きな子どもに—

第6章　学童期の食生活と栄養

第10章　食育の実践

巻末資料

子どもの心身の発達と食環境

◆キーポイント◆

・子どもの「食行動」は心身の発達と同じように発達することを理解する。
・子どもの食生活は、生涯にわたる発達の基礎となることを理解する。
・私たちの食生活は社会や家庭環境の変化に影響されていることを理解する。
・今日の食生活の状況とその問題点が子どもに与える影響を知る。

第1節 ● 子どもの発達と健康

1 —— 健康とはなんだろう

　健康とはなんだろう。世界保健機関（WHO：World Health Organization）
の健康の定義では「身体的、精神的ならびに社会的に完全に良好な状態であ
り、単に疾病や虚弱でないことではない」（世界保健機関憲章）としている。
病気でないということだけでなく、生き生きと生活し、他者との相互作用の
なかでその能力を十分に発揮している状態である。「健康の社会的決定要
因」[1] として、平和、住居、教育、食糧、収入、安定した環境、持続可能な
資源、社会的公正と公平があげられている。これらの要因を満たす社会的環
境の実現に努力しつつ、子どもたちの基本的人権のひとつである健康を考え
よう。

2 —— 子どもの心身の発達と食行動の発達

(1) 子どもの特徴

　子どもの特徴は、成長発達がめざましく、心身が未熟な状態から成熟して
いく過程にあることである。身体の成長に不可欠な食べ物からの栄養と、養
育者との愛着などの心理的要因と、家庭・社会全体の環境要因によって、成
長発達する。

(2) 成長と発達

　成長（growth）とは発育ともいわれ、身長、体重のように量として測定できる身体の大きさの成熟過程をいう。発達（development）は、身体の機能について用いられ、さまざまな臓器器官がもっている働きが成熟する過程をいう。人は心身ともに未熟な状態で生まれ、環境に適応しながら、死に至るまで身体的、精神的、社会的に変化を続けていく。そういう意味で、人は生涯変化し発達し続ける存在である。

(3) 子ども期の区分

　子ども期は、胎生期（受精〜出生）、新生児期（0〜28日）、乳児期（新生児期以降〜1歳未満）、幼児期（1〜6歳未満）、学童期（6〜12歳未満）、思春期（12〜18歳）に分けられる。

(4) 食生活の重要性

　体をつくる材料はすべて口から摂取した飲食物による。適切に食べることは、食生活の基礎となり、発達を促進するとともに、生活習慣を確立させ、社会性を育み、文化の継承にもつながっていく。

　生命維持に最低限必要な1日のエネルギーを基礎代謝量（kcal/日）というが、体重あたりの基礎代謝量である基礎代謝基準値（kcal/kg体重/日）は、1〜2歳が一番大きい。これは、乳幼児期は体脂肪率が低く、エネルギー代謝の盛んな組織の比率が高いためである。つまり、体重あたりでは幼齢ほどエネルギーが必要であり、十分なエネルギーを中心として多くの栄養素を必要とすることが、子どもの食生活の特徴である。また、子ども時代からの適切な食習慣は、「心身の成長及び人格の形成に大きな影響を及ぼし、生涯にわたって健全な心と身体を培い豊かな人間性をはぐくんでいき」[2]、健康の源となるであろう。また、生活習慣病の予防も含め、子どもの食生活は、生涯にわたる発達の基礎であるととらえることが必要である。

(5) 子どもの心身の発達

　子どもの心身の発達は、栄養と周りの人からの愛情と環境によって、進んでいくが、その中心となるのは食べることである。食べようとすること、すなわち、食行動が心身の発達を促していく（図1-1）。

食行動	摂食機能の発達		月齢	身体の発達	精神発達	
	咀しゃく	歯			自己認識	ことば
反射的哺乳　母乳・ミルク	吸啜反射		0			
自律的哺乳			1			
			2		自他未分化	
			3	首すわり		アーウー
			4	ねがえり		笑う
	ドロドロ		5			
離乳の開始	ゴックン		6	おすわり		
（離乳食１回）			7	ハイハイ	人見知り	
哺乳びんを持って飲む	モグモグ	下の中切歯	8			
（離乳食２回）	舌で食べる		9	つかまり立ち		
（離乳食３回）	カミカミ		10			
手づかみで食べる	歯ぐきでつぶす		11	親指と人差し指でつまむ		
			12	一人で立つ		一語文
コップで飲む	歯ぐきでかむ		13	歩く		
１日３回のリズム			14			
スプーンを使う	歯でかむ		15			
フォークを使う			16			
			17			
離乳完了			18	ボール投げ　便意予告		
	幼児食	第一乳臼歯	19			
			20			
			21			
			22			
			23			
			24	ジャンプ	自分の名前が言える	二語文
			25	走る		
			26	なぐり書き		
		第二乳臼歯	27			
			28			
			29			
			30			
			31			
			32			
			33			
			34			
茶わん・はしをそれ		乳歯20本	35	丸が書ける	第１反抗期	
ぞれ持って使う	咀しゃく完成		36	片足立ち		三語文
			37			
			38			
			39			
			40			
			41			
			42	排尿確立		
			43			
			44			
			45			
			46			
			47			
			48	排便確立		

図１－１　心身の成長発達と食行動

出典：二木武・川井尚・帆足英一・庄司順一編著『新版　小児の発達栄養行動摂食から排泄まで―生理・心理・臨床―』医歯薬出版
　　　1995年より作成

(6)　食行動の発達過程

　食べたいという意欲、食べようとする食行動は、生きることの基本であるが、食行動自体も発達途上にある。子どもは消化機能が十分に発達しておらず、感染に対する抵抗力も弱いために、食事回数や調理の工夫や衛生面に対する注意も大切である。発達段階（表1-1）にふさわしい食物を与え、正しい食習慣を身につけさせたい。子どもは周りの大人を見て学習する。食行動の発達を援助するものが食育であり、「家庭、学校、保育所、地域等を中心に、国民運動として、食育の推進に取り組んでいく」³⁾べきものである。食行動の発達は、精神的発達を助長させていく。年齢とともに、地域の特産の食材にも関心をもたせ、伝統に基づく行事食などを体験させたい。

表1-1　食行動の発達

新生児期	反射的哺乳
乳児期（離乳期）	自律的哺乳（2か月頃）
	離乳食の開始（5～6か月頃）、咀しゃく能力の発達
幼児期	手づかみ食べ（～1歳）、手先の動きの発達（スプーンを持つ、コップで飲む）、一人食べ、食欲と意欲の増進
	咀しゃくの完成（～3歳）、大脳の発達、他者と一緒に食事ができる（社会食べ）
学童期	食習慣の確立（1日3回のリズム）、自立期（中学生）、食事の挨拶、マナー

▎3 ── 食育はだれのためにするの

※1
第9章第1節（191頁）を参照。

　食育は、食育基本法※¹の前文において「子どもたちが豊かな人間性をはぐくみ、生きる力を身に付けていくためには、何よりも『食』が重要である。（中略）食育を、生きる上での基本であって、知育、徳育及び体育の基礎となるべきものと位置付ける」とされている。食は心身の発達のための材料となる栄養成分を与えるだけでなく、社会的存在としての人間となるための行動の学習や、感性の育成や、文化の継承という意味ももつ。子どもたちにとっては、生涯にわたる健全な心身を育む基礎となるものである。食育は成長期の子どもたちだけに必要なのではなく、食育にかかわる大人たちにとっては、食の安全性を学んだり、食生活を省みる機会となり、生涯発達途上のあらゆる世代に必要なものである。親、養育者、保育者、社会が次世代への生命をつなぐという使命を実現する道でもある。

　特に保育士は、保育所における食育の国全体からみた位置づけ（図1-2）をよく認識してほしい。保育所は、食育基本法の実行のための食育推進基本

計画の7つの項目のうちの②を担う場であり、2018（平成30）年度から施行されている「保育所保育指針」※2および2004（同16）年の「楽しく食べる子どもに～保育所における食育に関する指針～」※3には、保育所の食育について詳しく説明されている。保育士は保育における食育の重要性を十分理解し、積極的に子どもの食育を推進していく役目を担っている。

※2
第9章の192頁を参照。

※3
第10章第2節（211頁）を参照。

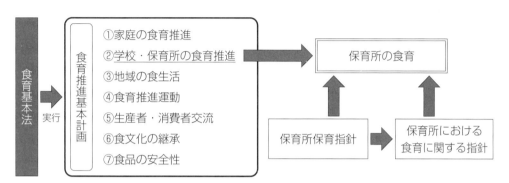

図1-2　保育所における食育の国全体からみた位置づけ

第2節 ● 子どもを取り巻く食環境

子どもの食生活は、社会や家庭環境の変容を受け、さまざまな問題を抱えている。本節では、今日の食生活の状況とその問題点が子どもに与える影響について述べる。

1 ── 食生活の変容

戦後、日本の食生活は、科学技術の進歩と経済のグローバル化のもと大きく変化してきた。冷凍食品、フリーズドライ食品などの加工技術はもとより、コールドチェーン※4、POSシステム※5などの物流管理体制、家庭での大型冷凍冷蔵庫、電子レンジの普及などは短時間で便利な食卓づくりに貢献した。また、グローバル化のおかげで、世界中の食べ物を食べることができるようになり、ファーストフード、ファミリーレストランなどの外食産業もアメリカからチェーンレストラン経営という手法が取り入れられたことにより発展した。このように、食卓にも街にも食べ物があふれ、子どもたちは飢えを知ることなく飽食を享受している。一見豊かにみえる今日の食生活であるが、

※4　コールドチェーン
冷凍食品、生鮮食品、水産物などを生産地から消費地まで一貫して低温・冷蔵・冷凍の状態を保ったまま流通させる仕組み。これにより、食品を鮮度・品質の高い状態で届けることができるだけではなく、広域流通や長期間の保存が可能となった。

※5　POSシステム
POS（Point of sale）システムとは、小売店などで利用されている商品の販売情報の管理システムである。POSシステムを用いることで、売上実績を単品単位で集計し、その集計結果に基づいて売上げや、発注・発送などの在庫の管理、店舗運営の改善などが行えるようになった。

その反面、生活習慣病の増加、食習慣の乱れ、安全性への疑惑などの問題が発生し、さらに若い世代を中心に食べることへの無関心、知識不足が指摘されるようになった。何をどのように食べればよいか自分で考える力を身につけることが必要である。

2 ── 現代の食生活

(1) 献立の変化

①食の欧米化

わが国では長い間、和食を中心とし、魚や野菜・海藻・豆などの主菜、副菜と汁物を取り合わせる食生活を営んできた。ところが戦後、パンと牛乳の学校給食が導入され、経済の高度成長に伴い、家庭の食卓に洋風料理が多く登場するようになり、肉および卵・乳製品・油脂を多用するなど、日本人が摂取する食品群は変化してきた（表1-2）。1970年代にアメリカからファーストフードとファミリーレストランが上陸するとさらに多くの洋風料理が食

表1-2 食品群別摂取量の推移（1人1日あたり）

(g)

食品群	昭和25年	昭和35年	昭和45年	昭和55年	平成2年	平成12年	平成22年	平成30年
米類	338.7	358.4	306.1	225.8	197.9	160.4	332.0	308.5
小麦類	68.7	65.1	64.8	91.8	84.8	94.3	100.1	97.3
いも類	127.2	64.4	37.8	63.4	65.3	64.7	53.3	51.0
砂糖類	7.2	12.3	19.7	12.0	10.6	9.3	6.7	6.4
油脂類	2.6	6.1	15.6	16.9	17.6	16.4	10.1	11.0
豆類	53.7	71.2	71.2	65.4	68.5	70.2	55.3	62.9
野菜・きのこ類	242.0	214.1	249.3	251.4	250.3	290.1	284.9	285.2
果実類	41.5	79.6	81.0	155.2	124.8	117.4	101.7	96.7
海藻類	3.0	4.7	6.9	5.1	6.1	5.5	11.0	8.5
魚介類	61.0	76.9	87.4	92.5	95.3	92.0	72.5	65.1
肉類	8.4	18.7	42.5	67.9	71.2	78.2	82.5	104.5
卵類	5.6	18.9	41.2	37.7	42.3	39.7	34.8	41.1
乳類	6.8	32.9	78.8	115.2	130.1	127.6	117.3	128.8

注1：平成13年より分類が変更になった。ジャム：砂糖類→果実類、マヨネーズ：油脂→調味料
注2：平成13年より調理を加味した数量となり、米は調理された飯・粥などとして算出している。同様に海藻類の乾燥わかめは水戻しわかめとして算出している。
資料：厚生労働省「国民栄養調査」、「国民健康・栄養調査」（平成22・30年）

卓に登場するようになった。そうなると、和食の登場機会が減り、伝統的に食べられていた献立が少なくなった。子どもの好きなメニューの1位は寿司であるが、ほかには洋食のメニューが多く並び、食の欧米化が反映されている（表1-3）。

一般に食べられている洋食は和食のように主食、主菜、副菜などの複数の皿が並ぶことは少なく、グラタン、パスタ、ピザ、カレーライスなど一皿で完結してしまうメニューもある。それらが頻繁に食卓に登場すると、1日に食べる食材の種類は少なくなり、栄養的にも偏りやすくなる。2000（平成12）年に制定された食生活指針※6のなかで、伝統的な和食のよさを見直し、主食、主菜、副菜をとることを基本にさまざまな種類の食品を、バランスよく食べることが奨励されている。

和食には日本人が長い間尊んできた季節感や素材の味を生かすという工夫がある。また、和食がユネスコ無形文化遺産に登録された際には、和食は「料理」そのものではなく年中行事とも深くかかわる「食の慣わし」と位置づけられた。これらの感性を子どもたちに伝えていくことも食文化の継承として大切なことである。

②食の外部化

長い間家庭での食事は家族の構成員が献立を考え、米や生鮮食品を調達し、時間と手間をかけて調理してきた。これを「内食」という。これに対し、レストランやファーストフード店で調理されたものを店内で食べるのが「外食」である。外食は特別な日の御馳走であったが、今は手軽に食べられるファミリーレストランやチェーン店も増え、普段の日の外食の回数も多くなっている。また、調理されたものを購入して家庭で食べるのを「中食（なかしょく）」という。持ち帰りの寿司や弁当、ファーストフード店でテイクアウトしたハンバーガー、宅配のピザなども含まれる。近年、外食や中食への支出が多くなっている。図1-3に示すように、特に「弁当・寿司・おにぎり」などの調理した米飯類の消費が大きい。

外食や中食は本来家庭内で行う献立作成、食材調達、調理、配膳などの作業を家庭外の労力によってまかなうので、これらを食の外部化という。外部化は食生活の場面だけでなく、掃除・洗濯・介護などあらゆる家事労働の部分で進み、女性の社会参画には大きな助けとなった。しかし、食生活は家族の健康に大きくかかわるだけに、その過度の外部化にはいくつかの問題点がある。

表1-3　小学生の好きな食べ物

順位	料理名
1	寿司
2	フライドチキン・唐揚げ
3	ラーメン
4	ポテトフライ
5	カレーライス
6	焼肉
7	ハンバーグ
8	さしみ
9	ピザ
10	ステーキ

注：調査対象は小学1～6年生の男女各100名（合計1,200名）
資料：学研教育総合研究所「小学生白書Web版」2019年8月調査

※6
巻末の資料1（223頁）を参照。なお、食塩については「日本人の食事摂取基準（2020年版）」（第10章を参照）では引き下げられている。

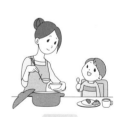

内食

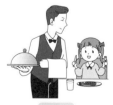

外食

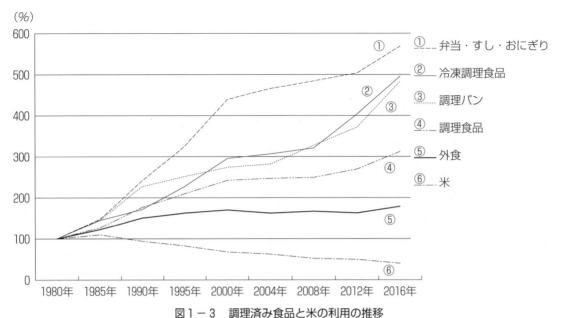

図1−3　調理済み食品と米の利用の推移

注：1980年＝100
資料：総務省「家計調査年報」より作成

①　弁当・すし・おにぎり
②　冷凍調理食品
③　調理パン
④　調理食品
⑤　外食
⑥　米

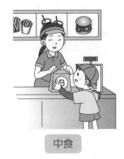

中食

　外食が普及してきたのは、ファーストフード店やファミリーレストランと呼ばれるチェーン店が全国に展開された頃からで、安価でメニューも豊富であり、小さな子ども連れでも気軽に利用できる点が広く受け入れられた。また、コンビニエンスストアは中食を提供する代表的な場である。これらの店では、個々の家族が自分の好みのものを注文あるいは購入することができる。外部化された食事の場では個人の嗜好が優先されがちであり、家族の健康を考えながら用意された内食に比べ、栄養的な偏りが指摘されている。また、家庭で調理することなく提供される料理は、その素材の形が見えず、安全性の面でも不安が残る。外食・中食産業においては、食材の産地表示をする店舗も出てきたが、まだその店舗数は少ない。

　近年、家庭の食卓において、刺身にコーンスープ、寿司にポテトサラダといった奇妙な組み合わせの献立が登場している。ご飯を食べずおかずだけを何品か並べる主食抜きの食事もみられ、好きなものを組み合わせて食べる外食や中食の影響ではないかと指摘されている。

　家庭での食事の準備は、冷凍食品、レトルト食品、調理済みの総菜などの利用によってますます簡便になってきた。また、調味料への支出金額の変化を見ると、塩、醤油、味噌といった基本的な調味料の購入金額は減少し、乾燥スープ、つゆ・たれ、風味調味料などの簡便性の高い調味料の購入が増え

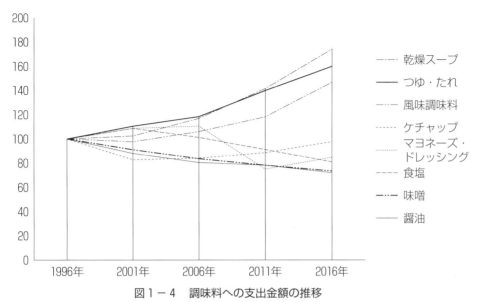

図1-4　調味料への支出金額の推移

注：1996年の年間1人当たりの支出金額を100とした変化
資料：総務省「家計調査」より作成

ている（図1-4）。

　離乳食においても、市販品の利用が増えている。日本ベビーフード協議会
の統計によると2019（令和元）年のベビー加工食品（ベビーフード、ベビー
飲料、おやつを含む）の市場規模は440億円となり、この20年間で約1.5倍と
なった。

　食の外部化は現代日本の社会システムには欠かせないものになっているの
で、縮小化を考えるのではなく、健康安全志向にあう形に質が向上すること
が望まれる。

　家庭での調理の場面が少なくなると、子どもたちの手伝いの機会も少なく
なり、親から子どもへ調理技術を伝える、あるいは食べ物への感謝の気持ち
をもつという食文化・食習慣への影響も懸念される。家族そろって料理をす
る、家庭の味を伝える、そのような機会を大切にしたい。

(2)　栄養摂取量の推移

　食生活が欧米化し、献立が多様化したことにより、日本人の栄養素の摂取
状況にも変化が現れた。エネルギー源となる栄養素別摂取構成比の推移をみ
ると、脂肪から摂取するエネルギーが増加し、炭水化物から摂取するエネル
ギーは低下している（図1-5）。

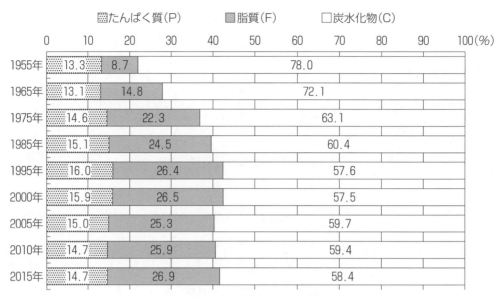

図1－5　エネルギーの栄養素別摂取構成比（年次推移）

注：日本人の食事摂取基準（2015年版）目標量（範囲）
　　炭水化物…1歳以上50～65%
　　脂質…1歳以上20～30%
資料：厚生労働省「国民健康・栄養調査」

3 ── 子どもの食事

(1)　子どもの朝食

①朝食の摂取状況

　朝昼夕の3度の食事を決まった時間にきちんととることが、健康のためには大切である。しかし、「時間がない」「食欲がない」などの理由で食事をとらない人が若い世代を中心にみられる。食事をとらないことを欠食というが、3食のなかでは朝食の欠食率が大きく、「平成30年国民健康・栄養調査」においては、20歳代の男性で29.9%、女性では18.9%が朝食を食べていない、あるいは菓子や果物、サプリメント類だけですませている。幼児においても朝食の欠食が問題となっていたが、2006（平成18）年より推進されている「早寝早起き朝ごはん」運動の成果もあって、何も食べない子どもは少なくなった。

　しかし、朝食については、その内容にも問題点があり、菓子・果物のみ、調理済み食品などを食べている幼児が6％近く存在する（図1－6）。ヨーグルトや野菜ジュース、バナナなど一見身体によさそうなものを取り入れる食事を切り札型というが、それだけでは必要な栄養素は十分にはとれない。

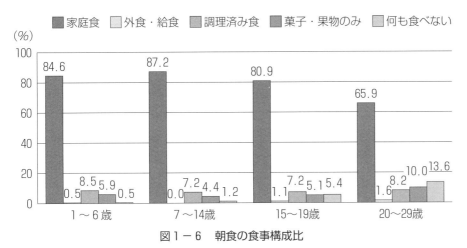

図1－6　朝食の食事構成比

資料：厚生労働省「平成30年国民健康・栄養調査」の「朝、昼、夕別にみた1日の食事状況」より一部抜粋、作成

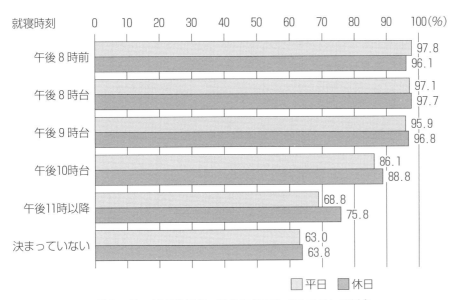

図1－7　就寝時刻別　朝食を必ず食べる子どもの割合

注：回答は2～6歳児の保護者
資料：厚生労働省「平成27年乳幼児栄養調査」

ご飯食とパン食の割合はほぼ半々であるが、パンを食べる場合、副食が不足していることが多い。一方ご飯を主食とした朝食を食べる場合、味噌汁・魚干物・漬物などを添えると塩分のとりすぎになることがあるので注意が必要である。

　朝食の摂取状況は就寝・起床時間に関連があり、就寝時間が遅くなるほど欠食の割合は高い（図1－7）。子どもの望ましい基本的生活習慣を育成し、

生活リズムを向上するために、より一層「早寝早起き朝ごはん」運動の充実が望まれる。

②朝食の重要性

　人間は夜眠っている間は体温が下がり、昼間との体温差は0.6℃ほどであるといわれる。体温の上昇が遅いと、活発な活動ができず、頭の働きも悪いので、早く体温を上げる必要がある。体温を上げるには、食べ物を食べるとよい。特に、たんぱく質の多い食べ物にその作用があるので、朝食にはたんぱく質性食品を食べるのが有効である。

　脳は体重の2％ほどの重量しかないが、エネルギーの消費量は身体全体の20％にもなる。脳のエネルギー源は糖質であるので、脳を働かせるためには、朝食に糖質を食べればよい。糖質はご飯やパンなどの主食に含まれる。

　朝食を食べると、腸が動きはじめ、排便を促す。便は食物の残渣だけでなく、体内の化学物質や細菌を体外に出す。毎朝、学校や保育所・幼稚園に行く前にすっきりと排泄するには、食物繊維の多い食品と水分をとればよい。

　朝食を欠食すると、午前中の早い時間にお腹がすくため、中途半端な時間におやつや昼食を食べるなど、食事の時間が乱れてくる。食事の時間が乱れると、きちんとした生活リズムをつくることができなくなる。

　このように、朝食には大切な働きがあり、複数の食品をバランスよく食べることが重要である。1日のリズムをつくるためにも朝食をきちんと食べる習慣を身につけさせたい。

(2)　孤食・子食

　1人で食事をとる「孤食」や、子どもだけで食べる「子食」は夕食より朝食のほうがその比率は高い（図1－8）。孤食にはさまざまな問題点が指摘されている。

　家族が食卓を囲み楽しく食事をすることにより、会話が弾み、お互いの健康状態を知ることもできる。世代の違う者たちがともに食べる食事は、メニューにもバリエーションがあり、多くの食材を食べ、バランスのよい食事の理解にもつながる。子どもたちは食卓のマナーやルールを学ぶこともでき、食文化や食習慣を身につけることもできる。食事の準備や後片付けをとおして家族が協力しあうことを知り、家族を思いやる気持ちも育まれる。

　一方、子どもだけで食事をすると、好きなものだけを選んで食べてしまったり、食欲がなかったり、だらだらと食べてしまったりすることが多く、栄養面でも食習慣の点でも好ましくはない。食品や栄養に関する知識も不足し、食事への興味ももちにくい。

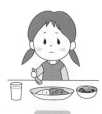

孤食

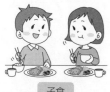

子食

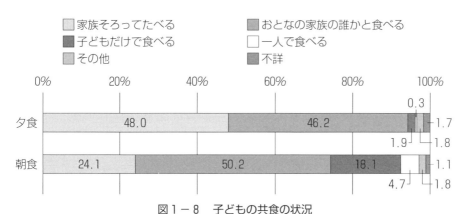

図1−8　子どもの共食の状況

注：回答は2〜6歳児の保護者
資料：厚生労働省「平成27年度乳幼児の栄養調査」

　食の外部化が孤食を増やす一因になっているとも考えられる。いつでもど
こでも食べ物が得られる便利さは、子どもだけで食事を済ませることができ
るということでもある。子どもの食事を準備しない、子どもとともに食事を
とらない、ということが日常化することは、ネグレクト（育児放棄）にもつ
ながるという指摘もある。

　食事を子どもだけで食べる理由はさまざまだが、同じ部屋に親がいながら
ほかのことをしていて、子どもとともに食べないという場合もある。また、
子どもが自室でゲームをしながら食事をするというケースも報告されている。

　平日に家族がそろうことが困難であっても、休日には必ず家族が一緒に食
べる、誕生日やクリスマスなどのイベントを利用するなどの工夫をし、共
食※7の楽しさを子どもが実感できるようにしたい。

　近年、子どもの貧困が問題となっており、「子どもの貧困対策の推進に関
する法律」も制定され貧困対策が進められているが、民間発の取り組みとし
て、貧困家庭やひとり親家庭、孤食（子食）の子どもに、無料か安価で食事
を提供する「子ども食堂」と呼ばれる活動が広がりをみせている。2016（平
成28）年以降開設が急増しているが、食材の調達や調理、運営はNPO法人
や地域のボランティアに委ねられているところが多い。子ども食堂の場所は
公民館や児童館、空き店舗、寺などさまざまで、開催頻度は月に1度程度の
ところが多い。行政による事業などへの展開もはじまっている。

4 ── 子どもの食習慣と生活習慣病

　生活習慣病は、食の欧米化、外部化などによって日本人の食生活が変化し

※7　共食
共食とは、一人で食べ
るのではなく、家族や
友人、職場の人や地域
の人など、誰かと共に
食事をすることである。
家族や友人との絆を深
めるだけでなく、食事
のマナーを身につけた
り、協調性や社会性を
養うこともできる。
「社会食べ」ともいう。

てきた頃から顕著に増えはじめ、かつては成人病と呼ばれていた。癌、脳血管疾患、心疾患、糖尿病（インスリン非依存型）、脂質異常症、高血圧などの発症が生活習慣と深く関与し、生活習慣を改善することによって予防ができる病気の総称として使われる。

　近年、子どもの糖尿病、脂質異常症、高血圧、肥満の増加が問題となっている。肉、ラーメン、スナック菓子、甘いジュースなど好きなものだけを食べるという食習慣や動物性脂質、糖質の過度の摂取が原因であると指摘されている。加えて運動する時間が短くなっていることも大きな要因である。便利な生活のなかでは歩くことも少なくなり、子どもは室内でゲームやパソコンに向かう時間が増えている。食事、運動、休養などの生活習慣は幼児期から形成されるものであり、家族や保育者が気遣うことにより正しい習慣を身につけることができる。

　生活習慣病予防は国にとっても重要課題であり、子どもの生活習慣を見直し健康を意識させるため、学校と病院などが連携して体質改善に取り組む事例もある。

▌5 ── 食の安全性

　近年、BSE（牛海綿状脳症）や鳥インフルエンザ、食品添加物、残留農薬、環境ホルモン、さらには食品の偽装表示などが問題となり、食品の安全性について関心が高まっている。食品の安全性について正しい知識を身につけ、より安全なものを選べるようにしたい。

(1)　食品添加物

　科学技術の進歩により、さまざまな加工食品が広い範囲で流通し、私たちの食生活を豊かなものにしている。加工食品には食品添加物が使われることも多く、その安全性に危惧を抱く声も多い。食品添加物は食品衛生法で「食品の製造の過程において又は加工若しくは保存の目的で、食品に添加、混和、浸潤その他の方法によつて使用する物をいう」（第4条第2項）と定義されており、化学的合成品と天然添加物などがある。使用目的によって表1－4のように分類される。

　食品添加物は、食品衛生法により規格や使用基準が定められており、2016（平成28）年10月現在、指定添加物は454品目である。それ以外に、天然添加物として使用実績があると認められたもの（365品目）、天然香料（約610品目）、一般飲食物添加物（一般に食品として供されるものであって添加物

表1－4　食品添加物の分類

使用目的	種類
食品の製造・加工に必要なもの	豆腐凝固剤・かんすい・ろ過助剤・消泡剤・結着剤・離型剤など
食品の品質向上に必要なもの	乳化剤・増粘安定剤・ゲル化剤・糊料など
食品の嗜好性を高めるもの	着色料・発色剤・漂白剤・甘味料・調味料・香料など
食品の保存性を向上するもの	保存料・酸化防止剤・殺菌料・防カビ剤
栄養成分強化	ビタミン・ミネラル・アミノ酸

表1－5　日本で認可されている防カビ剤

防カビ剤	使用される食品	特性・毒性など
ジフェニル（DP）	グレープフルーツ・オレンジ・レモン	緑カビ、青カビに有効、直接つけることは禁止されているためDPを含ませたもので包んで輸入する。発ガン性をもつ。
オルトフェニルフェノール（OPP）	柑橘類	果実の表面に塗布する。白カビに特に有効、発ガン性をもつ。
イマザリル	みかんを除く柑橘類・バナナ	発ガン性をもつ。処理液に浸透したり、スプレーして使用する。
チアベンダゾール（TBZ）	柑橘類・バナナ	果実の表面に塗布する。軸腐れ病、緑カビに有効、催奇形性あり。

　として使用されるもの約100品目）の使用が認められている。

　食品添加物は成分規格、使用基準が厳しく定められ、安全性が確認されているものであるが、それでも不安を感じる人が多いのは、本来食品ではないものを口にすることへの不安、安全性試験が動物実験であること、使用が許可されている添加物に有害性があるとして使用が禁止されたなどの例があるためである。

　アメリカなどから輸入しているグレープフルーツなどに使用している防カビ剤は農薬の一種であり、本来日本では使用が許可されていなかったが、輸送中の品質劣化を防ぐため輸出国の要請により認可された（表1－5）。これらはアメリカ国内で売られている柑橘類には使用されていない。これらの添加物の対応には、きれいに洗う、マーマレードのように皮ごと利用するのは避けるなどの注意が必要である。

　家庭の食事に中食が多く利用されている現在、保存料などの食品添加物の摂取はますます増えている。食品加工には欠かせない添加物もあるが、なかには着色料、香料、発色剤など、添加しなくてもよいものもあり、これらは

子どもの好きな菓子、ジュース、ハム、ソーセージなどにも多く使用されている。容器包装された加工食品には、使用したすべての添加物名が記載されているので、消費者は表示をみながら自分の判断で食品を選ぶことが重要である。

(2) 遺伝子組み換え作物

　日本では1996（平成8）年に遺伝子組み換え作物の輸入が許可され、現在、大豆、とうもろこし、じゃがいも、菜種、綿実、てんさい、アルファルファ、パパイヤが流通している。その多くは植物油の原料、家畜の飼料となるが、加工食品にも利用されている。遺伝子組み換え作物は、世界的な食糧難への対策として、生産性を高めるために研究された。害虫に強い、除草剤に強い、腐りにくいなどの特徴をもち、収穫量を増やそうとするものである。植物に種の壁を超えた遺伝子を組み込むことに、消費者は不安を感じている。

　上記8品について、遺伝子組み換えをしたものには「遺伝子組み換え」、遺伝子組み換え農作物が混入しているものには「遺伝子組み換え不分別」と表示することが義務づけられ、また、そうでないものは「遺伝子組み換えでない」と表示できるようになった。消費者はこれらの表示をみて、選択することができる。

　日本では現在米の遺伝子組み換え技術なども研究されているが、生態系への影響も懸念されており、その実用は慎重に考えるべきである。

(3) 有害化学物質

　環境汚染物質はじめ、人体に有害な物質は数多く存在するが、ここでは最近問題となったものについて述べる。

①メチル水銀※8

　2003（平成15）年、厚生労働省より「メチル水銀が胎児の健康に影響を及ぼす危険がある」という報告がなされた。わが国におけるメチル水銀の摂取は魚介類によるものがほとんどであり、一部の魚介類においてほかの魚介類よりメチル水銀濃度が高いものがあることから、厚生労働省は妊婦についてこれらの魚介類の摂取に注意が必要であるとした（表1-6）。

　すでにアメリカにおいては2001年に「妊婦、授乳中の母親、脳が発達中の幼い子どもは、一部の魚介類を食べ過ぎないほうがよい」とのメッセージを出しているが、日本では、妊婦のみへの警告である。しかし、魚介類は栄養を考えると積極的に摂取したいものであり、妊婦においてもメチル水銀濃度の低い魚を選びバランスよく食べることが望ましい。

※8　メチル水銀
水銀にメチル基が結合している化合物で、生体蓄積性がある。工業排水や農薬として環境へ放出される。日本では水俣病の原因となった。

表1－6　妊婦が注意すべき魚介類の種類とその摂取量の目安

摂取量の目安	魚介類
1回約80gとして2か月に1回まで	バンドウイルカ
1回約80gとして2週間に1回まで	コビレゴンドウ
1回約80gとして週に1回まで	キンメダイ、メカジキ、クロマグロ、メバチ（メバチマグロ）、エッチュウバイガイ、ツチクジラ、マッコウクジラ
1回約80gとして週2回まで	キダイ、マカジキ、ユメカサゴ、ミナミマグロ、ヨシキリザメ、イシイルカ、クロムツ

注1：マグロのなかでも、キハダ・ビンナガ・メジマグロ・ツナ缶は通常の摂取で差し支えない。
注2：魚介類の消費形態ごとの一般的な重量は次のとおり
　　　　寿司、刺身…………一貫又は一切れあたり15g程度
　　　　刺身………………一人前あたり　　　80g程度
　　　　切り身……………一切れあたり　　　80g程度
資料：厚生労働省「妊婦への魚介類の摂取と水銀に関する注意事項（平成22年改訂）」

②アクリルアミド

　2002（平成14）年、じゃがいもや小麦粉などの炭水化物を多く含む食材を高温（120度以上）で加熱するとアクリルアミドという物質が生成されるという報告がなされた。アクリルアミドは土壌改良剤、接着剤、塗料などに利用されており、動物実験において、発がん性、遺伝子損傷、中枢神経損傷などが認められている。食品中のアミノ酸の一種と糖とが高温で反応することによってアクリルアミドが発生することが確認され、各種の食品を調査した結果、フライドポテト、ポテトチップスからもっとも高濃度のアクリルアミドが検出された（図1－9）。

　2006（平成18）年7月、国際食品規格コーデックス委員会総会では食品中のアクリルアミド低減のための実施規範の作成が承認され、それに向けて各国が動いている。

　厚生労働省は消費者に対し、以下のように勧告している。

・十分な果実、野菜を含むさまざまな食品をバランスよくとり、揚げ物や脂肪が多い食品の過度な摂取を控える。

・炭水化物の多い食品を焼いたり、揚げたりする場合には必要以上に長時間、高温で加熱しない。

・生のじゃがいもを低温で保存すると澱粉の一部が糖へと変化するため冷蔵庫に保存した生のじゃがいもは揚げ物などの高温加熱を避ける（煮物や蒸し物ではアクリルアミドは生成されない）。

　ポテトチップス、フライドポテトは子どもが好む食べ物であるが、連続し

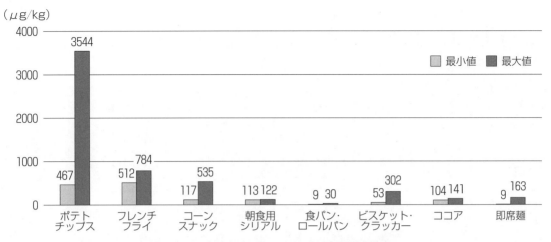

図1-9　食品中のアクリルアミド含量測定結果

資料：厚生労働省ホームページ「国立医薬品食品衛生研究所食品部測定結果」
（http://www.mhlw.go.jp/topics/2002/11/tp1101-1a.html）より筆者作成

た摂取は避けたい。偏った食生活が健康へのリスクを高める可能性があるので、さまざまな種類の食品を食べることが重要である。

③ダイオキシン類

　ダイオキシンは、塩素を含んだ物を燃やす過程で生成され、毒性が非常に強く、動物実験においては、発がん性、催奇形性、生殖異常などが認められる物質である。人に対する毒性はまだ明らかではなく日常生活のなかで摂取するような微量では急性毒性が生じるようなことはないと考えられる。

　日本ではゴミを焼却する割合が高いので諸外国に比べゴミ焼却に由来するダイオキシン濃度が高い。そのため、ゴミ焼却場の近くでダイオキシン汚染が問題になったことがあったが、1999（平成11）年に「ダイオキシン類対策特別措置法」が施行され、ごみ焼却場の性能向上、野焼きや小型焼却炉使用の規制などを行った結果、環境中に排出されるダイオキシンは減少している。

　ダイオキシンは脂肪に溶けやすく、脂肪の多い魚、肉、乳製品、卵などに含まれやすい。日本人は欧米人に比べると魚の摂取量が多いので、魚からのダイオキシン摂取が多いが、平均的な食事をしていれば、耐容1日摂取量（毎日その食品を摂取しても健康に害を及ぼさないとみなすことができる1日あたりの量）を上回ることはない。

　ダイオキシンの発生を抑えるには、私たち一人ひとりがダイオキシン問題に関心をもち、ゴミを少なくすることが重要である。物を大切に使う、リサイクルする、ゴミをきちんと分別するなどを心がけたい。

④トランス脂肪酸

欧米の4つの大規模な研究から、トランス脂肪酸[※9]を多く摂取していた人では冠動脈疾患が増加することが示されている[4]。

日本では摂取量が少なく疾病罹患のリスクになるかどうかは明らかでない。2016（平成28）年1月現在、一部の国や地域でトランス脂肪酸の規制措置を実施しているが、日本を含め多くの国ではトランス脂肪酸の低減を食品事業者の自主的な取り組みに委ねている。

※9　トランス脂肪酸
トランス脂肪酸は、マーガリン、ショートニングなどの水素を付加した硬化油に含まれるトランス型の二重結合をもつ不飽和脂肪酸である。天然の不飽和脂肪酸はシス型の二重結合が多い。

■ 6 ── 健康食品・サプリメント

昨今の健康志向のなか、サプリメントや健康食品の需要が増えている。

サプリメントについては日本では明確な定義はないが、一般的には薬以外の錠剤、カプセル、飲料などをさす。ビタミン、ミネラルなどの栄養素、漢方薬、ハーブ、スパイスから抽出されるエキスなどを含むものが多い。ダイエット関連のサプリメントもあり、医薬品と違い、コンビニエンスストアやスーパーあるいは通信販売で手軽に購入できることから、若い世代を中心に普及している。しかし、手軽に手に入るだけに心配されるのがビタミン・ミネラルの過剰摂取であり、とりすぎると健康を損ねることもある[※10]。特に妊娠中のビタミンAの過剰摂取は胎児の奇形や流産のリスクを高めるので注意が必要である。

※10
ビタミン・ミネラルの過剰摂取については第2章の表2−6・7（50頁）を参照。

2001（平成13）年に厚生労働省は「保健機能食品制度」を設け、健康に役立つ食品を特定保健用食品、栄養機能食品、その他の健康食品に分類した。栄養機能食品はビタミン・ミネラルを一定量含んでいるものであり、特定保健用食品（トクホ）は主に生活習慣病予防に役立つ成分を含んだ食品で、これらは機能を告知することが認められている。2015（平成27）年には、新たに事業者の責任において科学的根拠に基づいた機能性を表示できる機能性表示食品の制度ができた。それ以外の健康食品、サプリメントなどは国が制度化したものではなく、健康に対する効果・効能を告知することは認められていない。

健康な生活は、やはりバランスのとれた食事が基本であり、サプリメントや健康食品に頼りすぎることは望ましくない。たとえば、必要な量の野菜の入ったジュースを飲んだからといって野菜を食べなくてもよいということにはならない。さまざまな種類の食品を味わい、食事を楽しみ、食品をしっかりかんで消化器官を動かすことが大切なのである。

●「第1章」学びの確認
①食行動の発達とは具体的にどのようなものかまとめてみよう。
②基礎代謝基準値は1〜2歳が一番大きくなるが、その理由をまとめてみよう。
③子どもの食習慣の変化が健康に与える影響についてまとめてみよう。
●発展的な学びへ
①成長と発達の違いを具体的に説明してみよう。
②現在のあなたの心身にとって望ましい食生活とはどのようなものか調べてみよう。
③食品のラベルから「食の安全」にかかわる情報を読みとってみよう。

【引用文献】
1）世界保健機関「健康の社会的要因（Solid Facts）」
2）「食育基本法」前文
3）同上
4）厚生労働省「『日本人の食事摂取基準（2020年版）策定検討会』報告書」2019年
　　140〜141頁

【参考文献】
第1節
・小川雄二編著『子どもの食と栄養（第2版)』建帛社　2015年
・高野陽他著『子どもの食と栄養（第5版）―健康と食べることの基本』医歯薬出版
　2013年
第2節
・厚生労働省「日本人の食事摂取基準（2020年版）」
・厚生労働省「平成22年 国民健康・栄養調査結果の概要」2012年
・厚生労働省「平成30年 国民健康・栄養調査の概要」2020年
・厚生労働省「平成27年度 乳幼児栄養調査結果の概要」2016年
・厚生労働省ホームページ「食品中の汚染物質」
　http://www.mhlw.go.jp/stf/seisakunitsuite/bunya/kenkou_iryou/shokuhin/
　kagakuindex.html
・農林水産省ホームページ「トランス脂肪酸に関する情報」
　http://www.maff.go.jp/j/syouan/seisaku/trans_fat/
・総務省「家計調査」年次報告
・日本食品添加物協会「もっと知ってほしい食品添加物のあれこれ（平成29年度版)」
　2017年
・日本政策金融公庫国民生活事業部「外食に関する消費者意識と飲食店の経営実態調査」
　2013年
・足立己幸『知っていますか子どもたちの食卓』日本放送出版協会　2000年
・渡辺雄二『どうする？　食の安全』青木書店　2003年
・田中葉子・鈴木正成・村田光範・福岡秀興・室田洋子『それでも「すきなものだけ」
　食べさせますか？』ＮＨＫ出版　2007年
・岩村暢子『家族の勝手でしょ！　―写真274枚で見る食卓の喜劇―』新潮社　2012年
・学研教育総合研究所ホームページ「小学生白書Web版（2016年9月調査)」
　http://www.gakken.co.jp/kyouikusouken/whitepaper/201609/index.html
・朝日新聞「『子ども食堂』の広がりによる孤食・貧困への支援」（2016年7月2日付）

第 **2** 章　子どもの発育・発達と栄養の生理

◆キーポイント◆

・子どもの発育目安となる栄養状態を評価する方法を学ぶ。
・栄養にかかわる器官の発達を学ぶ。
・からだをつくる成分である栄養素の特徴を学ぶ。
・成長は食物順応であることを理解する。
・栄養素から分類した食べ物についてその特徴を理解する。

第 1 節 ● 子どもの発育・発達

1 ── 発育と栄養の状態のアセスメント

(1) 発育・発達の概要

①発育・発達は、両親から受け継いだ遺伝子の発現※1過程であり、一定の順序で進行する。しかし、環境要因も影響を与える。

②発育・発達は連続的であるが、その速度はスキャモンの発育曲線※2にみら

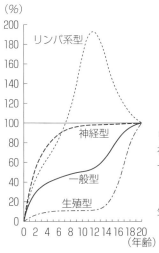

リンパ系型：リンパ節、扁桃など
神　経　型：脳、脊髄、視覚器など
一　般　型：呼吸器、心臓・血管、骨、
　　　　　　筋肉、血液、消化器、脾
　　　　　　臓、腎臓など
生　殖　型：精巣、卵巣、子宮など

図2－1　スキャモンの臓器別発育曲線（Scammom,1930）

※1　遺伝子の発現
遺伝子の発現とは、DNA（デオキシリボ核酸）という細胞内の化学物質の塩基配列として書き込まれている情報をもとにたんぱく質をつくり出すことをいう。どの時期にどのたんぱく質をつくるかも情報としてあり、そのように身体の構造や機能ができ、発育・発達していく。

※2　スキャモンの発育曲線
発達変化を、出生時から20歳までの発育増加量を100とし、4つの型（神経型、リンパ系型、一般型、生殖型）に分類している。発育がスパートする特定の時期が特徴づけられている。神経型は乳幼児期、リンパ系型はリンパ節・胸腺・扁桃腺などで、10歳頃までに成人の2倍近くまで発育し、その後急速に減少し成人の大きさになる。一般型は、乳幼児期前半と思春期に急激な発育を示す。生殖型は、思春期に急激な発育を示す。

れるように、時期や臓器によって異なる（図2-1）。

③発育・発達には決定的な時期（感受性期または臨界期）というものがある。その臨界期を過ぎると、効果的な発達が起こりにくくなる。胎生期のうち、受精後3～8週目を胎芽期といい、この胎芽期が奇形などを予防する臨界期である。視覚の発達は、生後3～4か月から2歳頃、言語習得の臨界期は、生後6か月～12歳頃といわれている。

④発育・発達には、頭部から下部の方向へ、身体の中心から末梢方向へ発達が進むという一定の規則性がある。たとえば、運動発達では、まず、首がすわり、寝返り、お座り、ハイハイ、つかまり立ちができて、自立歩行へと進む。また、上肢の運動は肩や肘の運動からはじまり、手首、手掌、手の指先の運動へと発達していく。大きな運動から細かい運動へという方向性がある。

⑤子どもの発育・発達には、個人差が大きいという特徴もあるため、同年齢の子どもと比較して心配せずに大らかに見守る姿勢も大切である。

(2) 発育の評価

①発育実測値とパーセンタイル法

子どもが順調に発育しているかどうかについての目安は、「乳幼児身体発育値」[1]が用いられる。これは厚生労働省が10年ごとに、全国的な調査データをもとに作成するもので、現在では2010（平成22）年の発育値（身長・体重・胸囲および頭囲のパーセンタイル値）が用いられている。

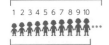

100人

1 2 3 4 5 6 7 8 9 10

10パーセンタイル

パーセンタイル

パーセンタイルとは、それぞれの身体測定値が母集団（国・都道府県等）の統計分布のなかで、どの位置にあるかを表す方法である。たとえば、10パーセンタイル値というのは、100人中小さいほうから10番目以内を示す。また、50パーセンタイル値を中央値というが、この値は平均値とは同等ではない。これらのうち、体重、身長、頭囲の3～97パーセンタイル曲線が母子健康手帳に示されている（図2-2）。

一方、児童、生徒では学校保健統計調査速報「年齢別身長・体重・座高の平均値および標準偏差」が利用されている。この評価法は文部科学省が、毎年4月1日現在、調査実施校に在籍する満6歳から17歳の者を対象にして作成したものである。

このような指標を参考にすることで、近年問題になっている過食・運動不足による小児の肥満や思春期やせ症、虐待による発育障害などの成長発達の異常を早めに発見し、子どもの健康を守ることができる。

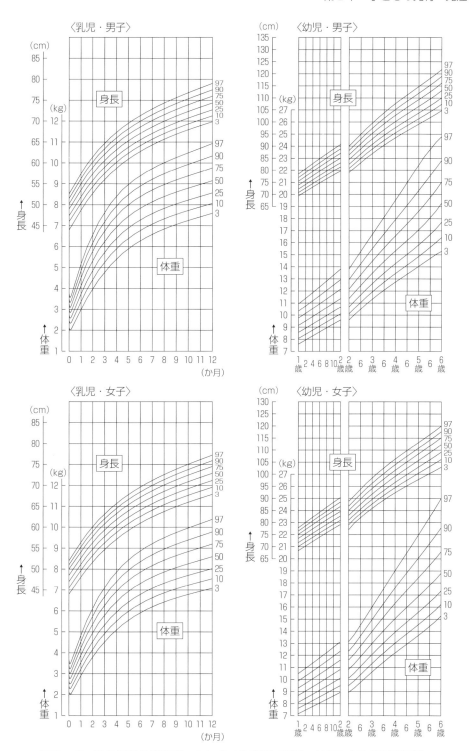

図２-２　乳幼児身体発育パーセンタイル曲線（身長・体重）（平成22年調査）

注：１歳代の身長は仰臥位身長を、２歳以降は立位身長を示す。身長と体重についてそれぞれ７本の線は、
　　下から３、10、25、50、75、90および97の各パーセンタイルを示す。
出典：厚生労働省「平成22年乳幼児身体発育調査の概況について」2011年より作成

②食事内容と栄養状態の把握

　毎日の食事内容を把握することは、子どもの栄養状態を知るうえで重要なことである。食事内容を評価する方法は、「6つの基礎食品群」（肉魚、糖質、油脂、乳製品、緑黄色野菜、淡色野菜と果物）や「食事バランスガイド」などがある[※3]。子どもの食生活についての一方的な指導は、保護者との間に摩擦を生じさせることもあるので、それぞれの家庭環境をよく理解し、認めたうえで、改善点を提案していくのがよい。また、保育者自身も正しい食生活を身につけるように心がけることが必要である。

※3
第10章の207～208頁を参照。

　子どもの栄養状態を把握するには、次の❶から❻に留意する。

❶顔色がよいか。皮膚の光沢や血色はよいか。

❷皮膚を手で触れたとき（触診）、適度に湿り気があるか。

❸皮下脂肪が発達していて、皮膚が緊張しているか。

❹筋肉をつまむと弾力があるか。

❺機嫌がよく、よく眠るか。

❻食欲があるか。

　また、幼児期は、さらに、食事が規則正しいか、食べられる食品が増えているかなどにも注意するとよい。

③体格指数による判定

　体重や身長の計測値は、年齢とともに大きくなるので、年齢を考慮せずに、計測値のみをみても栄養状態の判定はできない。そこで、計測値を組み合わせた値が一定になる体格指数を評価基準として用いる。体格指数は身長に対する体重のバランス比であり、肥満度の判定に用いられる。しかし、あくまでも身長に対する体重のバランスなので、体脂肪量[※4]も考慮して肥満度は判定する必要がある。

※4　体脂肪量
皮下脂肪や内臓脂肪の量。

【BMI（Body Mass Index）・体格指数（肥満度指標）】

　学童期以上の肥満判定に用いる（表2-1）。BMIは国際的に用いられる体格指数であり、日本においては、BMIが22の場合が最も病気になりにくいという報告がある。

$$BMI = \frac{体重 （kg）}{身長 （m）^2}$$

　したがって、標準体重（理想体重）は、以下の式で計算する。

標準体重（kg）＝22×身長（m）^{2}

表2-1　BMIの判定表

BMI	判定
～18.5未満	やせ
18.5～25	正常
25～30	肥満（1度）
30～35	肥満（2度）
35～40	肥満（3度）
40以上	肥満（4度）

【カウプ（Kaup）指数】

乳幼児ではBMIはカウプ指数と呼ばれている。乳幼児（１～５歳）の栄養状態（発育状態）の判定に用いる。カウプ指数は、生後２か月までは低い値がでるために適応は３か月以降とする。

$$カウプ指数 = \frac{体重（g）}{身長（cm）^2} \times 10$$

標準の体格は15～19である。しかし、カウプ指数は月齢・年齢とともに大きく変動するため、乳幼児期を通した単一の基準で評価すると判断を誤りやすい。必ず、月齢別BMIパーセンタイル曲線（図２−３）を併用する。17.5歳（月齢210か月）のBMI 25に相当するパーセンタイル水準の曲線（図中の点線）を指標とし、この点線より上ならば肥満である。

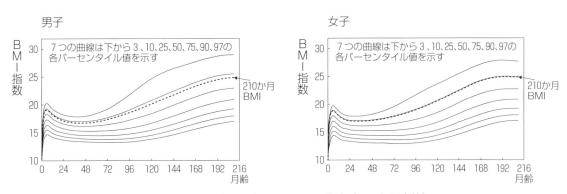

図２−３　月齢別BMIパーセンタイル曲線（2000年調査値）

出典：「乳幼児身体発育評価マニュアル」2012年を一部改変

【ローレル（Rohrer）指数】

学童期（７～12歳）の栄養状態判定に用いる（表２−２）。このほか、キャリパー法[※5]などによる方法も併用する。

$$ローレル指数 = \frac{体重（kg）}{身長（cm）^3} \times 10^7$$

表２−２　ローレル判定指数

身長区分	肥満と判定される ローレル指数
110～129 cm	180以上
130～149 cm	170以上
150 cm以上	160以上

※5　キャリパー法
ピンチ・キャリパーという脂肪の厚みを計る器具を利用し、体脂肪率を測定する方法。上腕の裏側や肩甲骨の下を計る方法や、へその横を縦につまんで厚みを計る方法などがある。

【肥満度】

学齢期以降の肥満判定に用いられることが多いが、幼児にも用いられる。

肥満度（％）＝100×（実測体重−標準体重）÷ 標準体重

一般に、20％以上を軽度肥満、30％以上を中等度肥満、50％以上を高度肥満とする。

④食事調査

　容易に実施できて、心身の負担が最小限ですむ調査である。養育を担当している大人から、子どもの情報が得られることが必要となる。調査方法として、食事記録法（秤量記録法、目安量記録法）、24時間想起法、食事摂取頻度調査などがある[2]。

⑤生化学的検査

　血液、尿を採取し、その生化学的成分を分析する方法である。

⑥臨床学的検査

　診察や理学的調査によるもの。診察としては、視診、触診などを医師が行う。皮膚、口唇、口腔内、目粘膜を視診する。貧血、脱水、栄養失調などの判断の参考にできる。理学的検査として、エックス線撮影、骨密度検査などがある。前者では手根管[※6]を撮影して発育状態を知る。

※6　手根管
手首の手のひら側にある骨と手根靭帯に囲まれた空間。

2 ── 食にかかわる器官とその発達

(1)　食にかかわる器官

　口腔から肛門までを一本の管と考えて消化管とよぶ。消化管と、消化酵素を分泌して消化吸収を促す機能をもつ臓器を含めて消化器系という（図2－4）。

　消化器系は次の機能をもつ。

・摂食機能：必要な栄養素を食物として摂取し、体内に取り込む。
・消化機能：咀しゃく・消化管内での移送。消化酵素により吸収可能な状態にする。
・吸収機能：ほとんどが小腸で吸収される。水分と電解質は大腸でも吸収される。
・排泄機能：吸収されなかったものおよび不要物は便として排泄される。

　栄養素を消化して、体内に取り入れ、吸収することにより、私たちが生きていくうえで必要なエネルギーとなり、身体成分へと合成されていく。このような体内での栄養物をエネルギーなどへ変換することを代謝作用と呼ぶ。

　消化器系ののうち、口腔は食物が最初に体内に入る部位である。口腔は前方には口唇、後方には、咽頭、喉頭があり、食道へつながる。口唇と舌は食物を摂取し、舌は、咀しゃく（唾液と混ぜて飲み込みやすくすること）、嚥下（ごくんと飲み込むこと）にもはたらく。とくに、乳児の哺乳には、舌が重要なはたらきをする。

　口腔内では、唾液腺（耳下腺、顎下腺、舌下腺）から分泌される唾液のな

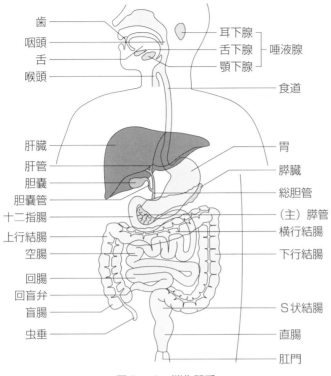

図2-4　消化器系

表2-3　唾液の機能と成分

機能	成分
消化作用	α－アミラーゼ、リパーゼ、ムチン
抗菌作用	リゾチーム、ラクトフェリン、ペルオキシダーゼ、カタラーゼ、免疫グロブリンIgA、チオシアン酸イオン
成長因子	上皮成長因子、神経成長因子

かの消化酵素α－アミラーゼによって、デンプンの化学的消化がはじまる。

　唾液のなかには、α－アミラーゼだけでなく、さまざまな抗菌成分があり、生体防御に寄与している（表2-3）。口腔内で唾液と混じり合った食塊は、食道を経て胃から小腸、大腸へ送られていく。送られていく過程で消化（機械的、化学的、生物学的）を受けて、吸収されやすい物質になり、栄養素として吸収される（表2-4）。

　胃では、食道から食塊が送り込まれ、ペプシンによりたんぱく質の消化がはじまる。

　小腸は、十二指腸、空腸、回腸に区分され、小腸では微絨毛により細胞

表2-4　栄養素の消化：消化器官のはたらき

食べ物の成分 栄養素	消化器官	消化［消化酵素］	からだが利用する栄養素*
糖質	口	でんぷん➡［アミラーゼ］➡デキストリン	——
	胃	デキストリン➡［アミラーゼ］➡二糖類	——
	小腸	二糖類➡［グルコシダーゼ］➡単糖類	単糖類 （グルコース、フルクトース、ガラクトース）
脂質	胃 小腸	中性脂肪➡［リパーゼ］➡グリセロール、脂肪酸	グリセロール 脂肪酸、モノグリセリド
たんぱく質	胃	たんぱく質➡［ペプシン］➡ペプトン	——
	小腸	ペプトン・ペプチド➡［膵液プロテアーゼ］➡ オリゴペプチド➡［ペプチダーゼ］➡アミノ酸	アミノ酸
ビタミン	小腸	——	ビタミン
ミネラル	小腸	——	ミネラル

＊食品に含まれている栄養素は、消化によって小さい化合物（低分子量の栄養素）となって体内に入っていく。

表面積が大きくなり栄養素の吸収が効率的に行われるようになっている。十二指腸では、膵臓からの膵液と、肝臓から分泌され胆嚢に濃縮されている胆汁※7が流れ込む。

大腸は、盲腸、結腸（上行結腸、横行結腸、下行結腸）、直腸に区分され、直腸は肛門につながる。大腸には各種の腸内細菌が生息し、消化酵素では分解されなかった食物繊維が分解され、短鎖脂肪酸などができる。たんぱく質が分解されると、アミン、フェノール、インドール、スカトール、硫化水素などの悪臭有害物質が産生される[3]。大腸では、水分が吸収され、糞便が形成される。糞便の色は胆汁色素ビリルビンの代謝されたものである。

膵臓は、膵液中の消化酵素の産生だけでなく、消化を助ける重炭酸イオンの産生、インスリン、グルカゴン、ソマトスタチンなどのホルモンを産生する臓器としても重要である。

(2)　食にかかわる器官の発達
①摂食機能の発達段階

食べ物から栄養素をとりいれていくには、摂食機能の発達が必要であり、哺乳期から咀しゃくが完成する3歳までの口のなかの機能の発達※8を養育者、保育者は理解する必要がある。

※7　胆汁
胆汁は、脂肪を乳化して水に溶けやすくし、膵液中のリパーゼが脂肪を分解するのを助けている。胃液や膵液が栄養分を消化する消化酵素を含んでいるのに対し、胆汁は消化酵素を含まない。

※8
第1章の図1-1（11頁）を参照。

②反射から随意運動へ

　乳首を強く吸う吸嗽能力、口のなかにたまったものを飲み込む嚥下能力は、「子宮のなかにいる胎児期から発達しつつあり、出生間近の正常な胎児は、１日500 mLの羊水を飲んでいる」という[4]。

　新生児期は、ほとんど眠っているが、口唇の周囲に物が触れるとその方向に口を動かし吸おうという動作（探索行動）がみられる。次に乳首が口に入るとこれをくわえる（捕捉反射）。舌の蠕動運動で乳汁を吸いだす（吸嗽反射）。そして、乳汁を飲み込む（嚥下反射）。１〜２か月になると、哺乳力が向上し、体重も増加する３か月頃になると、乳を吸うことを中止する能力も発達し、反射ではなく自律的に飲むようになる。新生児期・乳児期前半では呼吸をしながら乳汁を飲むが、それ以後は呼吸と嚥下を交代で行うようになる。遊び飲みも現れる。固形物が口に入ると、反射的にもどすこと（舌の押し出し反射）がみられる。この反射が消えるようになると離乳食を食べる段階となる。

　離乳が開始される５〜６か月にはドロドロのものを飲みこむことができる。７〜８か月には舌でつぶせる固さのものをモグモグさせて潰し、飲みこむ。９〜11か月には口のなかの食物を舌で自由に動かせるようになり、歯ぐきで咀しゃくする。また、歯が生えるにつれ咀しゃく力が増大し、およそ３歳で咀しゃくは完成する。

③口腔内の発達

　満５か月を過ぎると、乳児の口のなかの乳を吸うくぼみ（吸嗽窩）をつくっていたふくらみがなくなり、口腔の体積も増えてくる（図２−５）。

④歯の発達

　乳歯は、生まれる前の胎生６週目には歯胚がからだのなかでつくられはじめ、胎生４〜６か月には歯の石灰化がはじまる。生後８〜９か月頃から下の中切歯が生えはじめる。上の第一乳臼歯が１歳４〜５か月頃から生えはじめ、３歳前には上下10本ずつ（前歯６本、両奥歯２本）計20本となり（図２−６）、かみ合わせが完成する（咀しゃくの完成）。６歳頃からは永久歯が生えはじめ、11〜13歳頃で第二大臼歯が生え、17〜20歳で第三大臼歯[※9]が生える（図２−７）。全部生えると32本となる。永久歯は一度抜けると生え変わることはない。そのため、歯磨きの習慣をつけ、永久歯を大事にしてむし歯などにしない習慣を身につける必要がある。

※9
第三大臼歯の生える時期には個人差がある。生えてこない人もいる。

⑤胃腸の発達

　新生児の胃の容量は出生時で30〜60 mlであり、胃内は中性またはアルカリ性である。３か月で170 ml、６か月で260 ml、１歳で460 mlになり、胃酸（塩酸）分泌量も増加する。５歳で約830 mlくらいに増加する。大人が〜3,000 ml

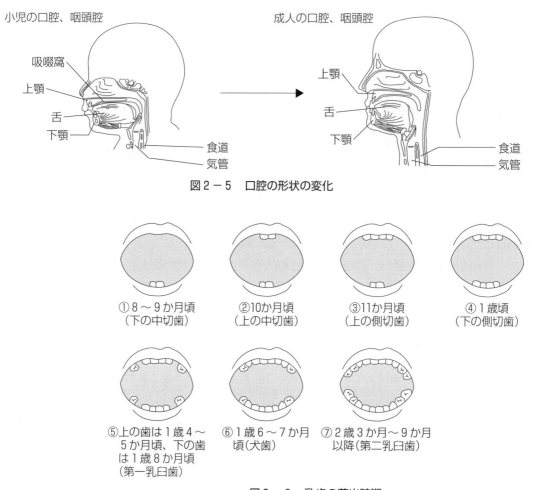

小児の口腔、咽頭腔　　　　　　　　　　成人の口腔、咽頭腔

吸啜窩
上顎
舌
下顎
食道
気管

上顎
舌
下顎
食道
気管

図2-5　口腔の形状の変化

①8〜9か月頃
（下の中切歯）

②10か月頃
（上の中切歯）

③11か月頃
（上の側切歯）

④1歳頃
（下の側切歯）

⑤上の歯は1歳4〜
5か月頃、下の歯
は1歳8か月頃
（第一乳臼歯）

⑥1歳6〜7か月
頃（犬歯）

⑦2歳3か月〜9か月
以降（第二乳臼歯）

図2-6　乳歯の萌出時期

出典：髙木裕三・田村康夫・井上美津子・白川哲夫編著『小児歯科学（第4版）』医歯薬出版　2011年

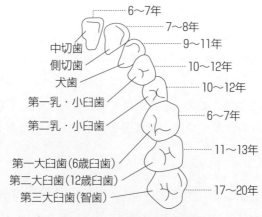

6〜7年
7〜8年
9〜11年
10〜12年
10〜12年
6〜7年
11〜13年
17〜20年

中切歯
側切歯
犬歯
第一乳・小臼歯
第二乳・小臼歯
第一大臼歯（6歳臼歯）
第二大臼歯（12歳臼歯）
第三大臼歯（智歯）

図2-7　永久歯の萌出時期

出典：日本小児歯科学会「日本人小児における乳歯・永久歯の萌出時期に関する調査研究」1988年より作成

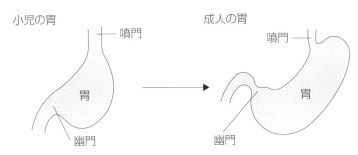

小児の胃　　　　　　　　　　　成人の胃

噴門

胃

幽門

噴門

胃

幽門

図２－８　胃の形状の変化

程度であることと比べると容量が小さい。

　乳児が嘔吐しやすいのは、成人のような胃の形に湾曲がみられない（図２－８）ことや、胃の入り口の噴門の括約筋の機能が未熟なためである。胃の十二指腸側、幽門部は発育とともに横に傾き、学童期に成人と同じようになる。

　腸の長さは、新生児では身長の約７倍の3.5 m、幼児では約６倍、成人の4.5倍に対して相対的に長い。乳幼児にとって長い腸は、未熟な消化吸収機能を助け、効率よく栄養素を吸収することに役立っている。

　大腸の長さは、はじめは腸全体の半分を占めるが、成長につれて小腸が長くなり大腸は相対的に短くなる。新生児では40〜66 cm、幼児では、100 cm、成人では120〜160 cmで小腸の１／５の長さになる[5]。

⑥食欲の発達

　食欲は大脳の視床下部外側野にある摂食中枢[※10]と、視床下部内側野の満腹中枢によって調節されているが、大脳皮質の前頭葉や感覚野も関与している。血糖値が下がると、摂食中枢が刺激され、食欲が起こるというだけでなく、心理的、社会的要因、食経験、匂いや色彩にも刺激され、消化管、脂肪組織、脳の相互作用により複雑に調節されている。

⑦味覚の発達

　味の基本は、甘味、酸味、塩味、苦味、うま味であるが、新生児から、甘味を好み、苦い味は嫌がる。離乳期から味覚が発達し、さまざまな食経験とともに複雑な味も好むようになっていく。

※10　摂食中枢
摂食行動は、食欲を調節する２つの中枢（摂食中枢と満腹中枢）によって調節されている。摂食中枢は空腹を感じ、満腹中枢は満腹を感じる。共に大脳のなかの間脳部分の視床下部というところにある。血糖値や、迷走神経、消化管ホルモン、脂肪細胞から分泌されるレプチンなどがこれらの中枢に作用し、摂食行動が影響を受ける。

第２節 ● 栄養の生理

　栄養とは「人が呼吸・排泄・生活活動や生殖など生命を営む際に必要な物

質を取り入れて利用する（物質代謝）現象」である。「子どもの成長や健康維持のためには何をどのくらい食べればよいか」を考えるとき、成長する身体にはどのような栄養素がたくさん必要かを知る必要がある。さらに健康を維持する身体の仕組み（生理）を知ることによって食生活のあり方を考えることができるようになる。

▌1 ── 抵抗力って何？

　私たちをとりまく環境に対して、身体の内部の状態を内環境という。環境のさまざまな変化による刺激、たとえば気温や湿度の変化・食物摂取・感染・外傷・遊びや人間関係による刺激などをストレス（ストレッサー）という。

　ストレスによって内環境は大きく揺れ動くが、やがて状況に適応し安静な状態に回復していく。このように環境の変化や精神的変化があっても、内環境はいつも一定の範囲内（恒常性またはホメオスタシス）にあるように調節されている。ストレスを和らげ、その変化に適応することによって心身の安定を回復させるはたらきを恒常性維持機構という。内環境が一定の範囲内にある状態を健康と考える。私たち生物は恒常性維持機構によってさまざまなストレスに慣れながら個々にあった内環境の安定、すなわち健康状態をつくっていく適応能力をもっている。したがって、抵抗力とは適応能力、環境に適応していく力である。

　日々経験するストレスや学習（繰り返し経験すること）、および知識によって得られた情報を蓄積した大脳が、恒常性維持機構の司令塔となる。さまざまな環境からの刺激（ストレス）は目、耳、鼻、口および皮膚をセンサーとして大脳に送られる。大脳は、蓄積した情報から刺激を和らげる信号をつくり出し、自律神経系やホルモン分泌腺に「意思」として司令を出す。自律神経系からの信号によって行動を起こさせ、ホルモンはそれぞれの器官でストレスに対応した物質代謝[※11]を調節する。たとえば気温の高いときには体内では発汗を促進する物質代謝や神経系の作用によって血管が拡張するなどの生理的反応が起きるとともに、衣服を脱ぐ、汗をぬぐうなどの行動を起こすので、体温は37℃前後に維持されることになる。

　抵抗力は、身体が本来もっている適応能力であるが、大脳による判断の影響が大きい。「病は気から」という言葉の意味や、言葉がけ、寄り添いによって子どもが元気を取り戻すことができるということを理解できる。

※11　物質代謝
体内でおきる化学反応。
第2項参照。

2 ── きまりよい食事のリズムが大切

(1) 生体リズム：朝ご飯の必要性

　生物の身体には生物時計があって睡眠覚醒・体温の変化・排泄・食欲・月経など一定の周期をもって変動している。このうち１日を周期とする基本的なリズムは地球の自転に同調している。そのリズム（サーカディアンリズムまたは概日リズム）にしたがって、私たちは昼に活動して夜は眠り、午前中に体温が上昇し夕方には下がっていくというサイクルで生活をしている。また、目覚めている時間帯にはおよそ６時間ごとに空腹感が現れる。これらのリズムを生体リズムといい、光・音や食事に影響される。生体リズムが安定している状態では、さまざまな環境の変化（ストレス）に適応しやすいことがわかっている。基本的な生体リズムである概日リズムは、人の場合、およそ25時間の周期（生物時計）であるが、社会生活の基本となっている時計は24時間を周期（社会時計）とする。そのため、体内の生物時計と生活にある社会時計との「ずれ」[12]が生じる。この「ずれ」を修正できるのは、太陽の光と音と食事である。朝の目覚める時間を一定にするために、目覚まし時計を鳴らしてカーテンを開け、朝の食事をすることは、「ずれ」を調整する自然な行為である。

　また、消化吸収にかかわるホルモンや酵素は、日常の習慣によって摂食時間に対応して反射的に活性が高くなることが観察されている。消化吸収の日内リズムはきまった時間に食事をするという学習によって得られる。安定した生体リズムにするために朝食が必要なのである。食事の時間を主軸とした生活の組み立てによって抵抗力のある健康な身体づくりができる。

(2) 血糖の恒常性

　生命活動のエネルギーを供給する主な栄養素はグルコース[13]である。血液中のグルコースを血糖という。血液中のグルコースの濃度を血糖値という。体内では、血糖値を一定に維持する働きがあり、主にホルモンによって調節されている。

　食事をすると、優先的に吸収されたグルコースによって血糖値が上昇し、満腹感が得られる。グルコースは吸収された後、速やかに体内組織に取り込まれていく。血糖値の変化を食後の時間を追って測ってみると、食後30分から１時間で上昇し、およそ２～３時間後には恒常性の範囲内に戻りほぼ一定に維持される（図２−９）。ホルモンだけではなく神経系によっても調節される。頻回な食事、欠食・まとめ食いや日常的に甘いジュースなどで空腹を

※12　ずれ
社会時間の自然とのずれは「うるう（閏）年」、「うるう秒」などで補正している。

※13　グルコース
炭水化物（糖質）を構成している単糖類のひとつ。でんぷんを消化するとグルコースまで分解して吸収される。グルコースは、縮合結合してグリコーゲンとなり、肝臓や筋肉に貯蓄される。

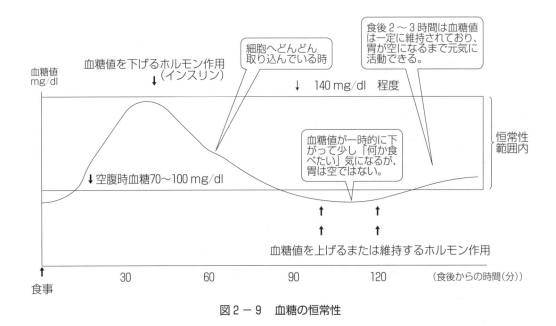

図2－9　血糖の恒常性

しのぐなどは血糖値が戻るサイクルを乱し、また急激な血糖上昇を引き起こす。近年これらの食習慣の乱れが血糖調節維持を困難にしていることが指摘されている。食物繊維は急激な食後血糖値の上昇を抑えることがわかっている。

(3)　発育は食物への適応・順応

　食事もストレスのひとつである。私たちは出生後から乳汁期、離乳期、幼児期へと成長する過程で食べ物に味覚が慣れ、満腹感が発現して食欲調節が可能になり消化器官が慣れ、さらに食物成分に肝臓・腎臓が慣れてきたのである。これを食物への適応または順応という。

①食欲調節

　食欲は、脳にある食欲中枢（視床下部）によって調節されている。食物摂取による体内の生理的刺激（血糖の利用率、胃壁の収縮・膨満、血中脂肪酸濃度、味覚刺激など）が食欲中枢（摂食中枢と満腹中枢）を刺激して空腹感、満腹感を繰り返す食欲リズムをつくっている。乳汁期の自律哺乳は、生後2か月頃から一定間隔の授乳になることをいうが、これは「赤ちゃんが泣いて飲んで眠る」を繰り返すことによって、空腹感と満腹感が交互に現れる食欲リズムができた結果である。消化器官の成長とともにこの間隔は長くなり、離乳期から幼児期にかけてほぼ成人と同じ時間に食事がとれるようになる。

　生体リズムを安定させるために、食間には食べないで十分消化器官を機能させてしっかりと空腹にすることは、成長期のみならず成人にも大切である。

> おまけコラム：なぜ１日３食になるかを簡単に計算する
> ▶ 概日リズムから起きている時間には６時間ごとに空腹感が発現
> ▶ 血糖調節リズムは食後からおよそ３〜４時間維持できる
> ▶ 通常の食事の胃内滞留時間はおよそ４時間。これに胃の休息１時間を加えて５時間空けるとよい
>
> 　以上の理由を生理機能にあわせて考えると、食間はおよそ５時間である。成人の睡眠時間の７時間と寝る前２時間、お腹を空けることを加えて、休息睡眠を９時間として計算すると、下記計算から１日３回の食事がよい（成人の場合）。
>
> 　食事回数＝起きている時間÷食間時間
> 　　　　　＝（24−9）÷5
> 　　　　　＝3

②肝臓の発達と食物順応

　肝臓の主な働きは次の６つである。
・吸収された栄養素や体内で代謝された物質の処理
・血糖調節につながる糖質の代謝
・血液成分の合成、分解および血液量の調節（胎児期には造血器官となり血液の貯蔵をする）
・体内で生じた有害なものや取り込まれた有害なものを解毒する
・胆汁を合成
・尿素合成

　肝臓は生まれたときから十分な機能はあるが、肝重量が小さいので、成人と同等の働きができるようになるのは７〜８歳頃とされる。生理的効果がある食物成分をもつ香味野菜や香辛料は避ける必要はなく、幼児期からごく少しずつ経験して慣れていくとよい。カフェイン[14]、アルコール、テオブロミン[15]などは避ける。

③腎臓の発達と食物順応

　腎臓の主な働きは次の２つである。
・体内で生じた水溶性の有害物や吸収された有害物が肝臓で解毒されて、腎臓でろ過されて排泄される
・体内水分量の平衡維持（汗が多いときに尿量は少なく、過剰な水分摂取は尿量を増加）

　腎臓は栄養素と排泄するものを振り分けて尿をつくることと、体内の水分を一定に維持する働きをもつ臓器であるが、そのろ過装置は生後しばらく未熟な状態である。成人と同等の働きをするようになるのは３〜４歳以降である。濃い味は水分調節に影響するナトリウムが多く、未発達な腎臓に負担である。

※14　カフェイン
第４章の79頁を参照。

※15　テオブロミン
テオブロミンは、ココア、チョコレートに含まれる神経興奮作用のある物質。

第3節 ● 食べ物のゆくえ

1 ── 栄養素

　食べ物の成分のうち、人が体内に取り込んで利用できる成分を栄養素という（表2-5）。栄養素は食べ物や身体を構成している高分子化合物で、エネルギー源となる炭水化物、脂質、たんぱく質とミネラルおよびビタミンである。炭水化物のうち人の身体を構成しているものを糖質[※16]という（図2-10）。

※16　糖質
食品成分表では炭水化物のうち粗繊維を除いたものとしている。

表2-5　栄養と栄養素

栄　　養	主な栄養素
エネルギー源	炭水化物（糖質）、脂質、たんぱく質
人体構成	たんぱく質、脂質、無機質
代謝調節	ミネラル、ビタミン、たんぱく質

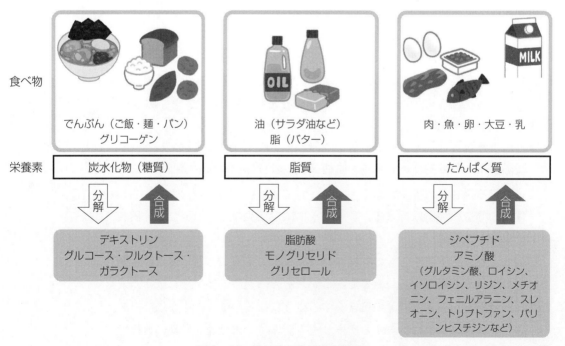

図2-10　食べ物と栄養素の名前

2 ―― 栄養素の消化と吸収

　食べ物は、口でかみ砕かれ、さらに消化液と混ぜられてやわらかくなり（機械的消化）、胃、小腸を通過する間に、食物中の成分を体内に取り込むことのできる小さな分子に分解される（化学的消化）。分解された成分は、小腸で吸収され、その残りは大腸を経て排泄される。大腸では腸内細菌が未消化物を分解するが、それを吸収利用することがある（生物的消化）。食物が便として排泄されるまでに、通常の日本食では18〜24時間かかる。乳児では母乳で平均13時間、人工栄養で平均16時間である（図2－11）。

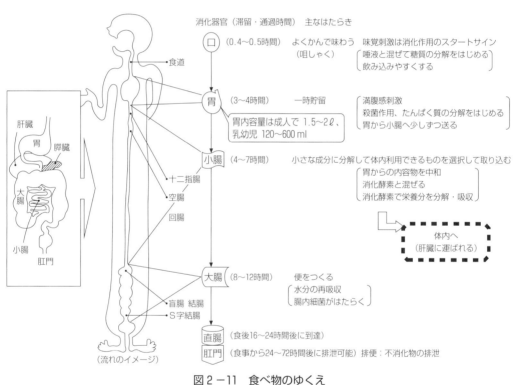

図2－11　食べ物のゆくえ

第4節 ● 栄養素の働き

　消化吸収されて取り込まれた栄養素は、人体構成成分に生合成（同化）されたり、身体活動や生命活動のエネルギー源として酸化分解（異化）されたりする。このような栄養素の体内での化学反応による変化を代謝という。

1 ── エネルギー代謝

　人は発育成長する過程のなかで、身体の働きを維持して生きていくためにエネルギーを消費する。そして消費するエネルギーとつりあう量を食べ物から得ていく。エネルギー代謝とは、食べ物の成分が身体をつくり、活動の源になる現象をエネルギーの流れでみたものである。食べ物から得たエネルギーは、身体をつくっている成分の化学エネルギー（結合エネルギー）や活動エネルギー、体温を維持する熱エネルギーなどに変換される。基本的な生命活動である呼吸、血液循環や筋肉運動、栄養素の吸収、人体構成成分の代謝など栄養代謝におけるエネルギーの体内での流れは、アデノシン三リン酸（ATP）が担っている。ATPは全身の細胞に存在する化学反応経路TCAサイクル※17（図2−12）でつくられる。グルコースは分解されてピルビン酸、アセチルコエンチームA（アセチルCoA）となりTCAサイクルで水素と炭酸ガスにまで酸化分解される。分解されて出た水素が酸素と結合して水になる時に生じたエネルギーがATPの結合エネルギーに保存される。グルコースやピルビン酸アセチルCoAは炭水化物からだけではなく、たんぱく質や脂質からも供給される。栄養素や人体構成成分を分解して得られたエネルギー

※17　TCAサイクル
細胞内のミトコンドリアにある化学反応系の名前。クエン酸サイクルともいう。ここに出てくる化合物の名前は日常聞く機会が多いので知っておくとよい。

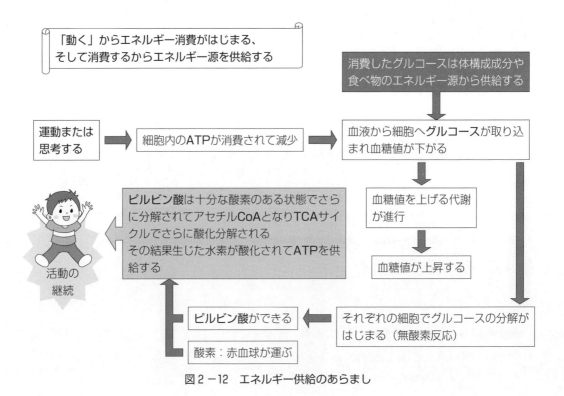

図2−12　エネルギー供給のあらまし

はATPに保存され、体内に一定量維持され筋肉運動や物質代謝に利用されるのである。

　生命維持のために最低限必要なエネルギー代謝を基礎代謝という。体重1kgあたり1日の推定エネルギー必要量の基礎代謝基準値は1〜2歳頃が最大値となる。乳児では約60％が脳で消費されるのに対して、成人は筋肉で最も多く消費され、次いで肝臓・脳・その他（肺・心臓・腎臓）でほぼ同じ程度消費される。また基礎代謝量は思春期が最大値[18]となる。

※18
20〜30代に入って思春期と同じように食べていると中年肥満の下地になるので注意が必要である。

2 —— 人体構成成分の代謝・栄養素の働き

　身体を構成する栄養素は互いに変換する。たんぱく質から糖質を、糖質からたんぱく質を、また糖質やたんぱく質から脂質を生合成できる（図2－13）。物質が分解されて異化（水と炭酸ガスになって放出）に使われて、その分を食べ物から獲得していくという物質の流れを物質代謝という。人体構成成分の新陳代謝である。

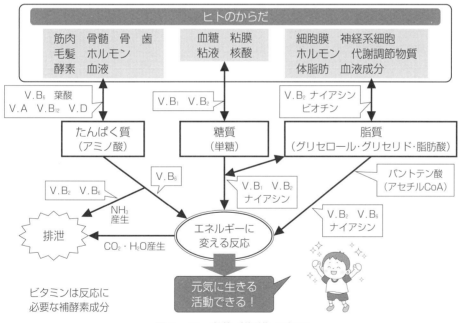

図2－13　栄養（代謝）の概要

(1) エネルギー源

①糖質

　体内の糖質はグルコース、グリコーゲンが主なものである。グルコースは

主要なエネルギー源で肝臓、筋肉にグリコーゲンとして貯蓄される。糖質1gあたりおよそ4kcalのエネルギーを供給する。そのほか、遺伝子核酸の構成成分（リボース）、たんぱく質や脂質と結合していて免疫反応や粘膜、皮膚や結合組織の保護などに機能している複合糖質、多糖類などがある。それは非常に微量であるが体内で重要な働きをしている。

②脂質

　体内の脂質は、ほとんどが中性脂肪として皮下、腹腔に存在している。中性脂肪はグリセロールと3分子の脂肪酸からなる化合物である。エネルギー源であり、1gあたりおよそ9kcalのエネルギーを供給する。体格をつくり内臓や骨格を保護するクッション作用をもつ。リン酸や糖質と結合している複合脂質は細胞膜や生体の膜を構成する。ステロイドホルモンである抗ストレスホルモンや性ホルモンは脂質である。

おまけコラム：脂肪酸の種類

　脂肪酸は分子構造上、2種類に分けられる。この鎖状炭化水素の結合に二重結合をもたないものを飽和脂肪酸、二重結合をもつものを不飽和脂肪酸といい、後者は二重結合を1つもつものを一価不飽和脂肪酸、2つ以上もつものを多価不飽和脂肪酸という。

　多価不飽和脂肪酸は、動物の正常な成長や生理的働きに必要な成分であり、必須脂肪酸ともよばれる。多価不飽和脂肪酸のうち、リノール酸、α-リノレン酸、アラキドン酸は、植物性食品や、魚の脂質に含まれており、また、ドコサヘキサエン酸（DHA）やイコサペンタエン酸（EPA）は、魚の脂質に含まれている。

※19　アミノ酸
天然にはおよそ20種類ある。

※20　必須アミノ酸
ロイシン、イソロイシン、リジン、メチオニン、フェニルアラニン、トレオニン（スレオニン）、トリプトファン、バリン、ヒスチジン

※21　化学的評価法
FAO/WHO/UNUで必須アミノ酸の含有比率で成長効率のよいパターンをもつ理想たんぱく質を設定して基準とし、算定用評点パターンを示した。これと比較してそれぞれの食品のたんぱく質の質を表す。「良質」のたんぱく質を決める基準となる。

③たんぱく質

　たんぱく質は、アミノ酸※19が多数結合した高分子化合物である。筋肉、歯、骨、爪、毛髪および血液成分など身体をつくっている。さらに恒常性維持機構をつかさどるホルモンや酵素、免疫物質など生命現象に欠かせない生体分子がたんぱく質である。たんぱく質は貯蔵型栄養素ではない。合成・分解を繰り返しながら、常に一定量が体内に保持できる仕組みになっている。幼児期は身体的成長が著しいため、体たんぱく質合成方向に偏りがちだが、特に幼児期前期においては脳の栄養感受期でもあるため、不足しないように摂取する必要がある。また、体内で合成できないアミノ酸があり、これを必須アミノ酸※20という。この必須アミノ酸の含まれ方でたんぱく質の「質」を評価する方法が化学的評価法※21である。また、体重増加や窒素出納量から体内に蓄積するたんぱく質量を判定する生物学的評価法がある。人の成長にとって利用効率のよいたんぱく質の「質」は、1つの食品から得るのではなく、い

くつかのたんぱく質性食品を少しずつ組み合わせることで高めることができる。たんぱく質がエネルギー源として分解される場合は、糖質と同じ1gあたり4kcalのエネルギーを供給する。このとき分解されて生じるアンモニアは肝臓で尿素に変えられ腎臓を経て排泄される。

(2) ビタミン

代謝調節をする有機化合物で食べ物から得なければならないものをビタミンといい、13種類以上知られている。その主な働きは抗酸化作用[※22]、補酵素[※23]成分、神経作用である。体調や食生活によって不足しやすいビタミンがある。たとえば、「発熱時や過労時にはエネルギー消費が亢進してビタミンB群の生理的要求量が高まる」「心理的ストレス負荷時やアルコール多飲、喫煙、激しい運動習慣などの生活習慣はビタミンC、ビタミンAなどが不足しやすい」「糖質に偏った食生活ではビタミンB_1欠乏が現れる」ことがわかってきている。ビタミンには欠乏症があり、その際に不足しているビタミンを補うと症状が改善するので薬のような効果があるために商品としてサプリメントが市場に存在する。しかし、ビタミンは栄養素なので食品からとることが原則である。また基本的栄養素の摂取が不十分であれば、その効果も期待できない。成長期に不足しやすいビタミンについて体内でのはたらき（生理作用）、欠乏症および過剰症を表2−6に表した。

(3) ミネラル（無機質）

ミネラルは身体の硬組織、軟組織を構成しているもの、電解質として体液[※24]に溶けているものがある（表2−7）。カルシウム、リンは骨や歯を構成している。骨はカルシウムの貯蔵庫でもある。赤血球に含まれるヘモグロビンは鉄を含むたんぱく質で酸素の運搬をしている。ほかに、たんぱく質やホルモンの成分になるミネラル、補酵素としてはたらくミネラルがある。体液に溶けている主な電解質は、カリウム、ナトリウム、マグネシウム、カルシウムで、細胞の内外濃度が変化することによって、①体液や血液のpHを中性に維持し、②細胞内外の栄養素の出入りや、③水分調節、④筋肉運動を調節する神経からの情報伝達を調節している。細胞内のカリウムやマグネシウムは一定量が体内に維持されるように腎臓で調節されている。濃い味で食べると細胞外液ナトリウムが多くなり、体内水分量や細胞内外のミネラルバランスを維持するために細胞内液の水やカリウムも排泄されるので脱水の危険が生じてのどが渇くのである。

※22　抗酸化作用
栄養素や生体の成分が体内で酸化されないように保護する働き

※23　補酵素
酵素と複合体をつくり代謝を調節する生体分子。図2−13（47頁）参照。

※24　体液
栄養素を含む生体成分を溶かした体内の水分を体液という。

表2－6　ビタミンの作用、欠乏・過剰と多く含む食品

種類 （化学名）	生理作用	欠乏症・不足症状**	過剰症***	多く含む食品
ビタミンA （レチノール）	視紅成分*、上皮粘膜組織の発育、保護成長、免疫作用など細胞分化に関わる	夜盲症、眼球乾燥症、毛包性角化症、抵抗力の低下、成長遅延	頭痛、嘔吐、食欲不振、出産異常	豚レバー、うなぎ、有色野菜、マーガリン、卵黄
ビタミンD （カルシフェロール）	カルシウムの腸管吸収促進、カルシウム代謝調節	くる病、骨軟化症、骨、歯の発育不全	食欲不振、口渇、多尿、関節痛	魚肝、干し椎茸、さけ、まぐろ、かつお、さば、いわし、ぶり
ビタミンE （トコフェロール）	抗酸化作用（ビタミン、細胞膜の保護）	神経性異常（腱反射損失、視野障害など）		レバー、アーモンド、落花生、うなぎ、モロヘイヤ
ビタミンK （フィロキノン）	血液凝固因子生成、骨の健康維持	新生児の出血性疾患、血液凝固遅延	溶血性貧血	糸引き納豆、緑黄色野菜（ブロッコリー、豆苗、小松菜など）、海草（わかめ）
ビタミンB₁ （チアミン）	糖質エネルギー代謝補酵素成分、神経作用	脚気（頻脈、脚のむくみ、けいれんなど）、疲労感、食欲不振、多発性神経炎		胚芽米、うなぎ、豚ヒレ肉、ボンレスハム、強化米
ビタミンB₂ （リボフラビン）	エネルギー代謝補酵素成分、上皮組織正常維持作用	口内炎、口角炎、疲労感、脂漏性皮膚炎、発育遅延		レバー、大豆、卵黄、のり、しじみ、うなぎ、さば、かれい
ビタミンB₆ （ピリドキシン）	たんぱく質代謝補酵素成分、中枢神経系作用	口唇炎、舌炎、口内炎、脳障害（興奮、憂うつ、錯乱など）	上限量有	いわし、さけ、まぐろ、白米、牛レバー、卵、バナナ、豆類
ビタミンB₁₂ （コバラミン）	造血作用、神経機能の維持	悪性貧血		レバー、しじみ、あさり、すじこ
ビオチン	脂肪酸合成、糖新生、アミノ酸代謝に関わる	皮膚炎、結膜炎、脱毛		レバー、大豆、落花生
パントテン酸	コエンザイムAとして糖質、脂質代謝に関わる	成長障害、手足の知覚異常、頭痛、疲労感		レバー、卵黄
ナイアシン （ニコチン酸）	エネルギー代謝補酵素成分	ペラグラ（皮膚炎）、疲労、頭痛	上限量有	かつお、さば、鶏肉、レバー、腎臓、ヒラタケ、ピーナッツ
葉酸 （プテロイルグルタミン酸）	血球の再生、アミノ酸、核酸塩基の生成に必要	巨赤芽球性貧血	上限量有	鶏レバー、菜の花、モロヘイヤ、赤ピーマン、ブロッコリー、枝豆
ビタミンC （アスコルビン酸）	コラーゲン生成に関与、抗酸化作用	壊血病（斑状出血、歯茎の腫れ、出血、関節痛など）		ブロッコリー、赤ピーマン、芽キャベツ、じゃがいも、さつまいも、甘柿

＊　視覚暗順応調節たんぱく質。
＊＊　水溶性のビタミン（表中ビタミンB₁以下）の欠乏症は単独で起こることはなく他の栄養素やビタミンの不足も合併している。
＊＊＊　過剰症は水溶性のビタミンにはないとされるが治療などでの過剰投与による異常報告例がある。

表2－7　ミネラルの作用、欠乏・過剰と多く含む食品

種類（記号）	生理作用	欠乏症、不足の状態	過剰症・毒性	多く含む食品
カルシウム （Ca）	骨や歯をつくる、血液凝固調節、神経伝達刺激、補酵素となる	骨軟化症、発育遅延テタニー様けいれん*	軟組織への石灰沈着	いわし、どじょう、干しえび、牛乳、乳製品、しらす干し、豆腐
リン （P）	骨や歯をつくる、核酸、高エネルギー化合物の成分			魚の干物、米
マグネシウム （Mg）	補酵素となる、筋肉運動調節、体液の浸透圧調節、酸－アルカリ平衡維持	慢性的血中濃度低下で心筋、神経機能異常	悪心、嘔吐、低血圧、下痢	昆布、わかめ、大豆、納豆、ごま、ほうれん草
ナトリウム （Na）	腎臓で体内水分調節にかかわる、体液の浸透圧調節、酸－アルカリ平衡維持	発汗過多		食塩調味料（塩、醤油、みそ、ソース、固形スープなど）
カリウム （K）	筋肉運動、内分泌系での電位的信号による神経伝達体液の浸透圧調節、酸－アルカリ平衡維持	虚弱、食欲不振		じゃがいも、キュウリ、バナナ、りんご、メロン、大根、里芋
鉄（Fe）	赤血球内のヘモグロビン成分、補酵素となる	鉄欠乏性貧血	鉄過剰症**	レバー、ひじき、しじみ、いわし
銅（Cu）	補酵素となる、造血因子	貧血、白血球減少		ひじき、きな粉、えび、カニ
亜鉛（Zn）	補酵素となる	成長障害、味覚障害	めまい、嘔吐	牛肉、貝類、大豆
ヨウ素（I）	甲状腺ホルモンの成分（発育促進、基礎代謝の亢進）	甲状腺腫	甲状腺機能亢進	こんぶ、わかめ、いわし、かつお

＊　血中カルシウムが急激に減少したときに起きる四肢の発作的硬直性けいれん。
＊＊　ヘモクロマトーシス；遺伝性または鉄剤過剰投与による鉄過剰症。臓器への鉄沈着によって機能低下が起こる。

(4) 水分

　水は生命維持に不可欠である。人は体重の約2%の水分減少でのどの渇き
を覚え、7〜15%減少で精神状態に影響を受け、さらに生命の危険に陥る。
体内の水分量は成人で体重の約60%、幼児70%、新生児80%である。栄養素
を溶かし、化学反応の場となり、体温を一定に維持する働きがある。体内の
水分量は常に動的平衡状態を保っており、1日の水分の出入りはほぼ一定で
ある（表2−8）。その必要量は摂取1 kcalあたりで比較すると、成人は約
1 ml、乳幼児は1.5 mlである。乳幼児では体内に水分量が多く、体内外の出
納量も多いので、常に水分補給が必要である。水分補給は入浴・沐浴・外気
浴の後、発汗の多いとき、寒くて乾燥したときなどに欠かせない。特に下痢、
嘔吐、発熱時には脱水症で危険な状態になる場合もあるので頻回で速やかな
水分補給を必要とする。

表2−8　成人の体の水分出納（ml/日）

体から失われる水（総排泄量）		供給される水（総摂取量）	
尿：不可避尿 　　可避尿	約500 約1000〜1200	食物	約1000〜1200
汗：発汗 　　不感蒸泄[25]	約400 約300〜900	代謝水[26]	約300
糞便	約100	飲み物	約1000〜1500

※25　不感蒸泄
呼気とともに排出され
る水や体温調節で皮膚
から蒸発する水。

※26　代謝水
エネルギー代謝によっ
てエネルギー源が酸化
分解された結果、体内
で生成される水。

3 ── からだをつくる成分と食事

(1) 身体構成成分と栄養素バランス

　「日本人の食事摂取基準（2020年版）」では、炭水化物の総エネルギー比
は50〜65%未満がよいとされている。同資料では、脂質の総エネルギー比目
標割合は20〜30%未満としている。身体を構成している水分とエネルギー源
を含む構成割合（図2−14）と食事を比較すると、炭水化物はほとんど体内
に残らず生命活動エネルギーとして消費され、たんぱく質や脂質は身体構成
比に見合った割合であることがわかる。身体構成比に見合った栄養素の割合
の食事がバランスのとれた食事であるといえる。

(2) からだに役立つ食物成分

　代謝を調節するホルモン、酵素、ビタミン、ミネラルのほかにも代謝を調
節したり老廃物を排除するなど、生理的にはたらく食物成分がある。これら

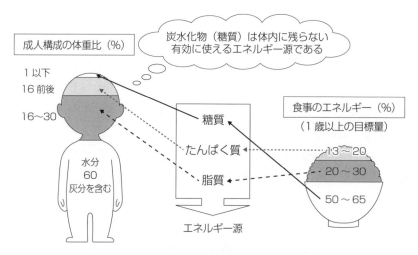

成人構成の体重比（％）

炭水化物（糖質）は体内に残らない
有効に使えるエネルギー源である

1以下
16前後
16～30

水分
60
灰分を含む

糖質
たんぱく質
脂質

エネルギー源

食事のエネルギー（％）
（1歳以上の目標量）

13～20
20～30
50～65

からだを構成しているエネルギー源の化学的変化、異化・同化を円滑にするためには、
十分な水分と食物に含まれる適量のビタミンやミネラル、食物繊維が必要である

図2－14　人体の成分に見合った栄養素バランス

の食物成分には、腸のはたらきをよくする食物繊維や生理作用が解明されて
きた生理活性成分がある。

①食物繊維

　食物繊維は「消化されにくい食物成分」のことである。野菜に含まれてい
るセルロース、リグニン、キチンなど水に溶けない不溶性食物繊維とペクチ
ン、カラギーナン、こんにゃくマンナンなどの可溶性食物繊維がある。野菜、
果物、きのこ、海藻、カニ・エビの殻などが給源となる。生理的はたらきは、
以下のとおりである。

・血糖値の急上昇を抑制　　・血中コレステロール値の抑制
・排便促進　　　　　　　　・肥満予防
・添加物の排泄作用　　　　・過剰塩分の排泄

　食べる量の目安は排便が1日に1回あることでもわかる。個人差があるの
で適正な摂取量は明確ではない。高齢者や乳幼児では、カルシウムや鉄が不
足しやすいが、食物繊維をとりすぎるとこれらを吸着して体外に排泄するの
で調理の工夫など食べ方に注意が必要である。

②生理活性成分

　生理活性成分は、微量で抗酸化作用のあるビタミンの保護や代謝調節をす
るホルモンのようなはたらきをしたり、動脈硬化予防効果など重要な役割を
果たすとされている。香辛料や嗜好性飲料などに含まれており、緑黄色野菜
や果物の色素成分、茶のカテキン、タンニン、また薬味や香辛料の辛味成分

などである。それらの効果は個々に報告されていて一概にまとめられないが、栄養素ではなくても、食品に含まれる成分の多くは、人体によいものであることが科学的に証明されてきている。できるだけ幅広い食品を食べすぎずに適量を摂取することが大切である。

第5節 ● 小児期の食べ物—各種食品の栄養的特徴—

1 —— エネルギー源となる食品とその栄養的特徴

(1) 穀類およびその製品

　穀類には、米、小麦、そば、大麦、燕麦、とうもろこしとその製品があり、穀類は貯蔵性があるエネルギーとして最も重要である。

　一般に、①主成分は糖質（でんぷん）で65〜80％、100ｇあたりのエネルギーは330〜370 kcalと多い。②たんぱく質含量は6〜12％。③精白度によって、脂質、繊維、ミネラル、ビタミン含量に大きな差があるなどの栄養的な特徴がある（表2−9）。

　主食である穀類は摂取量が多いため、成分的な欠点も目立ちやすい。ほかの食品と組み合わせてアミノ酸価を高め、ビタミンB群を補給して上手に利用したい。

(2) いも類およびその製品

　じゃがいも、さつまいも、さといも、やまのいもなど地下茎にでんぷんを貯えたいも類は、でんぷんの原料としても利用される。

　①主成分は穀類とおなじ糖質（主にでんぷん）であるが、糖質量は13〜31％前後で、100ｇあたりエネルギーは60〜130 kcalと低い。②食物繊維やビタミンCが豊富に含まれるなどの栄養的な特徴がある（表2−9）。

　主食に近い①の特徴と、野菜に近い②の特徴をあわせもつ、いも類は、肥満や生活習慣病防止のために利用したい食品である。離乳初期には、じゃがいものほうが繊維の多いさつまいもより適している。

(3) 砂糖、甘味類および菓子類

　砂糖、はちみつ、果物などの天然素材のほかに、分解・合成してつくられた多くの甘味類がある。でんぷんを酵素処理して得られるでんぷん糖には、

表2－9　エネルギー源となる食品と栄養的特徴

	主な食品（原料➡調理加工品）	栄養的な特徴
穀類	米：精白米、七分つき米、上新粉、もち米、白玉粉 ➡ご飯、かゆ、おもゆ、もち、赤飯、和菓子、せんべい	●米の主成分はでんぷん（約75%）。たんぱく質のアミノ酸価は約61で、制限アミノ酸※27はリジン。精白米は、ビタミンB₁、B₂が不足しやすい。
	小麦・小麦粉 ➡パン、うどん、スパゲティ、クッキー、ケーキ、麩	●小麦の主成分はでんぷん（70〜75%）。たんぱく質を8〜13%含有。制限アミノ酸はリジンで、アミノ酸価は約40と低い。
	そば、大麦、燕麦 ➡オートミール（燕麦） とうもろこし ➡ポップコーン、コーンフレーク	●そば、大麦、燕麦は食物繊維、ビタミンが多い。 ●オートミールやコーンフレークは消化がよく、乳児にも与えられる。
いも類およびでんぷん	じゃがいも ➡粉ふきいも、ポテトサラダ、ポテトチップ、片栗粉 さつまいも ➡スイートポテト、大学いも さといも、やまのいも ➡くず粉、コーンスターチ	●いも類の主成分はでんぷん。セルロース、ペクチンなどの繊維質を含む。 ●ビタミンCは熱に安定で、調理での残存率が高い。黄色味の強いさつまいもはカロテン（ビタミンA）の給源となる。 ●やまのいもはでんぷん分解酵素を含み生食できる。 ●糊化でんぷん※28は口当たりをなめらかにし、飲み込みやすくする。
砂糖・菓子類	砂糖、でんぷん糖、はちみつ ➡砂糖菓子、加糖飲料、シロップ、和菓子、洋菓子、ジャム その他 ➡脱脂粉乳、調製粉乳、加糖練乳、果物（乾果、生果）	●砂糖菓子、ジャムには砂糖（ショ糖）が50%前後含まれる。 ●でんぷん糖（水飴）にはデキストリンが、はちみつには転化糖※29が含まれる。 ●乳製品には乳糖が、乾燥果実にはショ糖、果糖、ブドウ糖が含まれる。
油脂類	植物性油脂 ➡大豆油、コーン油、ごま油、オリーブ油、サラダ油、天ぷら油、マーガリン、ショートニング、マヨネーズ、ドレッシング 動物性油脂 ➡バター（乳脂）、アイスクリーム、クッキー、ラード（豚脂）、ヘット（牛脂）、ベーコン ➡魚油 種実類：アーモンド、くるみ、落花生、ごま、ココナッツ	●植物油にはリノール酸、リノレン酸などの不飽和脂肪酸（必須脂肪酸）、ビタミンEが豊富に含まれる。 ●獣肉の動物脂は飽和脂肪酸が多く、コレステロール含量も高い。 ●低級飽和脂肪酸が多いバターは消化されやすく、ビタミンA含量も高い。 ●魚油は多価不飽和脂肪酸（EPA、DHA）を含み、液状である。 ●種実類には脂質が50%以上、たんぱく質が20%以上含まれ、鉄、カルシウム、ビタミンB₁、B₂、Eも豊富である。

※27　制限アミノ酸
たんぱく質を構成する必須アミノ酸の最適量比に対して、あるアミノ酸が少ないと、たんぱく質の利用度が低くなる。この少ないアミノ酸によって、利用度が制限される意味でこれを制限アミノ酸という。

※28　糊化でんぷん
でんぷんを消化しやすい構造（糊化）にして乾燥させたもの。

※29　転化糖
砂糖の主成分であるショ糖（スクロース）を加水分解して生じたグルコースとフルクトースの混合糖。

水飴、オリゴ糖、ブドウ糖、異性化糖などがあり、菓子、飲み物、加工食品に広く利用されている。

オリゴ糖や糖アルコールのなかには、ビフィズス菌増殖作用、低う蝕性、難消化性のものもあるので、目的によって使い分けるとよい。脱脂粉乳、調製粉乳に50％以上含まれる乳糖は、甘味度がショ糖の約1／4と低く、乳児にとって大切なエネルギー源である。

（4） 油脂類、種実類およびその製品

分離精製された各種の食用油脂があり、これを使用した料理（揚げ物や炒め物）を食すると満足感が得られる。

①植物性の精製油、ラード、ヘットは脂質含量が100％（100 g あたり900 kcal）で、バター、マーガリン、獣肉脂身は約80％（100 g あたり約700 kcal）、種実は50〜70％が含まれ、極めて高カロリーである。②ビタミンA、Eが多いなどの栄養的な特徴がある（表2－9）。

植物油、獣脂、乳脂、魚油では構成成分である脂肪酸の種類が異なり、体内での生理機能や消化性が大きく違うので注意して与えたい。

おまけコラム：「油」と「脂」の違い

油脂には常温で液体の「油」と常温で固体の「脂」があり、不飽和脂肪酸の多い植物性油脂と魚油は液体状である。「油」のなかには、リノール酸、リノレン酸などの必須脂肪酸やEPA（イコサペンタエン酸）、DHA（ドコサヘキサエン酸）があり、前者は成長促進、皮膚炎・病気感染の予防効果が、EPA、DHAは動脈硬化・アレルギーの予防効果がある。

一方、牛脂、豚脂、乳脂などの飽和脂肪酸を含む食品を日常的にとると、血液中のコレステロール濃度や中性脂肪濃度が高くなり、動脈硬化を誘発しやすくなる。固体脂の摂りすぎが生活習慣病を誘発するとして警戒され、コレステロールを多く含む食品（卵、いか、えび、獣肉の内臓など）が悪者扱いされることがあるが、コレステロールはホルモンや胆汁酸の成分として重要である。卵にはコレステロールを除去するレシチンも含まれているので、1〜2個の摂取はむしろ望ましいとされる。

---

2 ── たんぱく質源となる食品とその栄養的特徴

（1） 獣鳥肉類およびその製品

豚肉、牛肉、鶏肉、羊肉、馬肉などの動物の筋肉が、主に食用とされる。

一般に、①たんぱく質含量は18〜22％。②脂質含量は3〜30％で、100 gあたりエネルギーも120〜400 kcalと差がある。③ビタミンB₁、B₂、鉄が多いなどの栄養的な特徴がある（表2−10）。

鶏肉やレバーはやわらかく、小児に向く。ハムやソーセージは塩分や食品添加物の含有量が多いので、利用時にゆでて塩と添加物を減らすなどの注意が必要であろう。レバーはレチノール含量が多いので、使用量に注意する[30]。

※30
巻末の資料2−9（228頁）のビタミンAの摂取基準量を参照。

(2) 魚介類およびその製品

水産動物の総称で、魚類（白身、赤身）、貝類、軟体類、甲殻類などがある。

たんぱく質含量は15〜22％で筋繊維がやわらかく消化しやすい。小児にとって望ましいたんぱく源であり、特に白身魚は離乳初期から利用できる。脂質含量は魚の種類により異なり、5％以下と少ないものも多い。さんま、ぶり、まぐろ、うなぎ、さばなどの脂質含量は10〜20％と多いが、EPA、DHAの給源として重要である。

(3) 乳類およびその製品

たんぱく質、脂質、糖質、ミネラル、ビタミンを総合的にバランスよく含み、特にカルシウムが多い。

栄養バランスがよく消化吸収されやすいので、乳幼児に適した食品である。牛乳は水分を88％含むので、脱水加工した粉乳やチーズを利用する方が栄養成分の摂取効率はよい。

(4) 卵類およびその製品

糖質、ビタミンC以外のほとんどの成分を含み、たんぱく質、脂質の消化もよい。しかし、サルモネラなどの細菌性食中毒やアレルギー性が強いので、乳児には生卵、半熟卵を避け、十分加熱し、卵黄から食べさせる（表2−10）。

(5) 豆類およびその製品

豆類には、たんぱく質と脂質に富む大豆、糖質に富むあずき、えんどう、インゲン豆などがある。

一般に、①たんぱく質含量が高く、アミノ酸価も高い。②ビタミンB₁、B₂、食物繊維が多いなどの栄養的な特徴がある（表2−10）。

粒食では消化率が落ちるので、たとえば、豆乳、豆腐、きな粉など小児に適した大豆製品を利用するとよい。

表2−10 たんぱく質源となる食品と栄養的特徴

	主な食品（原料➡調理加工品）	栄養的な特徴
獣鳥肉類	豚肉、牛肉、羊肉（ラム、マトン） ➡ハム、ソーセージ、ベーコン、サラミ、コンビーフ、ジャーキー 内臓 ➡レバーペースト とり肉（鶏、うずら） ➡焼鳥、フライドチキン	●肉類の主成分は良質なたんぱく質（アミノ酸価100、消化率90％以上）。 脂質含量はもも肉、ロース肉、バラ肉の順で高くなる。 ●豚肉はビタミンB$_1$が特に多い。 レバー（肝臓）はビタミンA、B$_1$、B$_2$、鉄の宝庫である。 ●鶏肉は脂質が少なく、やわらかくて消化がよい。 ●ハムやソーセージは脂質含量が高く、肉より消化が劣る。
魚介類	白身魚：たい、ひらめ、かれい、たら、あじ、きす、鮭 赤身魚：まぐろ、鮭、かつお、さんま、いわし、さば ➡かまぼこ、はんぺん、佃煮 あさり、しじみ、かき、ほたて、いか、たこ、えび、かに	●主成分は良質なたんぱく質（アミノ酸価80〜100）。消化されやすく、アレルゲンになりにくい。 ●脂質含量は赤身魚で高く、白身魚は低い。また、旬の時期に増加する。EPA、DHAなどの多価不飽和脂肪酸を含む。 ●ビタミンDが多い。小魚はカルシウム、赤身魚は鉄が多い。
乳類	牛乳、乳製品 ➡調製粉乳、ヨーグルト、チーズ、プリン、生クリーム、アイスクリーム、グラタン	●たんぱく質は良質で、消化吸収されやすい。 ●チーズは牛乳の約6倍、脱脂粉乳は約10倍のカルシウムを含む。 ●生クリーム、チーズは高脂肪食品である。
卵類	鶏卵、うずら卵 ➡ゆで卵、オムレツ、卵豆腐、茶碗蒸し、プリン、ケーキ、マヨネーズ	●たんぱく質は良質（アミノ酸価100）。 ●卵黄は脂質、ビタミンA、B$_1$、B$_2$、鉄が豊富である。脂質は乳化されており消化しやすい。
豆類	大豆、大豆製品 ➡五目豆、納豆、きな粉、豆腐、油揚げ、ゆば、豆乳、みそ あずき、インゲン豆、金時豆、えんどう、ささげ ➡赤飯、煮豆、あん	●たんぱく質は良質（アミノ酸価70〜100）だが、粒状では消化しにくい。 ●大豆はたんぱく質、脂質含量が高く、必須脂肪酸（リノール酸）を含む。 ●あずきやえんどうは糖質（でんぷん）含量が高い。 ●食物繊維、ビタミンB$_1$、B$_2$が多い。

3 ── ミネラル・ビタミン源となる食品とその栄養的特徴

（1）野菜類およびその製品

野菜は一般に、食物繊維、ミネラル、ビタミンCが多い（表2−11）。成

分組成や色の違いから、野菜類を緑黄色野菜と淡色野菜に分け、さらに緑黄色野菜のなかでカロテン含量が高いものを、有色野菜として区別している。トマト、ピーマン、ししとうがらし、グリーンアスパラガス、オクラ、さやいんげんなどは、カロテン含量が基準値（600μg）以下なので、有色野菜には入らないが、摂取頻度を考慮して、有色野菜に劣らない緑黄色野菜として扱っている。

　乳児には、繊維がやわらかく、すりつぶしやすく、あくの少ないかぼちゃ、にんじん、トマトなどから使うとよい。

（2）　果実類およびその製品

　香り、色、甘味と酸味が食欲をそそり、好まれる食品である。

　栄養的には、①ショ糖、ブドウ糖、果糖などを10％前後含み、野菜に比べ

表2-11　ミネラル、ビタミン源となる食品と栄養的特徴

	主な食品（原料➡調理加工品）	栄養的な特徴
野菜類	緑黄色野菜：かぼちゃ、ほうれん草、にんじん、小松菜、モロヘイヤ、パセリ、大根葉 淡色野菜：大根、キャベツ、白菜、レタス、玉ねぎ、カリフラワー、なす、きゅうり ➡冷凍野菜、漬物、乾燥野菜、野菜スープ、青汁	●野菜は水分が90％以上。 ●セルロース、ペクチンなどの食物繊維を含む。 ●ビタミンCが多い。緑黄色野菜にはカロテン（ビタミンA）が多い。 ●カリウム、カルシウム、マグネシウムが多い。ほうれん草、小松菜、大根葉は鉄が多い。
果実類	いちご、みかん、柿、オレンジ、バナナ、ぶどう、りんご、なし、もも、すいか、メロン ➡果汁、シロップ漬、ジャム、ゼリー	●80％以上が水分。バナナ、柿、パイナップル、ぶどうは糖質が多い。 ●ペクチン（食物繊維）を含む。 ●ビタミンCが多い。果肉が橙色のマンゴー、パッションフルーツ、あんず、びわ、柿、みかん、オレンジにはカロテンが含まれる。
藻類	わかめ、こんぶ、のり、ひじき ➡寒天、味つけのり、干しのり、のり佃煮、ふりかけ、増粘多糖類	●アルギン酸、アガロースなどの食物繊維が多い。 ●カルシウム、鉄、ヨウ素、銅、亜鉛などのミネラルが多い。 ●のり類にはカロテンが多く、ビタミンA効力がある。
きのこ類	しいたけ、しめじ、まいたけ、まつたけ、マッシュルーム、きくらげ、なめこ、えのきたけ ➡干ししいたけ、味付け瓶詰、佃煮、水煮	●食物繊維が多く、ノンカロリー食品である。 ●ビタミンB群が多く、干ししいたけにはビタミンDが多い。

てカロリーは若干高い。②食物繊維、ビタミンC含量が高く、一部カロテンを含むものがある（表2-11）。

(3) 藻類・きのこ類およびその製品

藻類、きのこ類とも食物繊維（難消化性の多糖類）が多く、整腸作用がある。がん予防などの薬理効果も知られるようになった（表2-11）。

■ 4 —— ミネラル・ビタミンの多い食品と摂取量

(1) カルシウム（Ca）の多い食品と摂取量

骨ごと食べられる小魚（わかさぎ、しらす干しなど）、牛乳と乳製品（脱脂粉乳、ヨーグルト、チーズなど）、海藻（ひじきなど）、青菜（小松菜など）、大豆製品（豆腐など）が、広くカルシウムの給源になっている（図2-15）。

これらのうち、乳類のカルシウムは吸収されやすく、利用効率が高い。リンとの構成比が望ましい場合（Ca：Pが1：1〜1：2の場合）やビタミンDが存在する場合には、カルシウム吸収効率が上がる。ほうれん草に含まれるシュウ酸は、逆にカルシウムの吸収を阻害する。

(2) 鉄（Fe）の多い食品と摂取量

レバーおよび内臓ごと食べられる貝と小魚（あさり、しじみ、かき、いわし、あゆなど）、赤身魚（かつおなど）、海藻・緑黄色野菜（ひじき、のり、

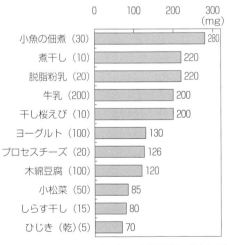

図2-15 カルシウムの多い食品と摂取量（使用量あたり）
注：（ ）内は1人1回分使用量（g）

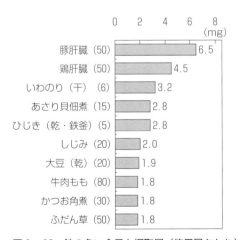

図2-16 鉄の多い食品と摂取量（使用量あたり）
注：（ ）内は1人1回分使用量（g）

※31　ヘム鉄
動物性食品に含まれている。吸収利用されやすい2価鉄錯塩を含む。

ほうれん草など）、卵黄、ごま、豆製品（豆腐、納豆など）などが、広く鉄の給源になっている（図2－16）。

それらのうち、獣魚介肉中のヘム鉄[31]は吸収されやすいが、植物性食品などの非ヘム鉄は吸収されにくいので、利用効率が劣る。

（3）　ビタミンAの多い食品

レバー、うなぎ、卵黄などの動物性食品、マーガリン、バターなどの油脂食品、有色野菜と呼ばれる植物性食品が、主なビタミンAの給源である。獣鳥肉の内臓は、ビタミンAを効率よく摂取できる食品であるが、コレステロール値を上げるおそれがあるので食べすぎには注意する必要がある。特にレバーの摂取量には注意をする[32]。

※32
本節の56頁を参照。

ビタミンA（レチノール）は、野菜、果実、いも、海藻中ではβカロテン（プロビタミンA）として存在する。緑黄色野菜のなかでも、とりわけカロテン含量が多く100gあたり600μg以上含むものを有色野菜という。

ビタミンAは、調理加工時の損失が少なく、油とともに摂取すると吸収効率がさらに高くなる。

（4）　ビタミンDの多い食品

魚肝、レバーなどの内臓に特に多いほか、魚肉全般に広く含まれている。干ししいたけなどのきのこ類のなかではエルゴステロール（紫外線を浴びるとビタミンDに変わる前駆物質）の形で存在する。

（5）　ビタミンB$_1$の多い食品と摂取量

豚肉とその加工品（ハム、ベーコンなど）、精白度の低い穀類（玄米、胚芽米、ライ麦、そばなど）、うなぎ、豆類などに広く含まれる（図2－17）。

ビタミンB$_1$は糖質代謝に欠かせない成分なので、糖質の摂取量に応じて増やす必要があるが、白米、白パン、インスタント麺、スナック菓子、甘味飲料の多用による糖質代謝にビタミンB$_1$の供給が追いつかず、欠乏することが少なくない。激しい運動によってもビタミンB$_1$消費が高まるので、注意が必要である。

（6）　ビタミンCの多い食品と摂取量

野菜、果物に多く、いも類、緑茶なども給源となる。緑黄色野菜に100g中の含有量がとびぬけて多いものもあるが、果物や淡色野菜の方が食べる量が多いので、ビタミンCの摂取量は多くなる（図2－18）。

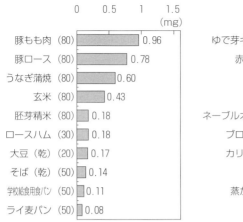

図2-17 ビタミンB₁の多い食品と摂取量(使用量あたり)

注:( )内は1人1回分使用量(g)

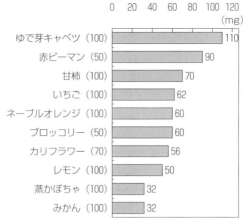

図2-18 ビタミンCの多い食品と摂取量(使用量あたり)

注:( )内は1人1回分使用量(g)

ビタミンCは水に溶けやすく、酸化されやすく、熱に弱いので、調理での損失は50%で大きい。

(7) 食物繊維の多い食品と摂取量

食物繊維を多く含む食品を図2-19にまとめて示した。先の食物繊維の項目で説明したように、食物繊維にはセルロースのような繊維状のもの、ペクチン、マンナン、アルギン酸のような水溶性のものがあり、野菜類、果実類、海藻類、きのこ類、豆類がその給源である。

一般に、和風献立、和風素材の方が食物繊維が多い。食物繊維が多くとれる外食メニューは、すきやき定食、山菜そば、和風弁当、焼き魚定食である。

食物繊維には、排便の促進やコレステロールの低下などの作用があるので、6～7歳は1日に10g以上、10～11歳は13g以上、15～17歳は男性19g以上、女性18g以上摂取するよう「日本人の食事摂取基準（2020年版）」にて定められている。

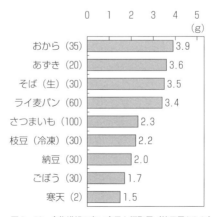

図2-19 食物繊維の多い食品と摂取量（使用量あたり）

注:( )内は1人1回分使用量（g）

● 「第2章」学びの確認
①乳幼児発育パーセンタイル曲線は、どのように利用するとよいか考えよう。
②栄養（発育）状態の判定に使われる指数を年齢別に整理しよう。
③エネルギー源となる栄養素について体内での役割を整理しよう。
④ビタミンが不足しないような食事にするためにはどのような食品を選んで献立を考えるとよいだろうか。
● 発展的な学びへ
①離乳食がはじまるころには歯牙、胃の大きさはどのくらいにまで発達しているだろうか調べてみよう。
②きまりよい生活のために朝食が必要であることを生理学的に説明しよう。
③子どもの食事の味つけはおとなの半分程度がよい理由を考えてみよう。
④朝ごはんが必要な理由を考えてみよう。
　キーワード：生体時計と生活に利用している社会時計のずれ調整、血糖恒常性のリズム、1日3食食べる、食事誘発性発熱

【引用文献】
1）厚生労働省「平成22年乳幼児身体発育調査報告書（概要）」「乳幼児身体発育値」（身長）　図3・4
2）水野清子・南里清一郎・長谷川智子・當仲香・藤澤良知・上石晶子編著『子どもの食と栄養―健康なからだとこころを育む小児栄養学（改訂第2版）』診断と治療社　2014年　83頁
3）飯塚美和子・瀬尾弘子・曽根眞理枝・濱谷亮子編『最新子どもの食と栄養（第8版）』学建書院　2017年　50頁
4）改訂・保育士養成講座編集委員会編『小児栄養（改訂5版）』全国社会福祉協議会　2010年　41頁
5）前掲書2）　96頁

【参考文献】
第1節
・岡崎光子編著『子どもの食と栄養』光生館　2016年
第2節
・平山宗宏監『母子健康・栄養ハンドブック』医歯薬出版　2000年
・香川靖雄・野澤義則著『図説医化学（改訂4版）』南山堂　2001年
・中坊幸弘・山本茂編『栄養科学シリーズ　栄養学各論』講談社サイエンティフィク　1999年
・大関武彦・近藤直美総編『小児科学（第3版）』医学書院　2008年
・Robert K. Murry・Peter A. Mayes・Daryl K. Granner・Victor W. Rodwell著、上代淑人監訳『ハーパー・生化学』丸善　1993年
・木村修一・小林修平翻訳監修『最新栄養学（第7版）』建帛社　1997年
・沖中重雄・武藤泰敏編著『消化・吸収』第一出版　1976年
・清野佳紀・小林邦彦・原田研介・桃井眞里子編『NEW小児科学（改訂第2版）』南江堂　2003年
・吉川春寿・芦田淳編『総合栄養学事典（第4版）』同文書院　1991年

第**3**章　妊娠・胎児期の食生活
　　　　　－健やかな子どもを育むために－

◆キーポイント◆

・妊娠期以前からの食生活が胎児期の成長に影響することを理解する。
・妊娠期や授乳期に付加される微量栄養素とそれを含む食品を学ぶ。

第1節 ● 妊娠のメカニズムと出産

1 ── 妊娠と出産

　女性は約28日を1サイクルとする性周期が思春期からはじまる。この性周期は脳下垂体から分泌される性腺刺激ホルモンの作用で、卵巣にある卵胞が成熟、排卵、黄体化し、それに伴う女性ホルモンの変動によって調節されている。妊娠が成立しなければホルモン作用は消失し、肥厚した子宮内粘膜を剥離、排出する月経となる。成熟した卵胞からは卵胞ホルモン（エストロゲン）、排卵後の黄体からは黄体ホルモン（プロゲステロン）が分泌される。このホルモン作用で、女性の身体は乳房発育、子宮内膜の肥大、皮下脂肪増加など身体的に変化する。

　妊娠とは、男性の精巣でつくられた精子と女性の卵巣から排卵された卵子が輸卵管内で遭遇合体して受精卵となり、女性の子宮内膜に着床し発育する状態をいう（図3－1）。子宮内で発育した胎児は、37週から42週未満の間に分娩によって、子宮内膜、羊水などの付属物とともに排出される。分娩後、妊娠前の状態に戻ることを産褥という。個人差はあるが、分娩後6〜10週である。

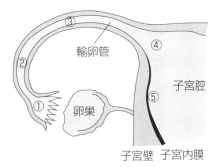

①排卵後の卵子：
　最終月経初日から12〜14日
②受精
③桑実胚
④胞胚形成：受精後4〜5日
⑤着床：受精後およそ3週頃

図3－1　排卵から着床まで

63

2 —— 妊娠期間と胎児の成長

　着床から分娩までの期間を妊娠期といい、臨床的には最終月経初日から280日間とする。女性の身体の変化や胎児の成長などが異なる妊娠初期（〜13週6日）、妊娠中期（14週〜27週6日）、妊娠後期（28週以降）と分けられる。母体内での胎児の発育の過程は大きく2つに分けられる。

(1)　受精成立から着床まで（胎芽期）

　排卵された卵子が卵管で受精して子宮内膜に着床するまでに、胎児の各種器官のもとになるものがつくられる。着床から胎盤形成をはじめる原基形成期の妊娠9週（2か月頃）までを胎芽期という。妊娠に気づくこの頃には、各組織や器官の分化が発生してヒトとしての形態が整い、肢体や各臓器、脳、眼の形成がほぼ完成している。胎盤形成前である妊娠初期における外的因子による異常を胎芽病という。外的因子には放射線、ウイルス（風疹症候群）、催奇形性医薬品が知られている。近年の化学物質による環境汚染や新しい医薬品、喫煙習慣などによる催奇形や異常出産の警戒や関心が高まっているが、出生時または出生後の障害が胎芽病か胎児病であるかは判然としない場合が多い。妊娠可能な時期からリスクを回避する自覚が必要である（表3－1）。

表3－1　胎児の完成と催奇感受期

妊娠週数(週)	胎齢(日)	完成器官
9〜10	25〜30	神経管、心臓、眼胞、胚芽
10〜15（妊娠3か月頃）	30〜45	消化管、呼吸器、泌尿器、内分泌系、手足指、感覚器
15〜20	45〜70	口蓋、外性器

(2)　胎盤形成から誕生まで（胎児期）

　胎盤がほぼ完成し、胎児の各種器官が形成される頃から出生までを胎児期という。妊娠20〜24週（5か月頃）には、胎動が活発になる。胎児は卵膜内に満たされた羊水で外部の衝撃から保護される。胎児期後半（妊娠6か月以降）には胎脂でおおわれ、胎外生活が可能になる例もある。妊娠8か月以降は胎動もかなり活発になる。妊娠25〜37週未満の出生を早産という。

　妊娠16週から妊娠27週頃までを妊娠中期といい、胎児は胎盤を形成するとともに各器官各組織を形態的に完成させていく。また、この時期には、代謝の同化作用が促進されて骨量も増加する。

　妊娠後期の胎児は、各器官を機能的に充実させ、さらに組織の増大、皮下脂肪蓄積などによる体重増加が観察される。妊娠22週（およそ5か月）で胎児体重が500gであったものが、30週で約1,500g、32週で2,000g、35週で2,500gを超える。

おまけコラム：胎盤と胎児への栄養素の移行

　胎盤は、受精卵が子宮に着床してからおよそ8週後の妊娠13週（4か月）頃までに形成される。胎児が母体を介して、必要な栄養素や酸素を取り入れ、不要成分の排泄など物質移動を行う。胎児と母体の血液は、胎盤膜によって隔てられている。胎盤膜を介して物質の移行は選択的に調節されている。胎盤は、次のような役割がある。

● 栄養素を一時的に貯留し、大量に胎児側へ入らないようにしている。

● 妊娠を維持するためのホルモン分泌腺となる。

● 胎児と母体の血液を区別する血液関門となる。

● 細菌感染を阻止する機能がある。しかし、胎盤膜損傷によって漏出することで胎盤の絨毛に感染源をつくり、胎児血液へ流入することもある。胎盤形成後の胎児期に感染する胎児病には、先天性トキソプラズマ症[※1]などが知られている。

※1　先天性トキソプラズマ症
トキソプラズマとは、細胞内寄生性原虫。ネコの排泄物が付着した土や砂、未加熱の獣肉などにあって、経口感染する。まれに胎内感染があり、子宮内胎児発育不全による死産、流産のほか、神経系への感染による異常としてあらわれることがある。

※2
母体の体重増加による肥満は妊娠中毒症になりやすい。一方、ダイエットしていた女性や体重増加の小さい妊婦の場合は、低出生体重児が生まれやすい。

第2節 ● 妊娠期の食生活

1 —— 母体の変化の特徴

(1) 全体の変化

　子宮内膜の成熟、乳房の発達、血液量の増加、皮下脂肪の増大に伴って母体の体重は増加する。また胎児のための組織（胎盤、羊水など）の形成発育や胎児の成長による体重増加も加わる。胎児由来の体重増加はおよそ5kg、出産を迎えるまでに母体はおよそ9〜12kgの体重増加[※2]がある（図3−2）。体重増加と母体保護を意識した生活によって活動は緩慢になり、身体活動レベルは低下する。腸や膀胱が圧迫されて頻尿傾向になり、胃がもたれたり、便秘になりやすい。

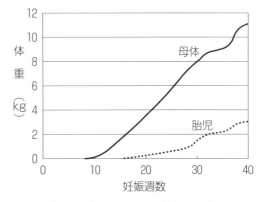

図3−2　妊娠による体重の変化

資料：浜田悌二「妊娠中の母体の体重増加と栄養」『周産期医学』22号　1992年　81〜85頁

(2) 生理的変化の特徴

　流産の防止、排卵の抑制、子宮・乳房の発達および乳腺の発育のために母体のホルモンは大きく変化する。血液量や体水分量、心拍数が増加し、血圧は低下傾向となる。胎児の成長に伴い、たんぱく質やカルシウムなどの要求量が高まり、むし歯になりやすい。代謝亢進によるホルモン分泌に加えて、胎盤から分泌される胎児側からのホルモンの影響を受け、母体に生理的な変化もみられる。妊娠に伴って、皮膚の色素沈着、発毛、静脈瘤、発汗亢進などの変化が観察される。そのほか、種々の感覚の感受性が高くなる傾向があり、個人差はあるが、不眠、のぼせ、冷え症といった不定愁訴などがある。

　消化器系への影響は子宮増大による圧迫だけではなく、これらのホルモン作用によって、頻尿や食欲不振、嗜好の変化などがある。妊娠初期の悪心、嘔吐の症状を訴える「つわり」の原因は明らかではないが、胎盤形成期のホルモンアンバランスが代謝全体に影響を及ぼしていると考えられる。妊娠4か月を過ぎると、多くの妊婦は症状が軽くなる。

2 —— 食生活

　胎児は、母体から発育に必要なエネルギー源を得る。したがって、直接的にも間接的にも母体である妊婦の食事の影響を受ける。栄養素は、胎盤の機能によって調節されて胎児へ送り込まれるが、妊娠期の後半には妊婦の食物だけではなく、妊娠前および妊娠期の前半に蓄積された栄養素をも胎児へ移行する。特に、たんぱく質やカルシウム、鉄などは胎児への蓄積が高まる。

(1) エネルギー・栄養素

　体重増加や代謝亢進によって基礎代謝が高くなるので、推定エネルギー必要量は妊娠期には初期50 kcal、中期250 kcal、後期450 kcalが付加される。同時に代謝亢進により、微量栄養素の必要量も高くなる。20歳代女性が妊娠した場合、表3－2のように変化する。

表3－2　18～29歳女性の1日あたりの推定エネルギー必要量の変化

	身体活動レベル	推定エネルギー必要量		合　計
妊娠前	ふつう	2,000 kcal		2,000 kcal
妊娠中期	低い*	1,700 kcal	＋　250 kcal	1,950 kcal
妊娠後期	低い	1,700 kcal	＋　450 kcal	2,150 kcal

＊妊娠期には、活動量が抑えられることを考慮。

　体重の増加は妊娠5～6か月は母体へ、後半期は胎児への蓄積が主なものであるが、その増加率は妊娠期を通じてほぼ一定であることが望ましい。摂取エネルギー量には大きな変化はないので、体重の増加をみながら食事量を増減させて肥満予防をする必要がある。妊娠中の急激な体重増加や肥満は、妊娠高血圧症候群、糖尿病、腎盂腎炎などの発症リスクを高める。また、出産後に肥満を残すこともある。妊娠中期から後期の推奨体重増加量は1週間あたり0.3～0.5kgである。

　代謝の亢進によってビタミンやミネラルの必要量が高くなってくる妊娠前と比べると鉄は3.5倍、ヨウ素は1.8倍、ビタミンB$_6$は1.7倍、葉酸は2倍となる。特に妊娠初期の胎児の細胞分裂が盛んな時期に葉酸不足を起こすと胎児に神経管障害が起こりやすいといわれている。「平成15年国民健康・栄養調査」によると葉酸の給源となる緑黄色野菜の摂取の不足が報告されている。意識的に摂取量を増やすことが必要である。特に新鮮な葉菜類や果物、またレバー[3]などは葉酸の給源となる。便秘になりがちなので、食物繊維の多い食品を多くとるようにする。妊娠後期には、胎児へのたんぱく質の蓄積が増化する。たんぱく質の推定平均必要量はおよそ1.5倍になる。

※3
レバーについては56頁を参照。

(2)　食べ物

　妊娠前からバランスのよい食生活で健康なからだづくりが大切である。

　「主食」を中心にして不足しがちなビタミン、ミネラルを「副菜」でたっぷりととり、からだづくりの基礎となる「主菜」は適量にとるという内容で、厚生労働省から「妊産婦のための食生活指針」（2006年2月）が発表された。

　多くの種類の食品を選択することは食生活を豊かにし栄養のバランスもよくなる。しかし、妊娠期には摂取を控えた方がよいとされる食品がある。食べ物の入手が便利になった昨今、食品添加物のほか、化学物質、遺伝子組み換え作物などの安全性や次世代への影響という不安もあるが、どんな食品でも偏って食べ過ぎないことがよい[4]。

※4
第1章の「食の安全性」（22頁）を参照。

(3)　つわりの時

　つわりは、妊娠初期の食欲不振、吐き気、嘔吐などの症状で、多くの妊婦が経験する。激しい嘔吐の繰り返しや、食事を受けつけないなど、つわりが悪化すると、脱水症状、代謝障害をきたすこともある。この時期は、まだ胎児の発育には直接かかわりが少ないので、食べたいものを食べたいときに食べられる程度の量をとる融通性のある食生活を送る。

(4) 貧血予防

　妊娠に伴って血液量は増加し、特に妊娠期の後半には循環血液量が増加する。血漿成分が増えて血液が薄くなり赤血球産生量が増えるので、鉄の要求量が高まり、妊娠期には鉄の腸管吸収率が高くなる。このため、妊娠期の貧血は生理的なものであるが、食事からの供給量が少ないと貯蔵鉄も減少する鉄欠乏性貧血を引き起こす。母体の貧血は胎児発育遅延を起こす原因ともなるうえ、分娩時の陣痛が弱く長引いたり、出血量が多くなるなど母児ともに影響する。非妊期から貧血のある場合は、早期に食事に注意し治療しておく必要がある。鉄欠乏性貧血の予防には鉄の摂取量を増やすばかりではなく、血液成分や代謝の活性化に伴う栄養素を十分摂取することが大切である。妊娠可能な時期から貧血予防となるバランスのよい食事をすることが大切である。

　〈貧血予防の食事〉

・栄養素のバランスのよい食事をとる。

・赤身の魚、獣肉類など良質のたんぱく質を含む食品の摂取に心がける。

・鉄、銅を多く含む食品を選ぶ。

・葉酸、ビタミンB$_{12}$、ビタミンA[5]、カロテンを多く含む食品を選ぶ。

・ビタミンCを多く含む食品を選ぶ。

・鉄強化食品を利用する。

※5
ビタミンAは、肝臓に蓄積されるため、特に妊娠3か月以内の女性は過剰摂取とならないように、サプリメント摂取は避けたほうがよい。第1章の「健康食品・サプリメント」（27頁）を参照。

(5) 妊娠高血圧症候群の予防

　妊娠高血圧症候群は、妊娠中期以降分娩後12週頃までに高血圧、たんぱく尿、浮腫を主症状とする母体の妊娠適応不全である。妊娠高血圧症候群の明確な原因はわかっていないが、妊娠高血圧症候群は母体の腎機能不全、高血圧などの弊害が後遺症を残すこともある。また、胎盤機能低下によって、胎児の子宮内発育不全、早産、胎児死亡の原因となる。

　妊娠高血圧症候群は、医師の指導のもとで食事療法、安静を必要とする。基本的な食事療法は摂取エネルギーの制限、食塩の制限、水分の制限である。食生活では体重が急激に増化しないように注意して、酢や適度の香辛料を使って薄味の食事にするとよい。また、胎盤機能低下がある場合は、積極的なカルシウム摂取を必要とする。

3 ── 母体の生活習慣と胎児

(1) 生活習慣

　多くの人は出産に不安を感じるものである。胎盤を通る化学物質の存在や

妊娠初期の胎芽病、母体への心的ストレスなど食生活以外に妊娠・出産にかかわる不安がある。胎児、胎盤の障害で胎児が育たない子宮内発育障害の母体側の原因には、妊娠高血圧症候群、高血圧症、貧血のほかに、喫煙習慣、飲酒習慣も認められている。適正な生活習慣は健康なからだをつくる。また、心にゆとりのある生活をおくることが大切である。健やかな母子を育むために、保育士をはじめとする周囲の人々の支えが必要である。

　喫煙習慣は、肺がんをはじめとして多くのがんや虚血性心疾患、脳血管疾患、慢性閉塞性肺疾患、歯周疾患などの疾患の危険因子である。本人の喫煙はもちろん、周囲での喫煙も有害である。妊婦の貧血につながるばかりか、早期出産、周産期死亡、低出生体重小人症のリスクが上昇する。また、アルコール多飲の習慣がある場合、流産の危険度が増したり、低出生体重児になりやすいことがわかっている。アルコールや代謝されたアルデヒド、そのほかのケトン体は胎盤を簡単に通過する。胎児性アルコール症候群として心配される異常は、形態的異常を示す例は非常に少ないが、発育遅滞や出生後異常を発症する可能性が指摘されている。

(2)　食事のリズムと運動習慣

　欠食、過食、夜食の習慣は、妊娠期の肥満の誘因となる。胎児は子宮内に保護されていても、母体外環境の変化の影響を受けることは広く知られている。規則正しい食生活は、母体の抵抗力を高め、胎児の生体リズムを安定させるうえでもよい効果をもたらす。妊娠期の後半には体水分量が増加して、血圧は上昇傾向になり、むくみが起きやすくなる。水泳などの妊婦ができる運動も考えられているので、体重調節、気分転換などの目的で積極的に行うこともすすめられている。軽い運動を付加することは、血液循環、カルシウムの母体への蓄積にもよい効果が得られる。

●「第3章」学びの確認
①胎芽病を予防するために気をつけたいことを考えよう。
②胎盤の役割を整理しよう。
③妊娠期のエネルギー付加量設定の考え方を整理しよう。
●発展的な学びへ
①心身が劇的に変化している妊娠期の保護者にかかわるとき気遣いたいことは何か。
②貧血を予防する食事を考えよう。

【参考文献】
・平山宗宏監修『母子健康・栄養ハンドブック』医歯薬出版　2000年
・香川靖雄・野澤義則『図説医化学（改訂 4 版）』南山堂　2001年
・中坊幸弘・山本茂編『栄養科学シリーズNEXT　栄養学各論』講談社　1999年
・小林登監修『小児科学』医学書院　1997年
・厚生労働省「健やか親子21」
・健康日本21ホームページ：http://www.kenkounippon21.gr.jp

Q&A：妊娠期

Q1　「つわり」で食べられないとき、胎児の成長に影響はありますか。

A

　つわりは妊娠初期の食欲不振や吐き気などを伴う症状です。生理的なもので胎盤が形成される頃には軽くなります。まだ胎児の発育には直接かかわりが少ないので食べたいときに食べたいものを少量とる融通性のある食生活を送りましょう。酸味は、胃のもたれを和らげます。水分の補給を充分にして空腹時間が長くならないようにするとよいでしょう。

Q2　妊娠糖尿病とはどんな症状ですか。

A

　妊娠によって、耐糖能やインスリン抵抗性に変化が起きることがあります。食後に血糖値が上昇し、2時間程度で空腹時血糖値に戻らない異常な状態になり、糖尿病にいたらないときに妊娠糖尿病と診断されます。1食あたりのエネルギー摂取量を調整して体重管理をするとともに食事回数を4〜5回に分けるなどの食事によって様子をみます。妊娠中期以降に高血圧やたんぱく尿、浮腫などがみられるときは妊娠適応不全の妊娠高血圧症候群といいます。このようなときは必ず医師の指導を受けましょう。

第4章 乳児期の食生活と栄養 －食べ物との出会い－

◆キーポイント◆

・乳児期の発育と栄養の特徴を理解する。
・授乳と乳汁期の栄養（母乳栄養と人工栄養）について理解をする。
・離乳の意味と離乳の進め方を理解する。
・授乳方法や離乳食の与え方を身につける。

第1節 ● 乳児期の特徴

1 —— 乳児期の発育

　乳児期とは誕生から12か月までをいう。この時期は第一次成長期といわれ、身体の発育が最も著しく、体重は1年間で出生時の約3倍、身長も約1.5倍になる。「日本人の食事摂取基準（2020年版）」における参照体位の月齢区分は、「0～5か月」「6～11か月」あるいは「6～8か月」「9～11か月」である。

　発育が盛んな時期のため、エネルギーおよび栄養素も多くを必要とし、新陳代謝も活発である。この時期の栄養不足は心身の成長だけでなく、脳の発達、さらには成人後の健康状態にも影響を及ぼすこともあるとされ、特に配慮が必要である。

2 —— 乳児期の栄養

　乳児期の栄養は乳汁と生後5～6か月以降の離乳食である。乳汁のみでほとんどの栄養をとる生後5～6か月頃までの時期を乳汁期、それ以降の乳汁以外の食物からも栄養をとる時期を離乳期という。食べる機能は乳汁期の乳を吸う（吸啜）から離乳期の離乳食を食べる（咀しゃく、嚥下）へと発達する。

　哺乳量は「日本人の食事摂取基準（2020年版）」では離乳開始前が最大量

で1日780 ml、6〜8か月で1日600 ml、9〜11か月で1日450 mlとなっている。離乳食は摂食機能や消化機能の発達に合わせて食物の選択、調理形態、食事の量を変化させていくことが必要である。

　乳児期は発育のために多くの栄養素を必要とするにもかかわらず、毎食時に摂取できる量は少なく、その消化・代謝の機能は未熟である。利用効率のよい、バランスのとれた食物摂取が重要である。また、この時期の摂食機能の発達は個人差が大きいので画一的にならないよう細やかな対応も求められる。精神的発達や食習慣形成においても重要な時期である。楽しみながら食事をできるよう気を配ることも大切である。

▌3 ── 授乳・離乳の支援ガイド

　「授乳・離乳の支援ガイド」は、妊産婦や子どもにかかわる保健医療従事者向けに所属する施設や専門領域が異なっても、基本的事項を共有し、一貫した支援を行うことを目的に2007（平成19）年に厚生労働省より策定された[※1]。授乳は、乳汁の種類（母乳、育児用ミルク）にかかわらず、母子の健康が維持できるよう支援、離乳は、子どもの健康を維持し、成長・発達を促すよう支援、そして授乳・離乳はともに健やかな母子・親子関係の形成を促し、育児に自信をもたせることを基本としている。その後、科学的知見の集積、育児環境や就業状況の変化、母子保健施策の充実等、授乳・離乳を取り巻く社会環境の変化がみられたことから2019（同31）年に改定されている。

※1
「授乳・離乳の支援ガイド(2019年改定版)」
https://www.mhlw.go.jp/content/11908000/000496257.pdf

第2節 ● 乳汁期の栄養・食生活

　乳汁期の栄養法には、母乳のみで行う母乳栄養、母乳以外の人工乳つまり育児用ミルクのみで行う人工栄養、母乳と育児用ミルクを併用する混合栄養がある。

　授乳・離乳の支援ガイドでは、「妊娠期」「授乳の開始から授乳のリズムの確立まで」「授乳の進行」「離乳への移行」の各時期、また母乳栄養、人工栄養、それぞれの場合に分けて支援のポイントがあげられている（表4−1）。

表4－1　授乳等の支援のポイント（厚生労働省「授乳・離乳の支援ガイド」）

混合栄養の場合は母乳の場合と育児用ミルクの場合の両方を参考にする。

	母乳の場合	育児用ミルクを用いる場合
妊娠期	●母子にとって母乳は基本であり、母乳で育てたいと思っている人が無理せず自然に実現できるよう、妊娠中から支援を行う。 ●妊婦やその家族に対して、具体的な授乳方法や母乳（育児）の利点等について、両親学級や妊婦健康診査等の機会を通じて情報提供を行う。 ●母親の疾患や感染症、薬の使用、子どもの状態、母親の分泌状況等の様々な理由から育児用ミルクを選択する母親に対しては、十分な情報提供の上、その決定を尊重するとともに、母親の心の状態に十分に配慮した支援を行う。 ●妊婦及び授乳中の母親の食生活は、母子の健康状態や乳汁分泌に関連があるため、食事のバランスや禁煙等の生活全般に関する配慮事項を示した「妊産婦のための食生活指針」を踏まえた支援を行う。	
授乳の開始から授乳のリズムの確立まで	●特に出産後から退院までの間は母親と子どもが終日、一緒にいられるように支援する。 ●子どもが欲しがるとき、母親が飲ませたいときには、いつでも授乳できるように支援する。 ●母親と子どもの状態を把握するとともに、母親の気持ちや感情を受けとめ、あせらず授乳のリズムを確立できるよう支援する。 ●子どもの発育は出生体重や出生週数、栄養方法、子どもの状態によって変わってくるため、乳幼児身体発育曲線を用い、これまでの発育経過を踏まえるとともに、授乳回数や授乳量、排尿排便の回数や機嫌等の子どもの状態に応じた支援を行う。 ●できるだけ静かな環境で、適切な子どもの抱き方で、目と目を合わせて、優しく声をかえる等授乳時の関わりについて支援を行う。 ●父親や家族等による授乳への支援が、母親に過度の負担を与えることのないよう、父親や家族等への情報提供を行う。 ●体重増加不良等への専門的支援、子育て世代包括支援センター等をはじめとする困った時に相談できる場所の紹介や仲間づくり、産後ケア事業等の母子保健事業等を活用し、きめ細かな支援を行うことも考えられる。	
	●出産後はできるだけ早く、母子がふれあって母乳を飲めるように支援する。 ●子どもが欲しがるサインや、授乳時の抱き方、乳房の含ませ方等について伝え、適切に授乳できるよう支援する。 ●母乳が足りているか等の不安がある場合は、子どもの体重や授乳状況等を把握するとともに、母親の不安を受け止めながら、自信をもって母乳を与えることができるよう支援する。	●授乳を通して、母子・親子のスキンシップが図られるよう、しっかり抱いて、優しく声かけを行う等暖かいふれあいを重視した支援を行う。 ●子どもの欲しがるサインや、授乳時の抱き方、哺乳瓶の乳首の含ませ方等について伝え、適切に授乳できるよう支援する。 ●育児用ミルクの使用方法や飲み残しの取扱等について、安全に使用できるよう支援する。
授乳の進行	●母親等と子どもの状態を把握しながらあせらず授乳のリズムを確立できるよう支援する。 ●授乳のリズムの確立以降も、母親等がこれまで実践してきた授乳・育児が継続できるように支援する。	
	●母乳育児を継続するために、母乳不足感や体重増加不良などへの専門的支援、困った時に相談できる母子保健事業の紹介や仲間づくり等、社会全体で支援できるようにする。	●授乳量は、子どもによって授乳量は異なるので、回数よりも1日に飲む量を中心に考えるようにする。そのため、育児用ミルクの授乳では、1日の目安量に達しなくても子どもが元気で、体重が増えているならば心配はない。 ●授乳量や体重増加不良などへの専門的支援、困った時に相談できる母子保健事業の紹介や仲間づくり等、社会全体で支援できるようにする。
離乳への移行	●いつまで乳汁を継続することが適切かに関しては、母親等の考えを尊重して支援を進める。 ●母親等が子どもの状態や自らの状態から、授乳を継続するのか、終了するのかを判断できるように情報提供を心がける。	

▌1 ── 母乳栄養

　母乳は最も自然な栄養法であり、人間の乳児には最適であることはいうまでもない。それゆえ、母親がバランスのよい食事をとっていれば母乳だけで生後5～6か月頃までの乳児は健康に発育ができる。

(1)　母乳栄養の歴史

　1945（昭和20）年頃まで母乳栄養は主流であったが、戦中戦後の食料不足などで十分な母乳が出ず、栄養失調の乳児が増えた時代があった。その後、高度経済成長に伴って調製粉乳の研究開発が進み、品質の向上、価格の手ごろさ、女性の社会進出が進んだことなどから需要が増え、1960（同35）年に約70％だった母乳栄養は1970（同45）年には約30％にまで減少した。当時、日本だけでなく世界的な傾向であった。そこで、1974年に世界保健機関（WHO）の総会で「乳児栄養と母乳保育」の決議がなされ、日本でも母乳推進運動が進められた。その後1989年にWHOとユニセフ（国連児童基金）が「母乳育児を成功させるための10か条」を共同声明として発表し、世界中に母乳推進を呼びかけた。それ以降わが国でも母乳が見直されるようになり、徐々に混合栄養を含む母乳栄養が増える傾向にある（図4－1）。

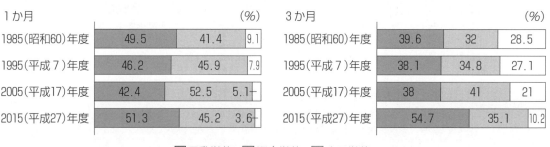

図4－1　授乳期の栄養方法（1か月、3か月）の推移

資料：「平成27年度乳幼児栄養調査結果」より作成

(2)　母乳の分泌の仕組み

　母乳の生成・分泌は、ホルモンが介在する条件反射である。この反射を泌乳反射または射乳反射という（図4－2）。

　妊娠すると、卵巣からエストロゲン（妊娠の維持・乳腺の発育を促す）、プロゲステロン（妊娠の維持・乳管の発育を促す）が分泌され、妊娠の維持と泌乳のための準備がなされる。さらに胎盤が完成すると、そこからもエス

トロゲン、プロゲステロンの分泌がはじまる。このとき
脳下垂体前葉からプロラクチン（乳汁の産生を促す）も
分泌されているが、前述のエストロゲン、プロゲステロ
ンはプロラクチンの分泌を抑制する働きももっているた
め、乳汁は産生されない。分娩後、胎盤が排出されると、
エストロゲン、プロゲステロンの分泌量も減少するため、
これらに抑制されていたプロラクチンの分泌がはじまり、
乳汁が産生されるようになる。乳汁は血液が乳房内の上
皮細胞に取り込まれてつくられている。そして脳下垂体
後葉からオキシトシン（乳汁を乳腺細胞より放出するこ
とを促す）が分泌されると、乳汁が放出されるようにな
る。オキシトシンは心理的・精神的な影響や乳児の吸啜
による乳頭への刺激によって分泌が高まる。

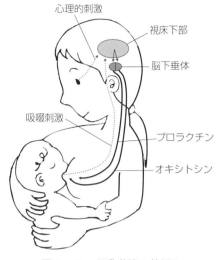

図 4 - 2　母乳分泌の仕組み

　これらのホルモンは、すべて身体を調整するホルモンの分泌にかかわる脳
の視床下部への神経伝達によって分泌されている。

（3）　母乳の分泌量

　分娩後最初の数日間に分泌される乳汁を初乳という。初乳の分泌量は少量
で、色は黄色みがかっており、たんぱく質を多く含むため粘稠性がある。
乳汁産生を完全に確立するためには乳頭への吸啜刺激が必要で、ある程度の
授乳時間が必要であるため、根気よく吸わせることが大切である。生後24時
間以内の早期頻回授乳や生後 1 週間に 1 日 8 ～10回の頻回授乳を行うことで
おおむね母乳栄養が確立するという報告もある。

　母乳の分泌量は、分娩24時間までは 5 ～20 ml、48時間で50～70 ml、72時
間で140～250 mlと 3 ～ 4 日後には母乳の分泌量が急増する（乳汁来潮）。そ
の後、さらに分泌量が徐々に多くなり、分娩10日から 2 週間ほど経つと分泌
量は 1 日約500 mlになり、色は淡黄色あるいは青白色となる。この乳汁を成
熟乳という。また、初乳から成熟乳に移行する間の乳汁を移行乳という。

　 1 日の分泌量は個人差もあるが、産後 1 か月もすると650 ml、 2 か月で
800 ml、 3 ～ 5 か月で900～1,000 mlとなり、その後は次第に減少していく。
「日本人の食事摂取基準（2020年版）」では、 1 日の母乳泌乳量を約780 ml
としている。

　母乳の分泌量には、身体の健康状態だけではなく精神状態も強く影響を与
えるので、授乳期間中は特に精神的にもゆったりと休養をとり、規則正しい

生活と適度な運動、十分な睡眠が重要である。食事面にも注意を払うことが重要なのはいうまでもない。脂肪や糖分の多量摂取は乳腺炎の原因となるので注意する。バランスのよい十分な栄養と水分をしっかりとることが大切である。

(4) 母乳の成分

　母乳は消化・吸収がよく、また代謝の負担が少なく、乳児に最適な成分となっている。成分は、初乳から移行乳、成熟乳へと日を追うごとに変化する（図4-3）。

　初乳は成熟乳に比べると、たんぱく質、ミネラルが多く、乳糖、脂質が少ない。

たんぱく質：母乳のたんぱく質の成分は、乳清たんぱく質とカゼインに大別され、その割合は乳清たんぱく質が60％、カゼインが40％である。

　乳清たんぱく質は、抵抗力の弱い乳児に有用な感染防御因子を含み、カゼインは、胃酸やたんぱく質分解酵素で分解されにくい成分である。

　アミノ酸組成も乳児には理想的で、発育・発達に必要なシスチン、アルギニン、タウリンを多く含んでいる。

脂質：脂質の含有量は牛乳とほぼ同じであるが、その成分は牛乳が飽和脂肪酸を多く含むのに対し、母乳は必須脂肪酸の多価不飽和脂肪酸、特に細胞をつくるために必要なリノール酸などを多く含んでいる。そのため、消化・吸収もよい。

炭水化物：母乳の炭水化物の95％は乳糖である。乳糖はエネルギー源だけではなく、カルシウムの吸収を促進する。乳糖以外にもビフィズス菌を増やすオリゴ糖も含んでいる。

ミネラル：母乳にはカルシウム、カリウム、マグネシウム、リンなどのミネラルが含まれている。カルシウムとリンが2：1の割合で含まれており、これはカルシウムの吸収に最適な割合である。また、血液中のヘモグロビン合成や発育に必要な鉄、銅、たんぱく質の分解・合成を促す亜鉛などは牛乳よりも含有量が多く、吸収もよい。

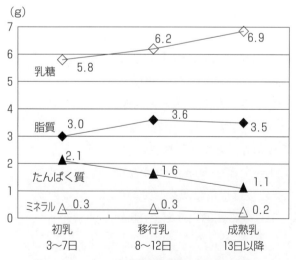

図4-3　日本人母乳の組成変化（100ml中）
出典：中澤勇二ら放送大学教本『ミルク機能論』2004年

（5） 授乳方法

①授乳間隔と回数

　出生後数週間の新生児期は、母乳の分泌量も少なく乳児の生活リズムも安定していないため、授乳間隔にこだわらず乳児の要求に応じて授乳を行う。このような欲しがるときに欲しがるだけ授乳することを自律授乳という[※2]。１か月後には母乳の分泌量も増し、乳児も環境に慣れ生活リズムも安定してくるので、３時間間隔で１日６～８回程度となる。その後、２か月では昼間は３～４時間間隔、夜間は６～７時間間隔で１日５～６回、それ以降、次第に夜中の授乳がなくなる。母乳量が安定し、乳児が母乳を十分に飲むことができれば、自然に授乳間隔は規則的になる。

※２　規則授乳
間隔と回数を決めて授乳をすることをいう。

②授乳方法

　母子ともに落ち着いた環境のなかで、楽な姿勢で乳児をしっかり抱き、乳頭を清潔な布で拭き、乳児の口にしっかりと乳首を含ませる。１回の授乳が片方の乳房だけで足りる場合には次回の授乳は反対の乳房で与える。足りない場合は、片方を飲みきったあと反対の乳房を与え、次回の授乳はそちらの乳房から与える、というように左右交代で与える。

　いずれの方法にしろ、母乳分泌を衰えさせないためにも乳腺炎予防のためにも、飲み残しは搾乳して乳腺細胞を空にしておく。１回の授乳時間はだいたい15分前後を目安にする。乳児は胃の噴門[※3]の括約筋の働きが未熟なため、飲み込んだ空気と一緒に乳をもどすことがあるので、授乳後は排気（げっぷ）をさせ、吐乳を防ぐ。

※３　胃の噴門
第２章の図２－８（39頁）を参照。

（6） 母乳栄養の利点

①栄養効率がよく、代謝負担が少ない

　母乳の成分は、乳児にとって消化・吸収がよく、ほぼ完全に利用されるので、代謝のための負担が少ない。

②感染防御因子を含む

　母乳にはさまざまな免疫物質が含まれており、それらは乳児の疾病罹患率、死亡率を低下させている。特に初乳には多く含まれるので、必ず乳児に与えるようにしたい。

免疫グロブリンA（IgA）：初乳に含まれており、腸管から吸収されずに腸管の表面を覆ってウイルスの侵入を防いでいる。

ラクトフェリン：抗菌、抗ウイルス作用を有し、鉄吸収を促進する。初乳に多い。

リゾチーム：細菌の細胞壁を溶かす作用をもつ。

オリゴ糖・ムコ多糖：ビフィズス菌の増殖を促進し、腸内を酸性にし、病原菌の繁殖を抑える。

③抗原性をもたない

　母乳のたんぱく質は同種たんぱく質なので、アレルギーを起こしにくい。

④小児期の肥満、2型糖尿病の発症リスクを低下

　小児期の肥満は成人の肥満や2型糖尿病につながるリスクが高くなるが、母乳で育った子どもは、粉ミルクだけで育った子どもよりも肥満になるリスクが低いことが明らかになってきている。

⑤乳幼児突然死症候群（SIDS）の発症リスクを低下

　乳幼児突然死症候群は、日本での発症頻度は出生6,000〜7,000人に1人といわれ、生後2か月から6か月に多くみられる。母乳で育てられている乳児のほうが発生率が低い。うつぶせ寝にしない、たばこのない環境で育てることも発症リスクを下げる。

⑥あごの発達を促す

　母乳栄養児は乳汁を飲む際、あごと舌を利用して母乳を押し出す。人工栄養では乳首から簡単に乳汁を飲むことができるため、母乳栄養のほうがあごが発達しやすい。あごの発達は歯並びや咀しゃく力にも影響を与える。

⑦母子相互作用を高める

　母と子の間で視覚・臭覚・聴覚・触覚などの感覚を通して、ともに満足感、安心感、信頼感を得て、母子関係の確立を容易にする。

⑧産後の母体の回復を早める

　母乳分泌にかかわるオキシトシンは子宮を収縮させるため、産後の母体の回復を早めている。

(7)　母乳栄養の問題点

①新生児黄疸

　生後3〜4日の新生児にみられる黄疸を新生児黄疸という。これは10日ほどで消える。ヘモグロビンの分解物であるビリルビン（胆汁色素）を体外に排出する仕組みが十分にできあがっていないため黄疸がでるのだが、母乳の成分がビリルビンの排泄を阻害し、黄疸を悪化させることがある。

②ビタミンK依存性凝血因子の欠乏による出血症（ビタミンK欠乏性出血症）

　生後1か月前後の乳児にみられる。母乳には血液凝固に必要なビタミンKが少なく、また、新生児はビタミンKを合成するはたらきのある腸内細菌も少ないため、まれにビタミンK欠乏による頭蓋内出血をおこすことがある。対策として、出生時、生後1週目、生後1か月時にビタミンK_2シロップを

投与している。

③ビタミンD不足

近年母乳のみで育てられた乳児にビタミンD不足による、くる病[※4]の発症が増えている。原因として日光浴不足、あるいは過度の日焼け止め薬の使用により皮膚でのビタミンD合成が阻害されることや離乳食開始後の食物アレルギー発症により特定の食品（特に卵）の完全排除などがあげられる。乳汁期に母乳でビタミンDが不足しても離乳食でその不足分を補うことができれば症状は改善し、歩行できるようになる頃には完治していることが多い。

④鉄不足

母乳に含まれる鉄は、量は少ないが吸収がよく効率もよい。しかし、生後半年ほどの乳児は、母体由来の鉄がほぼなくなるうえに、母乳中の鉄だけでは足りなくなる。その結果、鉄欠乏を生じやすくなる。

⑤ウイルス感染

成人T細胞白血病ウイルス（HTLV-1）[※5]、ヒト免疫不全ウイルス（HIV）[※6]、サイトメガロウイルス（CMV）などいくつかのウイルスは母乳を介して乳児に感染する。

現在、国内におけるほとんどの妊婦検診で成人T細胞白血病ウイルス、ヒト免疫不全ウイルスともにスクリーニング検査が行われている。キャリアの母親は授乳を中止すべきである。

⑥薬剤

母親が服用した薬剤はわずかではあるが母乳に移行する。一般的な薬剤の多くは母乳に移行しても乳児に影響はないといわれるが、一部の薬物を服用した場合については母乳を中止しなければならない。授乳中の薬剤服用については医師の指示に従うことが望ましい。

⑦嗜好品（喫煙、飲酒など）

喫煙による母親のニコチン摂取は母乳に影響を与える。1日4本の喫煙で母乳量が減少し、20本以上喫煙すると母乳へ移行したニコチンにより乳児の不眠や嘔吐、下痢を引き起こす可能性が高くなる。また、母親の喫煙は低出生体重児や乳幼児突然死症候群（SIDS）につながりやすいと指摘されている。副流煙による受動喫煙も乳児の目、鼻、のど、気管などに悪影響を与える。

飲酒によるアルコール摂取は短時間で母乳に移行する。そのため、母親は授乳期におけるアルコール摂取をしない。

コーヒーや紅茶、緑茶などに含まれるカフェイン[※7]も母乳中に微量ながら移行する。大量でなければ影響はないが、授乳中はカフェインレスを飲むことが望ましい。

※4　くる病
ビタミンD不足により、カルシウムやリンの吸収が悪くなり骨が弱くなる。乳児の場合、歩行開始が遅れたり、血液中のカルシウム濃度が低下してけいれんを起こすこともある。

※5　成人T細胞白血病ウイルス
成人T細胞白血病ウイルスは輸血、性交、母乳により感染する。発症は感染直後ではなく早くても30歳代、多くは50歳前後である。キャリア（ウイルスの保菌者）でも発症頻度は5〜10%と低いが、発症すると2年以上の生存者はほとんどいない。

※6　ヒト免疫不全ウイルス
ヒト免疫不全ウイルスは、輸血・血液製剤、性交、出産、母乳により感染する。感染すると数年から10年ほどの無症候期を経たのち徐々に免疫不全状態となり特定の疾患を発症する状態（AIDS：後天性免疫不全症候群）になる。

※7　カフェイン
カフェインは、中枢神経系を興奮させて眠気をはらい、集中力を高める効果がある。乳児がカフェインをとると、興奮して落ち着きがなくなったり、不眠になったりするなどの影響がでる可能性がある。

※8　ダイオキシン
第2章の26頁を参照。

※9　PCB
PCBはPoly Chlorinated Biphenyl（ポリ塩化ビフェニル）の略称で、その優れた絶縁性能から、主に電気機器の絶縁油として使用されてきた。しかし、人の健康および生活環境に被害を与える物質であることから生産・輸入が禁止されている。

⑧環境汚染

　環境汚染物質であるダイオキシン※8・水銀・PCB※9などは母親の摂取した食物により体内に蓄積され、母乳を介して乳児へ移行する。特に魚介類の脂肪に多く含まれるため、脂肪の多い部分や、特定の魚介類に偏った食事は避けたほうがよい。

(8)　哺乳障害と哺乳禁忌

①哺乳障害

　母親あるいは乳児に何らかの障がいがあり、哺乳に困難をきたすことを哺乳障害という。

　母体側の原因としては、陥没乳頭、扁平乳頭、裂状乳頭などの乳頭異常や乳腺炎などがあげられる。陥没乳頭、扁平乳頭の場合は、妊娠中から乳首マッサージなどの手入れを続けることで解消される。乳腺炎は、脂肪分の多い食事摂取を続けていたり、水分摂取が少ない場合におこりやすく、乳腺に乳汁が詰まり炎症をおこすというものである。

　乳児側の原因としては、低出生体重児や脳神経の異常などにより吸啜機能が未熟な場合や、口唇裂、口蓋裂（口腔と鼻腔がつながり、口のなかを十分に陰圧することができずに吸う力が弱くなる）、高口蓋（口蓋が高く舌を上口蓋に押しつけにくい）などがあげられる。この場合、哺乳床、口唇口蓋裂児用哺乳用品の利用で哺乳改善できる。

②授乳の禁忌

　母親にウイルス性疾患（梅毒、成人T細胞白血病ウイルス、ヒト免疫不全ウイルスなど）などの乳児への伝染の恐れがある疾病、また、乳房の化膿性疾患などのある場合や、授乳が母体の健康を損なう可能性のある疾病、たとえば心不全、腎不全、糖尿病などがある場合は、医師の判断のもとに授乳を禁止しなければならないこともある。

(9)　母乳不足

　母乳ではどれだけ乳児が飲んだかがわかりにくく、不安を感じることもある。次のような症状がいくつか重複してみられるようであれば、母乳不足を疑う必要がある。ただし、個人差もあるので、1日ごとではなく1週間、生後3か月以降であれば1か月程度の変化をみるようにする。

　・授乳間隔が短い。

　・授乳時間が長い（いつまでも乳首を吸っている）。

　・母乳の後に育児用ミルクを与えるとよく飲む。

・眠りが浅く、不機嫌である。

・便秘傾向、尿量が少ない。

・体重の増加が悪い。

・授乳時間になっても母親の乳腺が張ってこない。

(10) 冷凍母乳

　今日では仕事をもつ母親が多く、母乳を冷凍保存する母親とそれを受け入れる保育所が増えている。専用の滅菌された母乳保存パックを使用し、冷凍庫で急速冷凍、−20℃で保存する。冷凍をしてもその成分や免疫物質に影響はない。解凍は、電子レンジや熱湯使用では免疫物質を破壊するなど母乳の成分を変化させてしまう可能性があるため、冷蔵庫内自然解凍、流水解凍、ぬるま湯（30〜40℃、20分以内）解凍で行う。常温解凍は細菌を増やす恐れがあるため避ける。解凍した母乳は、消毒した哺乳ビンに移して40℃前後の湯煎で温め、手早く衛生的に授乳する。解凍母乳の再冷凍は行わず、飲み残しは廃棄する。家庭用冷凍庫は温度管理が十分とはいえないことと、長期間の保存は時間の経過とともに成分が変化することもあるため、早め[10]に使うようにする。

※10
冷凍母乳の保存期間は各施設によって異なるので、それに従う。

(11) 便性

　出生後、24時間以内に最初の便がでる。これを胎便という。子宮内で飲み込んだ羊水や腸の上皮細胞、胆汁色素などを含み、暗緑黒色で無臭、粘着性がある。

　母乳栄養児の便は黄色から山吹色で、水溶性から軟便である。母親の食事にも影響されやすい。1日の回数は生後1か月頃までは7〜10回と多い。その後は次第に減少し、4か月頃には1〜2回となる。

　人工栄養児の便は淡黄色で、軟便から普通便ないし硬便である。回数は個人差もあるが母乳栄養児より少ない。

　排便の状態や回数には個人差があるので、いつも観察しておくことが大切である。

　栄養方法による便性の違いは腸内細菌叢^{そう}の違いが一因と考えられる。母乳栄養児ではビフィズス菌が圧倒的に多いが、人工栄養児では大腸菌も多い。しかし、最近の調製粉乳のなかには母乳栄養児に近い便がでるようにビフィズス菌増殖のためのオリゴ糖を配合するなどの工夫がされているものもある。

▋2 —— 人工栄養

　母乳以外の人工乳つまり育児用ミルクにより乳児を哺育することを人工栄養という。育児用ミルクには、乳児用調製粉乳などの調製粉乳以外に、特殊用途粉乳、治療用特殊ミルク、乳児用調製液状乳がある。

　乳児用調製粉乳、乳児用調製液状乳は、「乳及び乳製品の成分規格等に関する省令」によって「生乳、牛乳、特別牛乳若しくは生水牛乳又はこれらを原料として製造した食品を加工し、又は主要原料とし、これに乳幼児に必要な栄養素を加え、粉末状」あるいは「液状にしたもの」と定義されている。

　母乳育児を望んでいても、医学的な理由等により子どもの必要栄養量をまかなうのに十分な母乳が出ずに育児用ミルクを利用する場合もある。栄養方法のいかんにかかわらず、授乳を通した健やかな親子関係づくりが進むように支援を行う。

(1)　人工栄養の歴史

　わが国では1915（大正4）年頃から乳児の栄養代謝の研究がはじまり、1917（同6）年、日本初の育児用粉乳が発売された。しかし、当時はまだ人工栄養が理解されず価格も高価であったために普及するには至らなかった。1941（昭和16）年育児用粉乳の調製粉乳として必要な栄養素量が規定されたが、1950（同25）年頃までのそれは母乳とは程遠いものであり、また、質・量ともに不十分であったため、母乳栄養以外を与える場合には牛乳を希釈して与えていた。その後1955（同30）年頃より母乳成分の研究や新しい技術の導入で調製粉乳の改良普及が高まり、さらに母乳に近いものになった。当初は調乳の際、砂糖を添加していたが、1975（同50）年以降はそれが不要となった。また、調乳方法も月齢に応じて濃度を変えていたが、1966（同41）年からは月齢にかかわらず一定の濃度で調乳する単一調乳になった。1983（同58）年には調製粉乳への銅と亜鉛の添加が認められ、その後もDHAやラクトフェリンなど乳児に必要な成分が次々と添加されるようになり、少しでも母乳の成分に近づくように研究開発が進められている。最近ではビオチンの添加が認められ、一部の調製粉乳には使用されている。また粉末だけではなく、粉末を固形化したキューブタイプの製品や、2019（平成31）年3月には、調乳の必要がなく、そのまま乳児に与えることのできる液体ミルクが発売されている。

(2) 調製粉乳の成分

調製粉乳には、①乳児用調製粉乳、②フォローアップミルク、③低出生体重児用粉乳、④ペプチドミルクがある。

①乳児用調製粉乳

乳児用調製粉乳は母乳の代替品であるため、母乳の成分組成に近づくように調製されている（表4－2）。メーカーにより強調点が異なるものの成分に大きな違いはなく、それら調乳液の組成は100 mlあたりエネルギー約67 kcal、たんぱく質約1.5 g、脂質約3.6 gとなっている（表4－3）。

たんぱく質：母乳中に存在しない牛乳のたんぱく質 β-ラクトグロブリンを酵素分解し、アレルゲン性の低減処理を施している。牛乳のたんぱく質の成分割合は乳清たんぱく質20％、カゼイン80％とカゼインが多く消化吸収が悪いため、母乳と同じ割合に改善し、アミノ酸組成も母乳に近づけている。さらに牛乳に少ないシスチン、タウリンを添加している。

脂質：植物油により多価不飽和脂肪酸（リノール酸、α-リノレン酸）を強化し必須脂肪酸バランスを母乳に近づけている。魚油の添加により脳や網膜の発達に有効なドコサヘキサエン酸（DHA）も強化している。

糖質：乳糖を母乳と同じ全体の7％程度に増量、調製し、ビフィズス菌を増殖するためオリゴ糖を強化している。

ミネラル：吸収効率を上げるため、ミネラルバランス（Ca：P、K：Na）の調整を行っている。鉄欠乏性貧血の予防のために鉄の強化、貧血・発育遅延の予防のために銅の強化、成長阻害・免疫機能低下・皮膚炎の予防のために亜鉛を強化している。銅、亜鉛は、食品では母乳代替食品（調製粉乳）にのみ添加が許可されている。

ビタミン：血液凝固に必要なビタミンK、カルシウム吸収促進に必要なビタミンDを強化している。

②フォローアップミルク（高月齢期・生後9か月～5歳児くらいまで使用できる）

離乳食が栄養の中心となる9か月以降に用いられる栄養補給ミルクである。そのため、乳児用調製粉乳よりも牛乳の成分に近く、また離乳期以降の不足しがちな鉄分やビタミンなどが強化されている。

このミルクは離乳食で十分な栄養を摂取していれば必ずしも用いなくてもよく、また1歳を過ぎていれば、母乳あるいは乳児用調製粉乳から牛乳に切り替えてもかまわない。

表4－2　母乳・人工乳・牛乳の成分比較

(100ml中)

| | 母乳[*1] | 人工乳[*2] | | | 牛乳[*1] |
		乳児用調製粉乳	調製液状乳	フォローアップミルク	
エネルギー（kcal）	66	67	68	66	67
たんぱく質（g）	1.1	1.5	1.5	2.0	3.4
脂質（g）	3.6	3.6	3.6	2.8	3.9
炭水化物（g）	7.3	7.4	7.4	8.3	5.0
カルシウム（mg）	28	48	46	102	114
鉄（mg）	0.04	0.8	0.7	1.3	0.02
ビタミンD（μg）	0.3	1.1	1.1	0.7	0.3
ビタミンK（μg）	1	3	4	3	2

＊1　「日本食品標準成分表2015年版（七訂）」母乳100 ml（101.7g）、牛乳100 ml（103.2g）
＊2　各メーカーのほぼ平均（2020年7月現在）

表4－3　市販各社調製粉乳の比較（調製乳100ml中）

(2020年7月現在)

メーカー（製品名）	アイクレオ（バランスミルク）	和光堂（はいはい）	明治乳業（ほほえみ）	雪印ビーンスターク（すこやかM1）	森永乳業（はぐくみ）	雪印メグミルク（ぴゅあ）
エネルギー（kcal）	68	67	66	67	67	67
たんぱく質（g）	1.5	1.5	1.4	1.4	1.4	1.5
脂質（g）	3.6	3.6	3.4	3.6	3.5	3.6
炭水化物（g）	7.3	7.3	7.5	7.3	7.5	7.2
食塩相当量（g）	0.04	0.05	0.05	0.05	0.05	0.05
カルシウム（mg）	46	49	49	46	49	46
鉄（mg）	0.9	0.8	0.8	0.8	0.8	0.8
その他	ヌクレオチド ガラクトオリゴ糖 α－リノレン酸	DHA アラキドン酸 ガラクトオリゴ糖	DHA アラキドン酸	オステオポンチン シアル酸 母乳オリゴ糖 DHA リボ核酸 ヌクレオチド スフィンゴミエリン	ラクトフェリン 3種オリゴ糖 ルテイン DHA アラキドン酸	DHA オリゴ糖 シアル酸 ヌクレオチド コリン β－カロテン リン脂質

③低出生体重児用粉乳

　出生時体重が2,500g未満の乳児を低出生体重児という。低出生体重児にとっても母乳栄養が最も望ましいが、やむを得ない場合は、出生体重や治療の状態に応じて一般の乳児用調製粉乳か低出生体重児用粉乳が用いられる。乳児用調製粉乳に比べて、高たんぱく質、低脂肪、高ビタミンの調製がされている。

④ペプチドミルク

　アレルギーの原因（アレルゲン）となりやすい乳清たんぱく質を低減し、さらに酵素分解して消化されやすいペプチドにしたものを主成分にした調製粉乳である。アレルゲン性が低減されているが、アレルギー疾患用ではない。アレルギーを心配する場合は利用するとよい。

(3)　特殊用途粉乳の成分

　特殊用途粉乳とは、牛乳が原料となっている調製粉乳のままでは何らかの障害がおこる乳児のための粉乳で、大豆乳、カゼイン加水分解乳、アミノ酸混合乳、無乳糖乳などがある。

①大豆乳：牛乳アレルギー児用、乳糖不耐症児用

　大豆たんぱく質を原料にしている。大豆に不足するヨード、メチオニンを添加し、ビタミン、ミネラルを強化している。乳糖を含まない。

②カゼイン加水分解乳：牛乳・大豆アレルギー児用

　アレルゲンとなる乳清たんぱく質を除去し、さらにカゼインをポリペプチドとアミノ酸にまで分解することでアレルゲン性を低減している。商品によっては乳糖を含まず乳糖不耐症児にも使用できる。

③アミノ酸混合乳：重篤牛乳アレルギー児用

　母乳のアミノ酸組成に基づいて20種類のアミノ酸をバランスよく混合し、ビタミン、ミネラルを添加したものである。

④無乳糖乳：乳糖不耐症児用

　乳糖分解酵素の欠損または弱い場合、乳糖を摂取すると下痢を起こすため、乳児用調製粉乳から乳糖を除去してブドウ糖に置き換えたものである。

(4)　治療用特殊ミルク

先天性代謝異常症用ミルク：フェニルケトン尿症、メープルシロップ尿症、ホモシスチン尿症、ガラクトース血症などの先天性代謝異常症児の治療用特殊ミルクで、医薬品として扱われている。

(5) 乳児用調製液状乳

誕生から1歳頃まで使用できる母乳代替食品（育児用ミルク）である。乳児用液体ミルクあるいは液体ミルクといわれる。

調乳の手間がなく、常温で授乳できるため、地震などの非常時、外出などで調乳が困難なとき、また男性の積極的育児参加の際にも便利である。現在、国内メーカー3社から発売されているが、成分に大きな違いはない（表4－4）。また調製粉乳と比べても大きな違いはない。

〈使用方法〉

・手を清潔にする。

・消毒した哺乳瓶、乳首、キャップを準備する。

（専用アダプターがある場合は乳首、キャップを準備する。）

・開封前に容器に破損、膨張がないことを確認する[11]。

①よく振る。

②開栓し、清潔な哺乳瓶に移し変え、乳首をセットする。

（専用アダプターを使用する場合はその指示に従う。）

〈保存〉

・常温保存（高温、凍結は避ける。）

※11 乳児用調製液状乳の使用上の注意
・開封した際、色や臭い、味に異常がある場合は使用しない。
・缶の場合、口を切る恐れがあるので缶のまま与えない。
・温める場合、容器のまま湯煎や直火、電子レンジにかけない。電子レンジは、加熱が不均衡で一部に熱い部分ができ、乳児の口に火傷を負わす可能性があるため使用しない。
・開封後はすぐに使用し、飲み残しは必ず廃棄する。

表4－4　市販各社調製液状乳の成分等比較（100ml中）
（2020年7月現在）

メーカー（製品名）	アイクレオ（赤ちゃんミルク）	明治（らくらくミルク）	雪印ビーンスターク（すこやかM1）
エネルギー（kcal）	68	66	67
たんぱく質（g）	1.4	1.4	1.4
脂質（g）	3.8	3.4	3.6
炭水化物（g）	7.1	7.5	7.3
食塩相当量（g）	0.04	0.05	0.07
カルシウム（mg）	41	49	46
鉄（mg）	0.4	0.8	0.8
ビタミンD（μg）	1.3	0.9	1.2
ビタミンK（μg）	4	3	3
その他	ガラクトオリゴ糖	DHA アラキドン酸	オステオポンチン シアル酸 母乳オリゴ糖
形態	紙パック	缶	缶
内容量（ml）	125	240	200
賞味期限	6か月	240日	1年

(6) 調乳

調製粉乳を処方にしたがって調合調整する操作を調乳という。調乳は粉乳の量などを正確に量り、器具を清潔に扱う衛生的配慮と適切な調乳操作が重要である。なお、2007年6月には国連食糧農業機関（FAO）と世界保健機関（WHO）より「乳児用調製粉乳の安全な調乳、保存及び取り扱いに関するガイドライン」が作成・公表されている（表4-5）。

調乳方法には、無菌操作法と終末殺菌法がある。

無菌操作法は、一般家庭や少人数の保育所で用いられる方法で、授乳のたびに哺乳ビンを殺菌消毒、粉乳を計量、調乳する（図4-4）。殺菌消毒の方法は、薬液消毒、煮沸消毒、電子レンジ消毒などがある。

終末殺菌法は、人数の多い施設で集団授乳の場合に用いられる方法で、数回分をまとめて調乳、哺乳ビンに分注し、最後に加熱殺菌消毒する。冷蔵庫で保管し、授乳のたびに湯煎で適温に温めて授乳する。

〈調乳濃度〉

調製粉乳の使用上の特徴は、単品調乳（何も添加する必要がなく、定量のお湯に溶かすだけでよい）と単一処方（月齢に関係なく一定の調乳濃度でよい）である。どのメーカーも母乳に近い成分になるように、溶かしたとき、固形分が13〜14％に調製されている。規定以上に高濃度で乳児に与え続けると、たんぱく質の分解産物が血液中に多くなり、腎臓の機能がついていけず、脱水症状を起こしてしまう。

(7) 授乳方法

母乳栄養と同様、母子ともに落ち着いた環境のなかで、楽な姿勢で乳児をしっかり抱き、乳首部分に空気が入らないように哺乳ビンの底を高くして与える。人工栄養の場合でも母子相互作用ははたらくため、乳児の目を見てゆったりと授乳することが大切である。哺乳ビンからミルクが出すぎるとむせるし、出にくいと空気を飲み込むことがある。キャップ部分の微調節や乳児の哺乳量にあわせた乳首の穴の形・サイズ[12]の選択が必要である。

授乳回数・哺乳量は個人差もあるが目安としては、生後1か月頃までは1日7〜8回・80〜120 ml/回、生後1〜2か月で6回・140〜160 ml/回、生後2〜3か月で6回・160〜180 ml/回、生後3〜4か月で5回・200〜220 ml/回、生後4〜5か月で5回・220 ml/回くらいである。人工栄養の場合、哺乳量が目に見えるため、無理強いして飲ませようとすると生後2、3か月の乳児の場合、ミルク嫌いになってしまうことがあるので注意する。

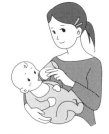

哺乳ビンの底を高くする

※12 乳首の穴の形・サイズ

○（丸穴）：メーカーによって多少の違いはあるものの、S、M、Lがあり、乳児の飲む量、かかる時間に合わせて選ぶ。

Y（スリーカット）：Yに切り込みが入っているので、乳児の吸啜の力加減でミルクの出る量が変わる（乳児のペースで飲ませることができる）。

＋（クロスカット）：＋の切り込みが入っている。果汁用。

表4-5 　「乳児用調製粉乳の安全な調乳、保存及び取り扱いに関するガイドライン」（FAO/WHO 2007年）より

-家庭内において-
1. 哺乳及び調乳器具の洗浄と滅菌を行う前には必ず手を石鹸と清浄な水で十分に洗う。
2. 粉ミルクを調乳する器具の表面を洗浄し、滅菌する。
3. 火傷に気をつけて、適量の沸騰させた湯を、<u>70℃以上</u>にまで冷却し、清潔で滅菌済みのコップあるいは哺乳ビンに注ぐ。
4. 表示された量の乳児用調製粉乳を正確に量って加える。
5. 調乳後直ちに、水道の流水の下に置くか、冷水または氷水の入った容器に静置することにより、授乳に適した温度まで短時間で冷却する。
6. 調乳後2時間以内に消費されなかった粉ミルクはすべて廃棄すること。

①調乳卓をきれいにし、手を石鹸と清浄な水で十分に洗う。

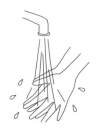

②器具を洗浄、滅菌する（滅菌消毒方法は「実習① 　調乳（無菌操作法）」（107頁）参照）

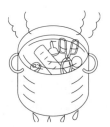

③ミルク缶のすりきりバーを使って規定量を正確に量り哺乳ビンに入れる。

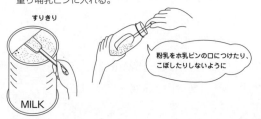

④一度沸騰した70℃以上の湯を規定量の1/2～2/3まで入れて、静かに振って粉乳を溶かす。

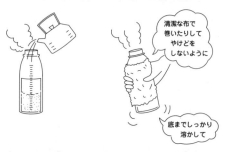

⑤出来上がり量まで湯を加え乳首をつけて再度静かに振って完全に溶かす。

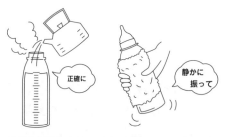

⑥水道の流水の下か、冷水または氷水中で37～40℃まで冷まして与える。冷却のための水が乳首にかからないようにフードをするとよい。

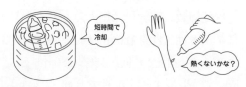

図4-4 　無菌操作法

注：上記（表4-5）のFAO/WHOのガイドラインでは、調乳手順は湯→粉乳→湯としているが、この方法では湯気により粉乳が計量スプーンにくっつき正確に量ることが難しくなるため、国内のミルクメーカーでは粉乳→湯→湯の手順を推奨している。

3 —— 混合栄養

　母乳と育児用ミルクを併用する栄養方法を混合栄養という。母乳だけでは不足する場合や就労などにより母乳を与える時間がとりにくい場合に行われる。

　混合栄養による授乳方法には、次の方法がある。

①授乳のたびにまず母乳を与えた後、育児用ミルクを飲むだけ与える。

　毎回乳頭刺激があるため、母乳の分泌量が減少せず、母乳栄養を続けるには一番望ましい。しかし、哺乳ビンによる授乳は容易に吸啜できるため、次第に母乳を嫌がって飲まなくなることが少なくない[13]。

②母乳と育児用ミルクを交互に与える。

　1回の哺乳量が確保できるまで母乳を与えるのを休み、その間は育児用ミルクを与える。この場合、乳頭刺激の機会が減るため、母乳の分泌量は次第に減少していく。

③母親が就労している場合、出勤前と帰宅後は母乳を与え、就労している時間だけ育児用ミルクを与える。

　この場合も乳頭刺激の機会は減るが、可能であれば、乳腺細胞を空にするために搾乳、冷蔵・冷凍母乳を利用して母乳栄養を続けることが望ましい。

　母乳を少しでも与えているなら、母乳育児を続けるために育児用ミルクを有効に利用するという考えに基づき、支援を行う。母乳の出方や量は異なるため、混合栄養の取り入れ方については、母親の思いを傾聴するとともに、母親の母乳分泌のリズムや子どもの授乳量等に合わせた支援を行う。

※13　乳頭混乱
本章の「Q&A」のQ2（105頁）を参照。

第3節 ● 離乳期の栄養・食生活

1 —— 離乳の定義とその必要性

(1)　離乳の定義

　授乳と離乳の開始・進行のガイドラインとなる「授乳・離乳の支援ガイド」において離乳とは「成長に伴い、母乳又は育児用ミルク等の乳汁だけでは不足してくるエネルギーや栄養素を補完するために、乳汁から幼児食に移行する過程」をいう。また、「この間に子どもの摂食機能は、乳汁を吸うことから、食物をかみつぶして飲み込むことへと発達する。摂取する食品の量や種類が徐々に増え、献立や調理の形態も変化していく。また摂食行動は次第に自立

へと向かっていく」とされている。

(2) 離乳の必要性と役割

①栄養素およびエネルギーの補充

　乳児の成長に伴い、乳汁のみでは必要な栄養素やエネルギーが不足してくる。そこで、乳汁以外の食物から栄養をとることにより、乳汁では不足する栄養素やエネルギーを補給することができる[※14]。

②消化機能の発達を促す

　生後5〜6か月頃になると、唾液などの消化液の分泌量が増加する。この時期に離乳食を与えることにより消化酵素が活性化し、消化機能の発達を促すことができる。

③摂食機能の獲得

　子どもの発育・発達段階[※15]に合わせた離乳食により、食べ物を口から取り込み（捕食）、口のなかに入れた食べ物をつぶして唾液と混ぜて食塊にして（咀しゃく）、食べ物を飲み込む（嚥下）、という一連の動作である摂食機能を獲得させることができる（図4−5）。この摂食機能が不十分であると、幼児期以降の、特に咀しゃく機能に影響を与え、かまない、丸飲みする、飲みこまずに口のなかにため込むなどの食行動につながる恐れがある。

④食習慣と生活リズムの形成

　離乳食の食感、味、におい、色、形が乳児の味覚、嗅覚、触覚、視覚などの感覚を刺激し、食べ物に対する興味も形成する。

　離乳食を決まった場所、時間、回数で与えることで子どもの空腹のリズムが形成される。その結果、食欲が促され、望ましい食習慣が培われる。さらに、家族との共食で、食べる楽しさの体験が増えたり、自分で食具を使用して食べることで精神発達も促される。望ましい食習慣は、乳幼児の健康に適切な生活リズムを形成することにつながる。

2 —— 離乳の開始

(1) 離乳開始の目安

　子どもは生後2か月頃から指しゃぶり、生後4か月頃には玩具しゃぶりなどをして、離乳の開始の準備をしている。そして、①首のすわりがしっかりして寝返りができ、②5秒以上座れる、③スプーンなどを口に入れても舌で押し出すことが少なくなる（哺乳反射の減弱）、④食べ物に興味を示すなどの子どもの発育・発達が、離乳食の開始の目安となる。生後5〜6か月頃がこの頃といわれる。

[※14]
母乳の場合は生後6か月を過ぎると母乳から摂取する鉄のみでは乳児の発育・発達に必要な量が不足するため、離乳の進行に合わせて、意識的に摂取する必要がある。加えてビタミンDの不足も指摘されている。

[※15]
発育・発達段階については、第1章の図1−1（11頁）および第2章第1節（29〜39頁）を参照。

（2） 離乳の開始

離乳の開始とは、なめらかにすりつぶした状態の食べ物をはじめて与えたときをいい、その時期は子ども一人ひとりの発育や発達状況が重視される。

なお、離乳の開始前に、果汁をスプーンや哺乳瓶で与えること※16は、母乳や育児用ミルクの摂取量が減少し、糖質以外の栄養素の摂取量の低下につながる。

（3） 離乳開始の留意点

子どもの体調がよく、機嫌がよいときにはじめる。初めて与える食品はおかゆ（米）とする。

新しい食品を与える場合は、子どもの発育、機嫌、食欲、皮膚の状態、便通などに注意をはらい、様子をみながら与えるとよい。

※16
果汁の摂取により、①乳汁の摂取量が減少すること、②乳汁の摂取量減少によりたんぱく質、脂質、ビタミン類や鉄、カルシウム、亜鉛などのミネラル類の摂取量低下が危惧されることが報告されていることから、離乳開始前に果汁を与える必要はない。

		離乳の開始　　→　　離乳の完了			
		以下に示す事項は、あくまでも目安であり、子どもの食欲や成長・発達の状況に応じて調整する。			
		離乳初期 生後5〜6か月頃	離乳中期 生後7〜8か月頃	離乳後期 生後9〜11か月頃	離乳完了期 生後12〜18か月頃
食べ方の目安		●子どもの様子を見ながら、1日1回1さじずつ始める。 ●母乳や育児用ミルクは飲みたいだけ与える。	●1日2回食で食事のリズムをつけていく。 ●いろいろな味や舌触りを楽しめるように食品の種類を増やしていく。	●食事リズムを大切に、1日3回食に進めていく。 ●共食を通じて食の楽しい体験を積み重ねる。	●1日3回の食事リズムを大切に、生活リズムを整える。 ●手づかみ食べにより、自分で食べる楽しみを増やす。
調理形態		なめらかにすりつぶした状態	舌でつぶせる固さ	歯ぐきでつぶせる固さ	歯ぐきでかめる固さ
1回当たりの目安量	I 穀類（g）	つぶしがゆから始める。すりつぶした野菜なども試してみる。慣れてきたら、つぶした豆腐・白身魚・卵黄などを試してみる。	全がゆ50〜80	全がゆ90〜軟飯80	軟飯80〜ごはん80
	II 野菜・果物（g）		20〜30	30〜40	40〜50
	III 魚（g） または肉（g） または豆腐（g） または卵（個） または乳製品（g）		10〜15 10〜15 30〜40 卵黄1〜全卵1/3 50〜70	15 15 45 全卵1/2 80	15〜20 15〜20 50〜55 全卵1/2〜2/3 100
歯の萌出の目安			乳歯が生え始める。	1歳前後で前歯が8本生えそろう。	離乳完了期の後半頃に奥歯（第一乳臼歯）が生え始める。
摂食機能の目安		口を閉じて取り込みや飲み込みが出来るようになる。 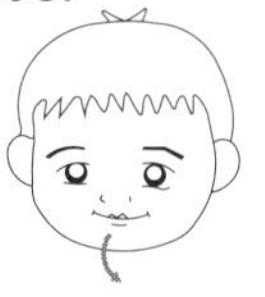	舌と上あごで潰していくことが出来るようになる。 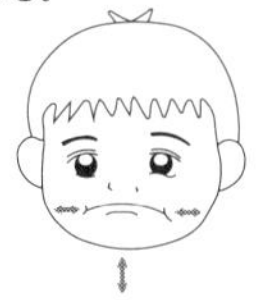	歯ぐきで潰すことが出来るようになる。 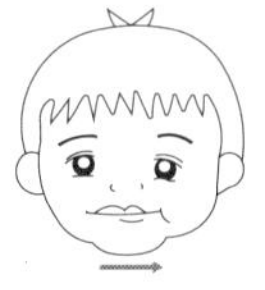	歯を使うようになる。
舌の動き		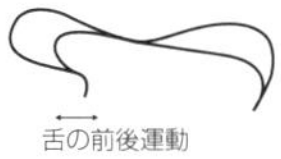 舌の前後運動 ●舌の前後運動にあごの連動運動	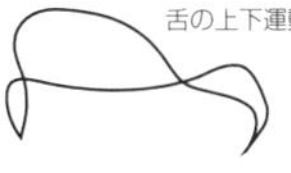 舌の上下運動 ●数回モグモグして舌で押しつぶし咀しゃくする	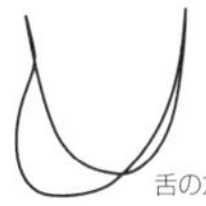 舌の左右運動 ●舌の左右運動（咀しゃく運動）	

注：衛生面に十分に配慮して食べやすく調理したものを与える

図4－5　離乳の進め方の目安

資料：厚生労働省「授乳・離乳の支援ガイド」2019年　34頁を一部改変

3 —— 離乳食の進め方

※17
図4−5（91頁）を参照。

　「授乳・離乳の支援ガイド」には、離乳食の進め方の目安が示されている[17]。子どもの食欲や発育・発達には個人差があるので、配慮しながら進める。

(1) 離乳初期（生後5〜6か月頃）

①食事のリズム

　離乳食を開始した約1か月は、落ち着いて離乳食をつくったり、与えたりできる時間に1日1回与える（図4−6）。離乳食を開始して約1か月を経過した頃には1日2回与える。この頃は、乳汁以外の食べ物に慣れることが大切である。栄養の大部分はまだ乳汁から得なくてはならないので、離乳食を与えた後に限らず授乳のリズムにあわせて授乳をする必要がある。

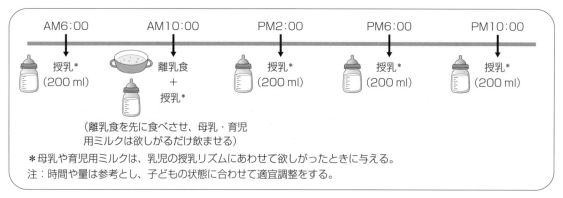

AM6:00	AM10:00	PM2:00	PM6:00	PM10:00
授乳* (200 ml)	離乳食 ＋ 授乳*	授乳* (200 ml)	授乳* (200 ml)	授乳* (200 ml)

（離乳食を先に食べさせ、母乳・育児
　用ミルクは欲しがるだけ飲ませる）
＊母乳や育児用ミルクは、乳児の授乳リズムにあわせて欲しがったときに与える。
注：時間や量は参考とし、子どもの状態に合わせて適宜調整をする。

図4−6　離乳初期（生後5〜6か月頃）の授乳と離乳食のリズム例

②食事の目安と進め方

※18　10倍がゆ
米1に対して水10の割合で炊いたおかゆのこと。米1に対して水5の割合で炊いたおかゆを5倍がゆ（一般的には全粥）という。

　新しい食品を最初に与えるときは、1種類ずつ与え、子どもの体調が普段と変わりないか様子をみる。食事の進め方として、最初は飲み込みやすいポタージュ状に裏ごしした10倍がゆ[18]などをスプーン1杯から与えはじめる。ゆっくりと量や種類を増やす。飲み込む様子をみながら、徐々にジャム状へと進める。食品は、消化のよい米がゆから芋、野菜、そして最後にたんぱく質類を与えるようにする（表4−6）。母乳の場合は鉄を多く含む食品を優先的に与える必要がある。

③食事の様子

　図4−7に示すように、背の部分が少し後ろに傾く姿勢で椅子に座らせるか、同様の姿勢で膝に抱いて与える。子どもの下唇の中心にボウル部の浅いスプーンを軽くのせ、子どもが口を開けて、上唇が下りたらスプーンをゆっ

表4-6　与えることのできる食品

目安の月齢		離乳初期 （生後5〜6か月頃）	離乳中期 （生後7〜8か月頃）	離乳後期 （生後9〜11か月頃）	離乳完了期 （生後12〜18か月頃）
炭水化物源	主食 米	つぶしがゆ	全がゆ	全がゆ　→　軟飯	軟飯　→　ご飯
	パン	── みじん切りを つぶした状態	食パンを切りミルク煮 スティック状に切る（手に持つ）	持ちやすい大きさ	ロールパン等、ほぼ大人と 同様のものが食べられる
	麺類	──	1〜2cm角のやわらか煮 →		短め／やわらかめ
ビタミン・ミネラル類	副菜 芋類	じゃがいもやさつまいもなど マッシュしたものをスープでのばす	1cm角のやわらか煮・煮る・ふかす →		煮る・ふかす・揚げる
	野菜	くせのない野菜から与える／緑黄色野菜は積極的に与える かぼちゃ・人参・かぶ・トマト・ブロッコリー・玉ねぎ・ キャベツ・ほうれん草・小松菜・大根など うらごしする・つぶす　　1cm角のやわらか煮		ほとんどの野菜 大人用に手を加え、食べやす い大きさ、やわらかさにする。	生野菜は食べにくいので、 ゆでられるものはゆでる
	果物*	りんご・バナナなど酸味の少ないものから おろす・つぶす　　　　やわらか煮 →		そのままで薄切り	そのまま1〜2cm → 2cmくらい
	海藻	──	のり・わかめ・ひじきなど（みじん切りをよく煮る → やわらか煮）		生は食べにくい場合がある
たんぱく質源	主菜 魚類	白身魚(しらす・たらなど)すりつぶし	白身魚（さけなど）ほぐす	白身魚・あじ・まぐろなど	ほぼ大人と同様のものが食 べられるが、固さは配慮す る
	豆類	豆腐すりつぶし → 納豆（ゆでこぼす）つぶし	豆腐角切り　高野豆腐 → そのままの大きさで	大豆五目煮・うずら豆等豆 （やわらか煮）	
	卵類	卵黄	卵黄1個または全卵1/3個 →	全卵1/2個	全卵1/2〜2/3個
	肉類	──	鶏・豚ひき肉　そのまま 鶏ささみ・レバー　すりつぶし	ひき肉・レバー・鶏肉・牛肉・豚肉 （繊維を断ち切る）	ほぼ大人と同様のものが食べら れるが、切り方・固さは配慮する
	乳製品	──	ミルク煮・ヨーグルト和え、チーズ煮など		牛乳はそのまま飲用
油脂			バター・マーガリン　少量	植物油、マヨネーズ　少量	使用する際は少量

注：　── は与えないことを示す。
　　　→ は乳児の様子をみながら矢印の向きに示した状態まで、移行させることを示す。
＊可能な限り、加熱することが望ましい。

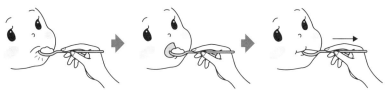

この食事の与え方は、離乳期全般で必要である。

①下唇にスプーンを軽く触れる。

②口を開けたら下唇の中心に
　スプーンのボウル部を置く。

③上唇が下りてくるのを待ち、上
　唇が閉じたらスプーンをまっす
　ぐ引き抜くように与える。

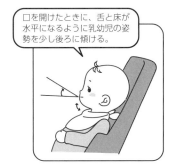

口を開けたときに、舌と床が
水平になるように乳幼児の姿
勢を少し後ろに傾ける。

図4-7　離乳初期（生後5〜6か月頃）の食事の様子と姿勢

くり引き抜くようにする。子どもが自分で食べ物を口のなかに取り込み口唇を閉じて、食べ物を舌を前から後ろに動かして「ゴックン」と飲み込む練習をする時期である。

(2) 離乳中期（生後7～8か月頃）

①食事のリズム

　1日2回の離乳食で、食事のリズムがとれるようにする（図4−8）。2回目の離乳食の時間に決まりはないが、夕方の授乳に合わせると、大人の食事に合わせることができ、離乳食をつくるのに便利である。子どもの食欲は日によっても、子どもによっても違うので、量の目安にこだわり過ぎないようにする。

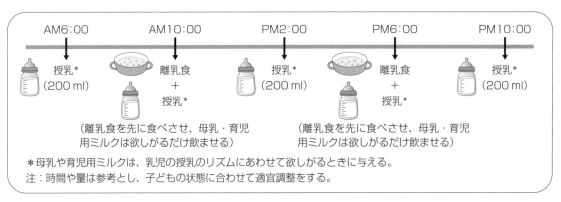

図4−8　離乳中期（生後7～8か月頃）の授乳と離乳食のリズム例

②食事の目安と進め方

　いろいろな食品のおいしさを知ってもらうために、食事量が少なくても、1回の食事には穀類・たんぱく質類・野菜や果物類を組み合わせて入れるようにする。これにより栄養バランスもとれる（表4−6）。母乳の場合は、特に鉄を多く含む食品を積極的に与える。

③食事の様子

　舌が上下に動くようになることから、豆腐程度のかたさの食べ物を舌で上あごに押しつけてつぶして食べることができる。押しつぶしながら食べるための力が必要となるため、図4−9に示すように、子どもの両足裏が床に着くような安定した姿勢がよい。唇も左右に伸びたり縮んだりしてモグモグしているようにみえるようになる。

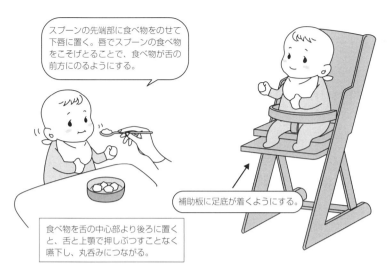

図4−9　離乳中期（生後7～8か月頃）の食事の様子と姿勢

　平らな離乳食用のスプーンを下唇にのせ、上唇が下りるのを待ち、スプーンの上の食べ物を取り込ませる。これにより、舌の前方部に食べ物が取り込まれ、上あごと舌で押しつぶすことができる。子どものペースに合わせて急がずにスプーンを口元にもっていく。口のなかに食物があるうちに次のスプーンを進めると、つぶさずに丸飲みする習慣がつく恐れがある。

（3）　離乳後期（生後9～11か月頃）

①食事のリズム

　図4−10は、大人に合わせた時間の3回食の例である。離乳食を与える時間は、午前10時、午後2時、午後6時などでもよい。

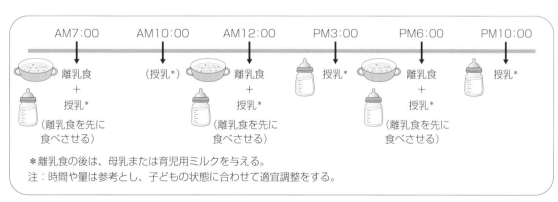

図4−10　離乳後期（生後9～11か月頃）の授乳と離乳食のリズム例

②食事の目安と進め方

　食べられる食品や調理方法も増え（表4－6）、ほぼ幼児食と同様なものが食べられるようになるが、かたさはこれまでと同様に配慮が必要である。1食に主食・主菜・副菜をそろえ、栄養バランスの整った食事にする。母乳の場合は特に鉄を多く含む食品を積極的に与える。この時期はまだ、食事のみでは1日に必要な栄養量を摂取できないため、離乳食のほかに母乳や育児用ミルクを与える。水・お茶はコップから飲めるように介助し、使いはじめるとよい。

③食事の様子

　舌が左右にも動くようになる。前歯は4～6本生えているが、奥歯はまだ生えていない[19]。しかし、舌で奥の歯茎に食べ物をもっていくことができる。歯茎でつぶせるかたさの食べ物を与える（表4－6）。口を閉じたまま歯茎で食べ物をかむようにつぶせるので、唇も左右に動いて片方に寄ったり、上下によじれるようになる。

　咀しゃく機能の獲得のための重要な練習時期である。与える食べ物が小さすぎたりやわらかすぎても、大きすぎたりかたすぎても、つぶさずに飲み込んでしまう恐れがあり、それでは咀しゃくが学習できない。咀しゃくを身につけるためにも子どもの歯の生え具合や舌の動きといった口腔機能の発達に応じた形態の食べ物を与えるようにする。介助用のスプーンはボウル部分がやや深めのものを使用し、口唇の力もつける。

　自分で食べる最初の行為である手づかみ食べがみられはじめる。手づかみで直接食べ物を触ることで、食べ物の大きさや感触などを認識する。食べ物を口まで運び、前歯でかじりとるようにさせることで、咀しゃくのための自分の一口量を学習する。食べ物を、子どもが手に持って食べることができる形態にすることは、咀しゃく機能の発達を促すだけでなく、食べ物への興味や食べる意欲を引き出すことへもつながる（表4－7）。

　また、食具を自分で持ちたがる場合は、介助用とは別のスプーンを持たせる（これは食べるために使うものではない）。

　自分で食べる行為がはじまるので、食事の姿勢は図4－11のように子どもの手が届くテーブルで、からだがやや前傾した姿勢がとれるように椅子とテーブルの位置関係を調整する。

※19
第2章の図2－6（38頁）を参照。

手づかみ食べの重要性

「手づかみ食べ」は、食べ物を目で確かめて、手指でつかんで、口まで運び口に入れるという目と手と口の協調運動であり、摂食機能の発達の上で重要な役割を担う。

- 目で、食べ物の位置や、食べ物の大きさ・形などを確かめる。
- 手でつかむことによって、食べ物の固さや温度などを確かめるとともに、どの程度の力で握れば適当であるかという感覚の体験を積み重ねる。
- 口まで運ぶ段階では、指しゃぶりやおもちゃをなめたりして、口と手を協調させてきた経験が生かされる。

摂食機能の発達過程では、手づかみ食べが上達し、目と手と口の協働ができていることによって、食器・食具が上手に使えるようになっていく。

また、この時期は、「自分でやりたい」という欲求が出てくるので、「自分で食べる」機能の発達を促す観点からも、「手づかみ食べ」が重要である。

手づかみ食べの支援ポイント

- 手づかみ食べのできる食事に
  - ご飯をおにぎりに、野菜類の切り方を大きめにするなどメニューに工夫を。
  - 前歯を使って自分なりの一口量をかみとる練習を。
  - 食べ物は子ども用のお皿に、汁物は少量入れたものを用意。
- 汚れてもいい環境を
  - エプロンをつけたり、テーブルの下に新聞紙やビニールシートを敷くなど、後片づけがしやすいように準備して。
- 食べる意欲を尊重して
  - 食事は食べさせるものではなく、子ども自身が食べるものであることを認識して、子どもの食べるペースを大切に。
  - 自発的に食べる行動を起こさせるには、食事時間に空腹を感じていることが基本。たっぷり遊んで、規則的な食事リズムを。

表 4 - 7　手づかみ食べの重要性、手づかみ食べへの支援のポイント

出典：厚生労働省「授乳・離乳の支援ガイド」2007年

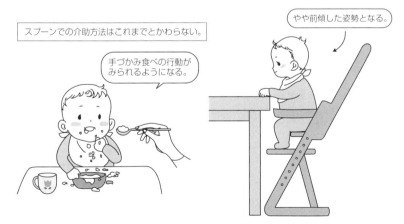

図 4 -11　離乳後期（生後 9 ～11か月頃）の食事の様子と姿勢

（4）　離乳完了期（生後12〜18か月頃）

①食事のリズム

　図4-12の例のように、1日3回の食事を大切にしながら食事と食事の間におやつ（補食）を与える。おやつを含めた食事のリズムを整えることは、生活リズムの確立につながる。また、家族等との共食により、子どもの食べる意欲や摂食機能も発達する。

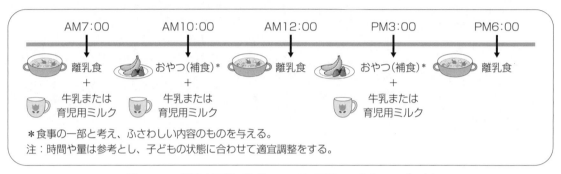

図4-12　離乳完了期（生後12〜18か月頃）の食事のリズム例

②食事の目安と進め方

　1日に必要な栄養量のほとんどを3回の食事と2回のおやつからとるようになる。食べられる食品や調理方法（表4-6）も、ほぼ大人と同様なものが食べられるようになるが、かたさや味の濃さは離乳完了期前と同様に配慮が必要である。主食・主菜・副菜の整った、栄養バランスのよい献立にする。特に、鉄の不足には留意する。

　この時期はまだ、食事のみでは1日に必要な栄養量を摂取できないため、食事と食事の間におやつが必要となる。おやつは食事の一部と考えて、食事で不足している食品を与える。牛乳などと組み合わせて与えるとよい。フォローアップミルクは、離乳食が順調に進んでいれば必要ない[20]。水分補給は水・お茶にする。

③食事の様子

　舌は前後、上下、左右に動くようになる。前歯は上下各4〜6本生え、奥歯は1歳4、5か月頃から1歳6か月頃に生えはじめる[21]。奥歯は生えそろっていないので、歯茎でかめるくらいのかたさに調理した食べ物を与える（表4-6）。

　食具を使用した食事動作の基本を身につけるために、手づかみ食べは十分に行わせる。そのために、食べ物のかたさへの配慮のほかに、手づかみした大きな食品を前歯でかじり取らせることにより、歯を使う感覚を養うように

※20
離乳が順調に進まず鉄欠乏のリスクが高い場合は医師へ相談の上、必要に応じてフォローアップミルクの活用を検討する。

※21
第2章の図2-6（38頁）を参照。

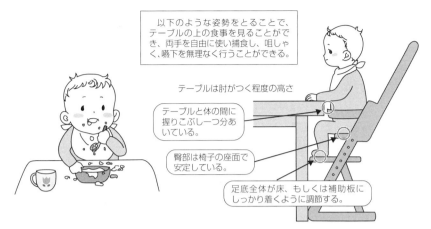

以下のような姿勢をとることで、テーブルの上の食事を見ることができ、両手を自由に使い捕食し、咀しゃく、嚥下を無理なく行うことができる。

テーブルは肘がつく程度の高さ

テーブルと体の間に握りこぶし一つ分あいている。

臀部は椅子の座面で安定している。

足底全体が床、もしくは補助板にしっかり着くように調節する。

図４－13　離乳完了期（生後12〜18か月頃）の食事の様子と姿勢

する。手づかみした食品を前歯を使い、自分の一口量をかじり取り、奥歯でよくかんで、唾液と混ぜ合わせて食塊にして飲み込む、という一連の咀しゃく機能を獲得させる。

　スプーンを持ちたがる場合は持たせるが、手づかみ食べが中心となる。また、コップが使えるようになる。哺乳瓶の使用は咀しゃく機能の発達を妨げるなどのマイナス要因になるため中止する。

　自分で食べる行為が盛んになるため、食事の姿勢は図４－13のように子どもの上体と高さの目安として、足底が床または椅子の補助板に着く姿勢で、椅子に垂直に座り、上腕をからだから少し離したときに肘の関節がテーブルにつくくらいの高さに調節するとよい。

(5)　離乳の完了

　離乳の完了とは、形のある食物をかみつぶすことができるようになり、エネルギーや栄養素の大部分が母乳または育児用ミルク以外の食物からとれるようになった状態をいう。その時期は生後12〜18か月頃である。そして、
・食事は１日３回となる。
・食事のほかに１日１〜２回の間食（おやつ）をとる。
・母乳または育児用ミルクは子ども一人ひとりの離乳の進行および完了の状況に応じて与える。
　といった状況になっていくことが離乳の完了である。なお、離乳の完了は母乳または育児用ミルクを飲んでいない状態を意味するわけではない。
　咀しゃく機能は、乳歯がすべて生えそろう３歳頃までに獲得される。

■4 —— 離乳食の留意点

(1) 食品・食品形態

　離乳の進行状況に応じて、加熱して食べやすく、消化しやすくしたものを与える。

　開始のときは、消化のよい米やじゃがいもなどのでんぷん質の多い食品からはじめる。次に、野菜や果物を与え、慣れてきたら豆腐や白身魚などのたんぱく質を多く含む食品を与える。子どもの消化機能や摂食機能に合わせて食品の種類や調理方法を増やしていく。

　生後9か月以降は、鉄が不足しやすくなるため、赤身の肉・魚、レバー（ベビーフードを利用するのもよい）、緑黄色野菜を積極的に使用する。育児用ミルクやフォローアップミルクには鉄が含まれているため、食材として利用するのもよい。

　また、自己判断でアレルギーの予防として特定の食品を与えないことは、発育・発達の著しい乳幼児の栄養摂取量が不足することになる。アレルギーの心配があるときは必ず医師と相談をする。

　食品は鮮度のよいものを用いる。加工食品は食品表示を確認し、添加物が極力含まれていないものを選ぶ。消費期限・賞味期限は確認する。

(2) 味つけ

　母乳や育児用ミルク、離乳食の食品には塩分が含まれている。母乳や育児用ミルクをよく飲み、離乳食もよく食べている場合、生理的に必要な塩分は十分とれている。そのため、どの進行状況の離乳食においても意識して味つけをする必要はない。しかし、離乳食をあまり食べない子どもに、味つけをするとよく食べる場合がある。その場合は、塩分濃度0.5％以下（WHO/FAO勧告）にする。甘味についての定めは特にないが、1〜3％が望ましい。

　味覚の形成の基礎は離乳食にあるともいえる。生活習慣病予防のためにも、離乳期から薄味への配慮が必要である。

(3) 食品衛生

※22　食中毒予防の3原則
食中毒菌を、①つけない(清潔、洗浄)、②増やさない(迅速、冷却)、②やっつける(加熱、殺菌)。

　乳児は身体の諸機能が未発達であり、免疫機能や消化酵素も不十分である。そのため、抵抗力が弱く、食中毒を発症しやすいうえ重症になりやすい。調理者自身の健康状態に注意し、食中毒予防の3原則※22を守るようにする。これは食事介助のみ行う保育者などの場合も同様に守らなくてはならない。

　離乳食は水分含量が多く、栄養価も高い。さらに、つぶしたり刻んだりす

100

るので、細菌が繁殖しやすい。手早く加熱調理し、速やかに与えるようにする。食べ残しは処分し、調理直後に清潔な状態で保存する際は、すぐに冷却する。冷蔵や冷凍をしても菌は死滅しないため、冷蔵庫や冷凍庫を過信しないようにする。

(4) 与えてはいけない食品

はちみつや黒砂糖にはボツリヌス菌の芽胞が入っており、乳児ボツリヌス症を起こす場合がある[23]。そのため、1歳未満の乳児には与えてはいけない。

また、牛乳も1歳未満児に飲用として与えてはいけない。牛乳を飲用として摂取した場合、乳児の消化や代謝能力を超えた量を摂取することにつながりかねない[24]。しかし、7～8か月頃からは、ヨーグルトと同様に離乳食の食材として利用しても問題ない。

(5) 家族の食事からの取り分け

家族の食事の材料を利用し、調理途中やできあがりの料理を子ども用に取り分けて、味つけやかたさを調節するなどの工夫で調理法や献立も多様になる。また、食事をつくる手間も省くことができる。

家族の食事から離乳食用に取り分けて調理する際、料理や栄養バランスを配慮し、季節の食材などさまざまな食材が食卓にあがる献立が望ましい。

さらに、家族全員の食事の味つけも薄味を心がけ、家族の食事から離乳食を取り分けることで、家族全員の食事が減塩となり健康増進につながる。

5 ── ベビーフード

(1) ベビーフードとは

ベビーフード[25]とは、離乳期の栄養補給を目的に市販されている加工食品の離乳食である。ベビーフードの安全性や品質を確保するため、1996（平成8）年に厚生省（現・厚生労働省）により「ベビーフード指針」がまとめられ、国内のメーカーは、この指針の基準に基づき製造したベビーフードを市販している。

(2) ベビーフードの種類

日本では500種類以上のベビーフードが市販されているが、以下の2種類に大別される。

[23]
第8章の「Q&A」のQ1（184頁）を参照。

[24]
本章の「Q&A」のQ3（105頁）を参照。

[25]
ベビーフードのラベルには「食品又は名称」「原材料名」「内容量」「賞味期限」「保存方法」「対象時期」「物性（固さ）」などが表示されている。2012（平成24）年8月より、放射線物質に対する安全性の観点から、乳児用食品が「乳児用規格適用」である旨の表示が義務づけられた。

①ウエットタイプ

　レトルト食品や瓶詰めなどの液状または半固形状のものがある。

②ドライタイプ

　水や湯を加えてもとの形状にして食べるタイプ。粉末状、顆粒状、固形状のものがある。

(3)　ベビーフードの品質

　ベビーフードは、薄味とかたさへの配慮がなされている。

①ナトリウム含有量

　乳児用のベビーフードのナトリウム含有量は100 g あたり200 mg以下（塩分約0.5％以下）、幼児用は100 g あたり300 mg以下（塩分約0.7％以下）である。

②状態

　食べるときの物性は、「均一の液状」「なめらかにすりつぶした状態」「舌でつぶせるかたさ」「歯茎でつぶせるかたさ」「歯茎でかめるかたさ」のいずれかの状態で、発育や離乳の段階に応じている。

(4)　ベビーフードの利点と問題点

　ベビーフードは常温で長期保存が可能なうえ、食品添加物や保存料は使用されていない。離乳食づくりを負担に思っている養育者も多いことから、近年、ベビーフードの利用者は増加している。ベビーフードの利点と問題点は表4−8のとおりである。

表4−8　ベビーフードの利点と問題点

利点	問題点
●単品で用いるほかに、手づくりの離乳食と併用すると食品数、調理形態も豊かになる。	●多種類の食材を使用した製品は、それぞれの味やかたさが体験しにくい。
●月齢に合わせて粘度、かたさ、そして粒の大きさなどが調整されているので、離乳食を手づくりする場合の見本となる。	●ベビーフードのみで1食を揃えた場合、栄養素などのバランスが取りにくい場合がある。
●製品の外箱等に離乳食のメニューが提案されているものもあり、離乳食の取り合わせの参考にもなる。	●製品によっては、子どもの咀しゃく機能に対してかたすぎたり、軟らかすぎることがある。

(5) ベビーフードの利用にあたって

「授乳・離乳の支援ガイド」において、ベビーフードを利用するときの留意点として下記の5点が示されている。ベビーフードの使用には、ベビーフードについての知識や適切な利用方法を心得ておきたい。

ベビーフードを利用するときの留意点

● 子どもの月齢やかたさのあったものを選び、与える前には一口食べて確認を。
子どもに与える前に一口食べてみて、味やかたさを確認するとともに、温めて与える場合には熱すぎないように温度を確かめる。子どもの食べ方をみて、かたさ等が適切かを確認。

● 離乳食を手づくりする際の参考に
ベビーフードの食材の大きさ、固さ、とろみ、味付け等が、離乳食を手づくりする際の参考に。

● 用途にあわせて上手に選択を。
そのまま主食やおかずとして与えられるもの、調理しにくい素材を下ごしらえしたもの、家庭で準備した食材を味つけするための調味ソースなど、用途にあわせて種類も多様。外出や旅行のとき、時間のないとき、メニューを一品増やす、メニューに変化をつけるときなど、用途に応じて選択する。不足しがちな鉄分の補給源として、レバーなどを取り入れた製品の利用も可能。

● 料理や原材料が偏らないように。
離乳が進み、2回食になったら、ごはんやめん類などの「主食」、野菜を使った「副菜」と果物、たんぱく質性食品の入った「主菜」が揃う食事内容にする。ベビーフードを利用するにあたっては、料理や原材料を確認して、主食を主とした製品を使う場合には、野菜やたんぱく質性食品の入ったおかずや、果物を添えるなどの工夫を。

● 開封後の保存には注意して。食べ残しや作りおきは与えない。
乾燥品は、開封後の吸湿性が高いため使い切りタイプの小袋になっているものが多い。瓶詰やレトルト製品は、開封後はすぐに与える。与える前に別の器に移して冷凍または冷蔵で保存することもできる。食品表示をよく読んで適切な使用を。衛生面の観点から、食べ残しや作りおきは与えない。

● 「第4章」学びの確認
①乳児期の発育と栄養摂取の特徴をまとめてみよう。
②母乳と人工栄養の長所と短所を比較してみよう。
③離乳の定義をまとめてみよう。
● 発展的な学びへ
①実際に調乳を行い、注意する点をまとめてみよう。
②発育に応じた離乳食のメニューを考えてみよう。

【参考文献】

第1・2節
・厚生労働省「授乳・離乳の支援ガイド」 2019年
・平山宗宏編『小児保健』日本小児医事出版　1996年
・厚生労働省『母子保健情報』第45号・第47号　母子愛育会　2003年
・山内尚子編『母乳育児』1997年
・厚生労働省「日本人の食事摂取基準（2020年版）策定検討会報告書」2019年
・江崎節子・小川雄二・曽我部教子・中村年子・山本雅子『新小児栄養実習書』医歯薬
　出版　2000年
・水野克己『よくわかる母乳育児（改訂第2版）』へるす出版　2014年
・横尾京子編『産褥期のケア 新生児期・乳幼児期のケア』日本看護協会出版　2013年
・前原澄子『母性Ⅱ』中央法規出版　2015年
・川名尚・小島敏行編『母子感染』金原出版　2013年
・水野克己『母乳 育児 感染 赤ちゃんとお母さんのために』南山堂　2012年
・堤ちはる・平岩幹夫『新訂版 堤ちはるの10時間講義 やさしく学べる子どもの食—授乳・
　離乳から思春期まで—』診断と治療社　2012年
・日本産科婦人科学会・日本産婦人科医会編・監『産婦人科診療ガイドライン　産科編
　2017』日本産科婦人科学会　2017年
・「日本衛生材料工業連合会」ホームページ
　http://www.jhpia.or.jp/product/diaper/baby/physical.html#baby_q10

第3節
・厚生労働省「授乳・離乳の支援ガイド」2007年
・厚生労働省「授乳・離乳の支援ガイド」2019年
・小児科と小児歯科の保健検討委員会『小児歯科学』医歯薬出版　2005年
・小野友紀・島本和恵『保育の現場で役立つ子どもの食と栄養』アイ・ケイコーポレーショ
　ン　2017年
・大澤清二「子どもの発育の現状の分析—幼児期の発育が日本人の大型化をもたらし
　た—」『母子保健情報』65巻7号　恩賜財団母子愛育会　2012年　19～22頁
・島本和恵、反町吉秀、岩瀬靖彦「乳幼児期の飲料摂取と母親の飲料に対する意識との
　関連」『日本栄養士会雑誌』59巻9号　2016年
・島本和恵、須藤紀子「乳汁栄養と乳幼児の栄養素摂取及び身体発育に関する系統的レ
　ビュー」『日本食育学会誌』第13巻3号　2019年
・島本和恵、須藤紀子「乳汁栄養と乳幼児の口腔機能との関連に関する系統的レビュー」
　『日本食育学会誌』第85巻5号　2019年

Q&A：乳児期

Q 1　母乳はいつまであげるべきですか？

A

　乳児が母乳を自然に飲まなくなることを「卒乳」といいます。

　乳児にとって母乳は栄養をとるためだけではなく、母親とのスキンシップをとおして安心感や満足感など精神的なものを得るものでもあります。乳児が納得して「卒乳」できるときまで待ちましょう。

　職場復帰などでどうしても授乳することができなくなる場合にも、夜間など乳児が欲しがるときにはできるだけ応じて、「卒乳」まで待ちましょう。

Q 2　ミルクは飲んでくれるのに母乳を飲んでくれません。

A

　哺乳瓶からの哺乳に慣れて乳房からの哺乳を嫌がることを「乳頭混乱」といいます。母乳は一生懸命吸わないと飲めませんが、哺乳瓶のゴムの乳首からは簡単に楽をして飲めるということで、ミルクを飲むのを好みます。

　できることならば新生児のときからゴムの乳首やおしゃぶりを与えないことが望ましいでしょう。

　もしも乳頭混乱になってしまった場合には、乳児の抱き方や乳のふくませ方を確認、母乳の出をよくするために食事の見直しやマッサージを行い、乳児に何度も吸啜してもらうことです。乳頭混乱対策乳首を使用してミルクを与えるのも一策です。

Q 3　1歳になるまで、牛乳を飲ませてはいけないのはなぜですか？

A

　牛乳は、カルシウムとリンの含有量が多く、鉄と不溶性の複合物を形成するので、腸内で鉄の吸収を阻害してしまいます。また、牛乳を多飲すると腸管アレルギーのひとつとされる腸管出血（鮮血）がみられ、さらに鉄の損失を招くという報告もあります。これらの理由などから、鉄欠乏（牛乳貧血）になる恐れがあり、牛乳の飲料は1歳を過ぎてからとされています。しかし、離乳食の調理に使用する程度の量ならば問題はありません。

　現在の日本では、母乳以外の乳汁栄養としては育児用ミルクやフォロー

アップミルクが利用されているため、牛乳貧血の報告は少なくなっています。

Q4 「子どもの咀しゃく力にあった食品」とは、どんな食品ですか？

A

　上下の奥歯が生えそろう前にかたい食べ物を与えると、子どもはあまりつぶしたり、かんだりできずに丸飲みをしてしまう場合があります。逆に、やわらかすぎる食べ物もつぶしたりかんだりすることをせずに飲み込んでしまいます。このように、あまりかみつぶすことなく飲み込む習慣が身についてしまうと、満腹を感じさせるホルモンが分泌する前に必要以上の食べ物をとってしまい、肥満につながる恐れがあります。そうしたことから離乳期は、歯の生え方や舌の動きに合った食品を与えることが大切です。かみにくい食品はかみつぶせるかたさに調理するとよいでしょう。また、レタスやわかめといったやわらかく、ペラペラした食品はかみにくいうえ、頬の裏などに貼りついてしまい、舌の動きが未熟な乳幼児にとっては食べにくい食品となることもあります。

　離乳期をとおして乳幼児期は、子どもの咀しゃく力や食習慣を育てるために重要な時期です。

Q5 暑い季節の脱水症状の予防には、イオン飲料がよいですか？

A

　健康な状態であれば、脱水症状の予防としての水分補給には水・お茶を飲ませていれば大丈夫です。市販の子ども用イオン飲料は適度な濃度の電解質や糖を含んでいるため、必要な乳汁栄養や食事がとれなくなる恐れがあります。ですので、与える必要はありません。しかし、体調不良や発熱時に食事がとれない場合の水分補給としては適しています。その場合、体調がよくなり、食欲が出てきたらイオン飲料を与えることを止めて、習慣化しないように注意しましょう。

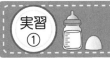

調乳（無菌操作法）

実習①

手指や器具の消毒、粉乳の溶かし方を実習し、哺乳ビンから試飲してみる（第 4 章の図 4 －4（88頁）を参照）。

準　備
1．調乳に使用する台をきれいにふく。その後、逆性石鹸液あるいは消毒用アルコールでふく。
2．調乳に必要な器具をそろえる。哺乳ビン、乳首、キャップ、フード、計量スプーン（粉乳に添付のもの）、ビンばさみ（トング）、ビンブラシ、鍋、やかんなど。
3．手指の洗浄・消毒
　① 手をぬらし、薬用石鹸をつける。よく泡立て、手の平、甲、爪、指の間をていねいに洗い、さらに、ひじまで洗う。
　② 流水で石鹸を洗い流す。
　③ ブラシに石鹸をつけ、①と同様に洗い、流水で洗い流す。
　④ 逆性石鹸液あるいは消毒用アルコールを手全体になじませ、使い捨てペーパーでふく。あるいは自然乾燥する。

調　乳
1．粉乳を溶かす湯を沸騰させ、70℃以上にまで冷ます。
2．器具を消毒する鍋に哺乳ビンを入れ、十分にかぶるくらいの水を加え、ふたをして約10分間煮沸消毒する（蒸し器を用いて蒸気消毒をしてもよい）。乳首、キャップ、フード、計量スプーン、ビンばさみは火を止める 3 分前に入れる。ビンばさみを取り出し、それを用いて他の器具を出す。
3．粉乳を計量スプーンですくい取り、ミルク缶のすり切りバーを使って正確に計り、必要量を哺乳ビンに入れる。
4．「1．」の湯を出来上がり量の 1 / 2 ～ 2 / 3 まで入れ、静かに振って粉乳を溶かす。
5．「1．」の湯を出来上がり量まで加え、乳首とキャップを哺乳ビンにつけ、再度静かに振って完全に溶かす。
6．流水あるいは冷水、氷水中などで速やかに37～40℃まで冷ます。この際、乳首に水がかからないようフードをするとよい。
7．乳首よりミルク液を垂らして、液の温度の確認をする。

【授乳後に注意すること】
● 2 時間以上経過した飲み残しのミルクは捨てる。
● 授乳が終わったらすぐに中性洗剤液で哺乳ビン、乳首を専用のブラシを使って洗う。

★薬液消毒（次亜塩素酸ナトリウム）
1．哺乳ビン、乳首はブラシを用いて十分に水洗いする。
2．専用容器に定量の消毒液をつくり、哺乳ビン、乳首、キャップを入れて 1 時間以上浸けておく。
3．液から取り出し、水気を切ってそのまま使用する。消毒液は24時間後には作り直す。

★電子レンジ消毒
1．電子レンジ消毒専用ケースに、指定された量の水、哺乳ビン、乳首、キャップを入れ、電子レンジ（500～700W）に入れる。
2．指定された時間（3 ～ 5 分間）加熱する。
3．冷めてから中身を取り出し、水気を切って使用する。

―生後5～6か月頃―

10倍がゆ ―つぶしがゆ―
（材料　1鍋分：内径15cm）

米	50g
水	600ml
（米の体積の10倍）	
出来上がり量約500g	

 作り方

①米を洗い、分量の水を加え、40分弱火で煮る。
②火を止めて10分蒸らす。
③乳鉢等でつぶす。

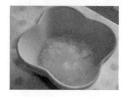 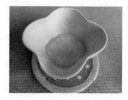

★生後5～6か月はスプーンひとさじずつ与えはじめます。

💡 **食品選択・調理のポイント**
ほうれんそう、かぼちゃなどのペーストを加えるといろどりがよい。

―生後9～11か月頃―

鶏レバーのジャージャーうどん
（材料　2人分）

ゆでうどん	160g
鶏レバー	30g
しいたけ	30g
にんじん	20g
ねぎ	15g
だし汁	200ml
砂糖	4g（小1強）
酒	2ml（小1/2弱）
みりん	2ml（小1/3）
しょうが汁	2ml
赤みそ	10g
かたくり粉	6g
水	適量

📖 **栄養素量（1人分）**

エネルギー：148kcal　たんぱく質：6.7g　脂質：1.4g　炭水化物：25.3g
カルシウム：20mg　鉄：1.9mg　食塩相当量：0.8g

 作り方

①鶏レバーは水洗いをして血抜きをし、フードプロセッサーで細かくする。
②しいたけ、にんじん、ねぎはフードプロセッサーで粗みじん切りにする。
③だし汁をあたため、①、②を入れ、砂糖、酒、みりん、しょうが汁を加えて煮る。
④③に赤みそを溶き入れ、水溶きかたくり粉を入れてとろみをつける。
⑤湯通ししたうどんに④をかける。

💡 **食品選択・調理のポイント**
みそには消臭効果があるので、レバーの臭みを軽減できる。

―生後7～8か月頃―

魚のうま煮

（材料　4人分）

白身魚	40 g
じゃがいも	80 g
にんじん	20 g
だし汁	200 ml
しょうゆ	4 ml
	（小1弱）

栄養素量（1人分）

エネルギー：32 kcal　たんぱく質：2.7 g　脂質：0.5 g　炭水化物：4.1 g
カルシウム：4 mg　鉄：0.1 mg　食塩相当量：0.2 g

作り方

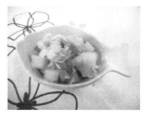

①白身魚はゆでてからほぐす。
②じゃがいもは5mm角に切る。
③にんじんはすりおろす。
④だし汁で②、③を10分ほど
　煮て、①を加えて2分煮る。
⑤④にしょうゆを加えてひと煮立ちさせたら火を止める。

 食品選択・調理のポイント

じゃがいもを使用することで、とろみがつく。

―生後9～11か月頃―

クリームシチュー

（4人分）

鶏もも肉	50 g
塩	少々
こしょう	少々
じゃがいも	30 g
玉ねぎ	45 g
にんじん	20 g
しめじ	25 g
ほうれん草	20 g
油	3 ml
	（小1弱）
小麦粉	5 g
バター	5 g
牛乳	90 ml
スープ	100 ml

栄養素量（1人分）

エネルギー：76 kcal　たんぱく質：3.5 g　脂質：4.5 g　炭水化物：5.4 g
カルシウム：32 mg　鉄：0.3 mg　食塩相当量：0.3 g

作り方

①鶏もも肉は、塩とこしょう
　で下味をつける。
②じゃがいも、玉ねぎ、にん
　じんは5mm角に切る。
③しめじは小房に分け、小さ
　く切る。
④ほうれん草はゆでて1cmの幅に切る。
⑤ほうれん草以外の食材を油で炒め、スープで煮る。
⑥バターで小麦粉を炒め、牛乳でのばしてルーをつくる。
⑦⑤に⑥を加えとろみがつくまで煮る。
⑧④のほうれん草を入れる。

食品選択・調理のポイント

小麦粉、バターを使用せずに米粉でとろみをつけることができる。

第 **5** 章　幼児期の食生活と栄養
―食べることが大好きな子どもに―

◆キーポイント◆

・幼児期の食行動の発達・特徴を理解する。
・幼児期の食生活の具体的な課題（原因と対策）を学ぶ。
・幼児期に身につけたい食習慣、食卓の意義、間食の役割を知る。
・幼児期に必要な食事量と食事内容を理解する。
・保育所給食の意義を理解し、保育所給食の内容と栄養について学ぶ。

第1節 ● 幼児期の食生活

1 ── 食行動の発達の特徴

　幼児期は、乳児期終了から小学校就学まで（満1歳から6歳未満）の5年間を指す。乳児期に引き続き身体発育が盛んで、脳や運動機能、精神機能の発達が著しい時期である。そのため、離乳食完了の頃の幼児前期と学童に近い幼児後期の食行動には大きな違いがみられる（表5－1）。幼児期の子どもに無理なく食事の自立を促すためには、食行動の発達段階を理解し、その段階に応じた食器や食事を適切に準備するなどの援助が必要である。ただし、子どもの心身の発育、発達は個人差が大きいことを理解し、「違ってあたりまえだ」ということを前提に見守ることも必要である。

(1) 幼児前期（1～2歳）

　幼児前期は離乳完了期から幼児期へ移行する大切な時期である。1歳を過ぎるとスプーンやフォークに興味をもちはじめるが、まだ手づかみ食べが中心で、食器に手を入れて食べ物をつかんだり、かきまわしたりすることがある。このような行動をとおして、食べ物を手で口に運ぶ動作を覚え、やがて「1人で食べる」という自立した食行動につながる。まだ食事と遊びの区別がつかず、「遊び食べ」が盛んな時期である。食事に集中できるよう環境を整えるとともに、子どもが自分で食べたいという意欲を優先に考え、ゆった

表5－1　食行動の発達

	茶わんやコップ	スプーン・フォーク	その他
1歳前半	• コップを持って飲む。 • お椀を両手の指を使って持とうとする。 • 食器をひっくり返し、こぼすことが多い。	• スプーンを使いたがるが手づかみでも食べる。 • スプーンで食べ物を刺そうとする。	• 手で食べ物をかきまわしたりこぼしたりする。 • 口に入れた食べ物を出す。 • 手助けがなければ食べられない。
1歳後半	• お椀を両手にしっかり持って飲む。 • 食器をひっくり返しこぼすことがある。	• スプーンを持って食べる。 • フォークで食べ物を刺して口に運ぶ。 • こぼすことが多いが自分で食べたがる。	• スプーンで食器をたたく。 • 少し手伝えば1人で食べる。 • 食欲が減少する。 • 座って待つことができる。 • 一定時間で食べ終わる。
2歳前半	• 片手でコップを持って飲む。 • 食器をひっくり返すことが少なくなる。	• スプーンを上手に扱えるようになる。 • スプーンと茶碗をそれぞれの手に持って食べる。	• 食事の挨拶ができる。 • 遊び食べが少なくなる。
2歳後半	• ほとんどこぼさずに飲む。	• 親指と人差し指でスプーンを持つ。 • スプーン、フォークを上手く扱えるようになる。 • ほとんどこぼさずに口に運ぶ。	• 食欲にむらがある。 • 嫌いなものを残す。 • 食事を嫌がる。 • 大人と同じ食事をほしがる。
3歳	• コップへ水を注いで飲む。	• スプーンでこぼさずに食べる。 • 箸を使う。 • 箸と茶碗をそれぞれに持って食べる。	• ほとんど1人で食べる。 • 手伝いをしたがる。
4歳	• こぼさずに飲む。	• 箸を上手に使いこぼさずに食べる。	• 1人で食べる。 • よくかんで食べる。 • 友だちと楽しく食べる。
5歳	—	—	• 食事のマナーが身につく。 • 嫌いなものも食べる努力をする。

りとした気持ちで見守る。3歳までには奥歯が生えそろうので、いろいろなものが食べられるようになり、好き嫌いなどの意思表示もできるようになる。

(2)　幼児後期（3～5歳）

　心身や知能、社会性が大きく育つ時期である。言葉でコミュニケーションをとりながら、家族や友だちと一緒に食べることを楽しめるようになる。3歳前後を目安に箸を使いはじめ、4、5歳では食器を上手に使って1人で食べられるようになる。食事づくりや買い物にも興味をもち、手伝いをしたがる。反抗期のはじまる3歳頃は、嫌いなものを頑（かたく）なに拒むこともあるが、からだによいことなど、説明をすればそれを理解し、苦手なものも「頑張って食べてみよう」とする姿勢がみられる。大人の話を理解することができるようになってくるため、食事のマナーや食習慣が身につくのもこの時期で、食事場面において「できた！」という喜びや達成感を繰り返し得られるように適切な援助が必要である。

2 —— 食生活の変化・発達に伴う課題

(1) 食事に関する困りごと

「平成27年度乳幼児栄養調査」によると、子どもの食事で保護者が困っていることとして「食べるのに時間がかかる」「偏食する」「むら食い」などがあげられ、約8割の保護者が子どもの食事に関して悩みを抱えている結果となった（図5-1）。困っている内容は2歳〜3歳未満で「遊び食べをする」が41.8％と最も多く、年齢が高くなるにつれ、減少傾向にある。また、3歳〜4歳未満、4歳〜5歳未満、5歳以上ではいずれも「食べるのに時間がかかる」が最も多かった。心身の発育、発達に伴う食行動の変化が、「偏食」「遊び食べ」といった問題行動として具体的に現れていることを理解し、適切に対応することが必要である。

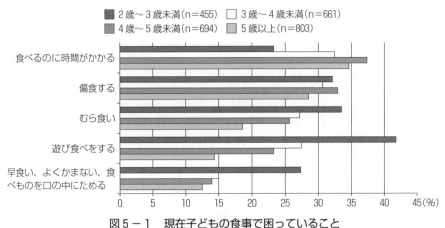

図5-1 現在子どもの食事で困っていること

注：回答者（2〜6歳児の保護者）
出典：厚生労働省「平成27年度乳幼児栄養調査の結果」を改変

(2) 栄養補給上問題となる食行動

①偏食

偏食は、ある特定の食品に対して好き嫌いが著しいことにより、必要な栄養素が摂取できず、発育などへの悪影響が懸念されるものをいう。好き嫌いを訴えることができるようになる2歳頃から気になりだす。4歳頃には自分なりに食べない理由づけをし、意見をとおそうとする。単なる好き嫌いで軽い偏食であれば、発育・発達の過程で変わっていくことも少なくない。ピーマンは苦手だが人参やほうれん草は食べられるというように、代替食品※1に

※1 代替食品
栄養素などが似た内容をもつ代わりになる食べ物。

よって栄養補給上大きな問題がなければしばらく様子をみる。

原因：食品の選び方や調理法の偏りなどによる変化の乏しい献立、家族の偏食・食事に対する態度など日常的な食生活が影響を与える。また、以前にその食品を食べた際に生じた腹痛や下痢、嘔吐、怒られたことなど、不快な経験が記憶に残り偏食につながることがある。

対策：嫌がるものを強制的に食べさせることはしない。当面は代わりの食品を利用し、自発的に食べようとするまで様子をみる。

多種類の食品を利用し、さまざまな味、かたさ、大きさ、味つけ、におい、彩りなどを体験する機会を与える。また、家族や友だちとの楽しい食卓経験や、料理を手伝う、野菜を育て収穫の喜びを味わうなど、食を総合的に体験することにより、食べることに興味をもたせることで、食べられなかったものにも愛着を感じ、食べるきっかけとなることもある。

②かまない

幼児期は歯が生えそろい、かむ力をつける大切な時期である。よくかむことにより、消化吸収を助け、虫歯の予防、あごの骨の発達、脳の活性化などの効果が期待される。食品の大きさやかたさなど、発達に応じた食事内容を提供し、かむ力を育むことが必要である。

原因：離乳期から歯が生えそろう3歳頃までに適切な訓練をすすめないとかむ力が身につかない。

対策：かむ訓練の開始時期が遅れると、かたいものがかめない、口のなかで溜め込んで飲み込めないなど、かむ力の習得が困難になる。また、先を急いで能力以上の食事を与えると、丸飲みの原因となり咀しゃくの基礎が身につかない。

それぞれの子どもの発達にあった、かたさや大きさなど、調理の工夫をする。歯ごたえやかみごたえのある食品を発達段階に応じて与えることで「かむこと」の習慣をつける。

就学前になってもかめない、あるいは飲み込めないようなら、無理にかたいものを食べさせず、やわらかさ、細かさに配慮し、離乳食をやり直す気持ちでゆっくりと時間をかけて習得させる。また、日頃から食事を急がせて早く食べることがよいことだと子どもに思わせないようにするなど、大人も一緒に食習慣を見直すことが必要である。

③食欲不振

一般的な目安量を摂取できなかったり、ほかの子どもと比べて食べる量が少なかったりすると「食欲不振」と考えがちだが、幼児期の食事摂取量は個人差が大きいので、食べる量が少なくても、身長・体重が増加し、元気よく

過ごせていれば、その子なりに必要栄養量を満たしていると考える。ただし、発育が停滞しているようであれば原因を考え、対処する必要がある。

原因：食欲不振には、体調不良や病気によるもののほか、家庭や食卓の不快な雰囲気などにより食欲をなくしてしまう心因性のもの、食事の見た目や味、温度、かたさや大きさが発達段階にあっていないなど、食事そのものに原因がある食事性のもの、生まれつき食が細い体質的なものがある。

対策：食欲不振はいくつかの原因が重なっていることも多いため、子どもの状態をよく観察し、改善することが必要である。普段の生活のなかで特に気をつけたいのは心因性のものである。過度なしつけや食事の無理強いによる食卓での緊張感はかえって食欲不振を招く。時間を決めて30分くらいを目途に、食事を終わらせ、お腹がすくような食生活のリズムをつくる。盛り付け量を減らして完食できる喜びを感じさせるなど、うまくできたことを褒め、食事時間を楽しめるようにする。食事自体に問題がある場合は食事の内容を改善し、子どもの好きな食べ物を１品加えるなど、食べることへの意欲をもたせる工夫をする。

④遊び食べ

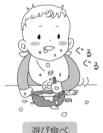

遊び食べ

　子どもの食事で困っていることのなかで、「遊び食べ」は２～３歳未満に突出している。大人には遊びにみえることでも、一生懸命食べようとする子どもの意欲の表れと理解することが大切である。たとえば、子どもの自立した行動につながる「手づかみ食べ」では温度や触感などの感覚も学習する。子どもは遊びをとおして成長をしていく。遊び食べも食事における発達過程の一現象と考え、ゆとりをもって接することが必要である。

　食事前には食卓の下にシートを敷く、手洗いをする、エプロンをするなどの準備をすることで、食事の時間だという意識を次第に身につけるようになる。

　３歳以降になると上手に食べられるようになるため、遊び食べは減少していく。一方、食事以外のことに興味が向き、話に夢中になったりテレビに気をとられたりと、食事に集中できなくなる。子どもが興味を示すものは食卓の周りにおかないようにし、足の裏がしっかり床につくように食事場所を調整するなど、落ちついて食事に集中できる環境を整えるようにする。

⑤食べるはやさ（早食い、のろ食べ）

　早食いは、脳の視床下部にある満腹中枢が刺激される前にたくさんの食物を摂取してしまうので、食べ過ぎにつながる。肥満を予防するためにも、この時期によくかんでゆっくり食べる習慣を身につけることが大切である。そのためには咀しゃく能力にあった大きさ、かたさとなるよう調理を工夫し、よくかむように言葉がけをする。また、子どもは家族の食べ方をまねるので、

ゆっくりとよくかむ手本を示す。

　食べるのに時間がかかることを「のろ食べ」という。その原因は、発達にあっていない食事内容、集中できない食事環境、家族の過干渉などによる自発性の喪失などである。引っ越しや通園の開始、きょうだいができたなどの環境の変化によるストレスがのろ食べの原因となることもある。子どもとゆったりとした雰囲気で会話をしながら食事を楽しみ、安心感を与えることが大切である。

3 ── 幼児期に身につけたい食習慣

　幼児期の食生活はその後の人生を健康に過ごすための土台となる。この時期は食習慣のみならず、生活全般においてさまざまな習慣が身につく時期である。しかし、昨今、家庭の生活は多くの問題を抱えており、大人の不規則な生活リズムや食事に対する姿勢が幼児の食生活に与える影響は大きい。まずは食事時間を共有し、大人が手本を示すことからはじめる。「食べること」は「生きること」に等しい。「食べることが楽しい」と感じる食事環境をつくり、楽しい経験が習慣化することは「生きる喜び」にもつながるのである。

(1)　3食の食事で生活リズムを整える

　幼児期の子どもは、からだは小さいが多くのエネルギーや栄養素を必要とする[※2]。しかし、消化器の機能は未熟な状態で、一度にたくさんの食事をとることができない。1日3食と間食、そして適切な休養(睡眠)で1日の生活リズムをつくり、無理なく必要なエネルギーをとることが健やかな成長・発達につながる。

※2
第1章の10頁を参照。

　近年、共働き世帯の増加など、子育て家庭を取り巻く社会環境は変化しているが、大人の都合で子どもの生活リズムを変えないように努めることが必要である。しっかりと活動し、空腹感を感じて、おいしく食べることができ、ゆっくり休むことで強い心とからだを育てていく。

(2)　毎日口にする味つけが好みになる

　嗜好は幼児期に確立されると考えられている。幼児は大人よりも少量で味や香りを感じることができるが、濃い味に慣れると薄味では物足りなく感じる。生活習慣病を予防するためにも、食塩や砂糖、脂肪のとりすぎには注意が必要である。

4 —— 食卓の意義（幼児が食卓から学ぶこと）

　家族がそろって食事の時間や空間をともにする食卓は、子どもの心やからだの健やかな成長に欠かすことができない。食事には人間関係を深める役割があり、家族や友だちとゆっくり会話をしながら和やかに食卓を囲むことで、子どもは食事を楽しいと感じるようになる。また、食卓では自分以外の人とのかかわりを学び、社会性を身につけ、自立への自信をつけていく。1日3回の食事と、それに付随する行動（買い物や食事の準備、後片づけ、食事中の会話など）から相手の心やからだの状態の変化を知ることができ、互いを理解する時間にもなる。家族が食卓を囲み食事をすることは、子どもにとって次のような意義がある。

---

① 生きるために食べることを学ぶ（生理的機能）
　生き続けるためには食べ物を食べ、その成分を身体に取り込まなければならないことを知る。
② 食べることにより幸せを感じる（精神的機能）
　おいしいもの、好きなものを食べることにより、空腹感を満たす以上の幸せを感じる。
③ 家族や友だちと食卓を囲み会話が弾む。（社会的機能）
　誰かと一緒に食事をすることでその人に親しみを感じ食事をおいしく感じる。何人かが集まる食卓は小さな社会でありそのなかではコミュニケーションを円滑に行うためのルールやマナーがあることを知り、人間関係を深めることを知る。
④ 家族と過ごす毎日の食卓で人との信頼関係を築く（教育的機能）
　食事前の手洗いや食後の歯磨きなどの衛生習慣、姿勢や箸の使い方といった食事中のマナーなど、子どもは食卓でまねをすることからさまざまなことを学ぶ。また、会話から人との信頼や思いやりの気持ちを知る。そして食事の準備など手伝いをすることで、家族の一員として役割を果たす喜びを感じる。この繰り返しが子どもの心を育て、食に対する興味や関心を広げて食べる力、生きる力を育む大切な経験となる。
⑤ 郷土料理や行事にまつわる料理など文化を知る（文化的機能）
　食卓には日常と非日常があり、祭りや行事にちなんだ食文化があることを知る。また、日常の食事にも地域性があることを知り、郷土に対する愛着を感じるようになる。

---

5 —— 間食

(1)　間食はなぜ必要か

①栄養補給

　幼児期は活発な活動や盛んな成長のために多くのエネルギーや栄養素を必要とする。幼児の体重1kgあたりに必要とする栄養量は成人の約2倍にな

るが、胃の容量は小さく[※3] 1回の食事で摂取できる量は少ない。また、むら食いや小食など、この時期の食行動により1日3回の食事だけでは十分な栄養素量を摂取することが難しい。幼児にとって「間食」は食事のひとつで、3回の食事ではとることのできない栄養素を補う第4の食事として考え、その内容に十分配慮する。

※3
第2章の37頁を参照。

②水分補給

幼児期の水分代謝は活発で体構成成分に占める水分量の割合が多いため水分不足とならないよう注意が必要である。1日の体重kgあたりの必要水分量は表5-2のとおりである。食事同様、一度に摂取できる量は限られているため、間食での水分補給の役割は大きい。ただし、清涼飲料水やジュースなどは糖分が入っているため、ほかの間食とのバランスを考えてとりすぎに注意する。普段は麦茶やほうじ茶、白湯などを利用するようにする。

表5-2　必要水分量（1日あたり）

年齢	乳児	1～3歳	4～6歳	7～9歳	10～12歳	13歳以上
ml／体重kg	150	120	100	75	70	50

③心の安定

幼児期は情緒面など精神発達が著しい時期である。さまざまなことに興味をもち意欲的に活動する一方で失敗も多く経験する。このようなとき、リラックスして食べる間食は気分転換になる。また、活発な活動における休息となり、心の安らぎを与える大切な時間を提供する。間食を食べるときは、2人以上でできれば保護者や保育者など大人も一緒に楽しく過ごす時間にしたい。

④しつけ・食育

親子やきょうだい、友だちと楽しみを共有できる間食の時間は気持ちも穏やかで、手洗いや食事の挨拶、食べ方などのしつけを受け入れやすく、周りの人と楽しく食べるためのマナーを身につけるよい機会となる。また食事づくりより気負わずにできるので、ときには親子でおやつづくりに挑戦するのもよい。家庭菜園で育てた野菜などを取り入れることにより、苦手な食材を克服するチャンスになる場合もある。また、食材の情報、食事づくりの技術、伝統行事など食事に関するさまざまな知恵や知識を伝えることができ、共同作業により、支えあったり助け合ったりといった信頼関係を感じることにもつながる大切な食育の場となる。

(2) 間食の扱い方

①食べる量

間食の適量は子どもの年齢や体格に加え、その日の活動量や食欲、体調などにより異なる。食べ過ぎないよう注意が必要である。1日の栄養量の10〜20%程度を目安とする。

②時間と回数、与え方

子どもがほしがるままに与えると肥満や虫歯、食欲不振の原因となる。時間や食べる場所を決め、次の食事までに少なくとも2〜3時間はあけるようにする。1〜2歳児は午前と午後の1日2回、3〜5歳児は午後の1日1回を目安とする。また、子どもがむずかるときに少量だからと間食を与えるなど、行動や感情を食べ物でコントロールしないようにする。間食を与えすぎていると感じたときは、1日に口にしたものや時間を書き出すと過剰となっていることを視覚的にとらえることができて管理がしやすい。

③内容

間食は食事という意識をもち、主食・副食・飲み物をセットして準備するとよい。

市販品を用いる際には、甘味、塩味、油脂、うま味調味料を確認し、食品添加物の少ないものを選ぶほか、衛生的で安全なもの（外装の状態や賞味期限）であるかをしっかりと見定める。

- ●食事で不足するエネルギーや栄養素が補えるもの（乳製品や果物など）
    - 例）ごませんべい＋みかん＋牛乳
        - ヨーグルトプリン＋やわらか昆布＋お茶
- ●水分補給ができるもの（水分の多い野菜や果物など）
    - 例）トマトシャーベット＋おからクッキー＋牛乳
        - ツナ入りクレープ＋ミックスジュース
- ●消化吸収のよいもの（穀類や芋類などの炭水化物）
    - 例）じゃがバター＋人参ゼリー＋牛乳
        - じゃことくるみ入り菜飯おにぎり＋お茶
- ●ボリュームがあり子どもに満足感を与えるもの
    - 例）ピザトースト＋牛乳
        - チーズ入りお好み焼き＋お茶

第２節 ● 幼児期の食べ物と栄養

1 ── 幼児期の栄養量（食べる量）

(1) 食事の目安量

必要栄養量の基準を示す「日本人の食事摂取基準（2020年版）」より、幼児の推定エネルギー必要量は表５－３のとおりである。男子１～２歳の基礎代謝基準値は61.0 kcal/kg体重/日、３～５歳では54.8 kcal/kg体重/日で、ほぼ成長を終えた18～29歳の23.7 kcal/kg体重/日に比べ２倍を超えて設定されている。また、体重１kgあたりのたんぱく質、鉄、カルシウム、ビタミンＣなどの栄養素の摂取基準も成人に比べると２倍から３倍と大きい。これは幼児の旺盛な発育と運動量を考慮したもので、消化機能が未熟なため朝昼夕の１日３回の食事と間食で摂取することになる。

献立をたてるにあたっては一汁三菜を基本とし、さまざまな栄養素をバランスよく取り入れるように工夫する。主食、主菜、副菜のほか、汁物、果物、飲み物、デザートなどを加えることで、献立で不足している栄養素や水分を補うようにする。主食・主菜・副菜がどの料理かは主材料で判断する[4]。

※4
第10章の204頁を参照。

表５－３　１日の食事の配分例

食事量の配分（%）	1～2歳児		3～5歳児	
	男	女	男	女
	950 kcal	900 kcal	1,300 kcal	1,250 kcal
朝食　25～30	235～285	225～270	325～390	310～375
間食　5	45	45	—	—
昼食　30	285	270	390	375
間食　15	140	135	195	185
夕食　25～30	235～285	225～270	325～390	310～375

(2) 食品構成

献立をたてる際には、必要栄養量を満たすために、食品群ごとに１日の摂取量の目安が決められている。幼児の１日の食事の目安量は表５－４のとおりである。幼児後期（３～５歳）の摂取量の目安を、成人（18～29歳）の値

表5−4　1日の食事の目安量

食品分類	1〜2歳		3〜5歳	
	1日に食べる量	食品の目安	1日に食べる量	食品の目安
穀類	200〜300g	ご飯100gと食パン8枚切り1枚とゆでうどん140g	300〜400g	ご飯120gと食パン6枚切り1枚とゆでうどん180g
肉類	20〜30g	薄切り肉なら1枚、ミートボールなら2個	40〜50g	薄切り肉なら1と1/2枚、ミートボールなら3個
魚類	20〜30g	1/3切れ弱	40〜50g	1/2切れ
大豆・大豆製品	20〜30g	豆腐なら1/10丁　納豆なら1/2パック	40〜50g	豆腐なら1/7〜1/6丁　納豆なら1パック
卵	30g	2/3個（Mサイズ）	40〜50g	1個（Mサイズ）
芋類	40〜50g	じゃが芋小1/3個	50〜70g	じゃが芋小1/2個
野菜	60g（緑黄色）	ミニトマト1個とほうれん草1株とにんじん1/3本	80g（緑黄色）	ミニトマト2個とほうれん草1株とにんじん1/3本
	120g（淡色）	キャベツ1枚と玉葱1/4個ときゅうり1/4本	150g（淡色）	キャベツ1枚と玉葱2/3個弱ときゅうり1/2本
海藻・きのこ類	5〜20g	わかめなら1枚、椎茸なら中1個、しめじなら1房	5〜20g	わかめなら2枚、椎茸なら1個、しめじ2房
果物	100g	みかんなら1個、バナナなら小1本、りんごなら1/3個	150g	みかんなら1と1/2個、バナナなら小1.5本、りんごなら1/2個
乳・乳製品	200〜300g	牛乳200mlパック1本とヨーグルト1個とチーズ1個	200〜300g	牛乳200mlパック1本とヨーグルト1個とチーズ1個

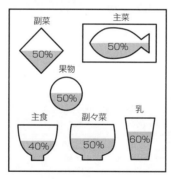
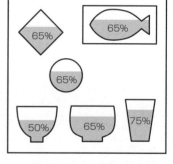

図5−2　成人（18〜29歳）の値を100とした場合の幼児の摂取量の目安

を100とした場合の割合で示すと図5−2・右のとおりである。また1〜2歳児は3〜5歳児の80％程度となる（図5−2・左）。

　主食、主菜、副菜はどれも極端な過不足がないようにするために、以下のことに気をつける。

①主食・主菜は1品ずつを基本にする

　食べる量が少ないからといって好みのもの一品だけを大盛りにしない。うどんと炊き込みご飯、ハンバーグととんかつなどのように主食や主菜が重ならないようにする。

②主材料が重ならないようにする

　肉じゃがとポテトサラダなどのように主菜と副菜の食材量が重ならないように注意する。肉、魚介類、卵、大豆製品を中心にたくさんの食材量を使用するようにする。

③同じ調理法を重ねない

　主菜と副菜の調理法が重ならないようにする。和える、ゆでる、炒める、焼く、蒸す、揚げるなどの調理法を工夫し、子どもが苦手とする臭みや渋みがある食材も変化をつけ食べやすくする。また、子どもの咀しゃく力は個人によって差が大きいうえに、一般的に、6歳前後の子どもの咀しゃく力は大人の40％くらいといわれている。特にかたい食材に関しては小さめに切り、やわらかくして水分を多くするなど食べやすくする工夫が必要である。

(3)　弁当

　幼稚園や保育所に通う幼児はお弁当をもっていく機会も多く、栄養バランスや衛生面を考慮した弁当づくりが必要になる。また、家庭にいる幼児も戸外にお弁当をもって出かけると、食事の雰囲気が変わり、普段食べない子どもも食がすすむなどの効果がある。弁当箱という特別な食器で食べる食事は楽しみでもある。

　お弁当の大きな特徴は、調理してから食べるまでに時間があくことである。そのためお弁当ならではの注意点がある。

①献立は主食・主菜・副菜、比率は3：1：2

　お弁当箱の半分に主食、残りの1/3に主菜、残りの2/3に副菜を入れる（図5－3）。子どもが喜ぶからと盛り付けを意識するあまり、主食ばかりが増えたり、肉など好きなものに偏ったりして、栄養バランスが悪くなることがある。基本の量の枠のなかで、盛り付けの工夫をする。また、子どもは激しい動きをするので、その衝撃で中身が偏らないように隙間をあけずにしっかり詰める。隙間には野菜や果物を加えると詰めやすい。

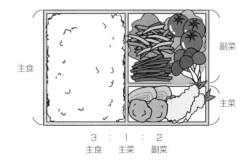

図5－3　お弁当の主食・主菜・副菜の比率

②食べ切れる量を入れる

　弁当箱の容量（ml）は中身のエネルギー量（kcal）に等しいとされるので、1日に必要なエネルギー量を3食に分けてとる場合、1〜2歳は容量300〜350 ml、3〜5歳は容量400〜450 mlの弁当箱が適当である（表5−3参照）。詰めるご飯の量は容量400 mlの場合120 g、350 mlの場合110 g、300 mlの場合100 gでちょうど弁当箱の半分程度が埋まる。ただし、子どもの状態を見ながら食べきれる量を準備し、完食できたという達成感が得られるように配慮する。

③汁はしっかり切って詰める

　水分が多いと腐敗の原因になるので汁気はキッチンペーパーなどでよくきる。

④温度に注意をする

　食材はしっかり火を通し、基本的には生の食材を使用しない。ご飯は温かいうちにお弁当箱に入れて冷まし、おかずは冷めてから詰める。熱い状態で蓋をするとなかで蒸気が充満して腐敗の原因になる。

⑤5味・5色・5法でバランスよく、子どもが喜ぶように

　基本味である5味（甘味・酸味・塩味・苦味・うま味）の味覚、5色（白・黄・赤・緑・黒）の彩り、5法（生・煮・焼・揚・蒸）の調理法が重なりすぎないようにすることでバランスのよいお弁当となる。同じ味つけ、同じ色になっていないか、いつも揚げ物ばかりに偏っていないかなどを確認する。

▌2 ── 幼児期に不足しがちな栄養素と食べ物

　子どもは、感染やけがのリスクも高いことから、体力をつける栄養素として良質なたんぱく質やたんぱく質を構成するアミノ酸の再合成に必要なビタミンB_6のほかビタミンB_1、ビタミンB_2、ビタミンC、ビタミンAをしっかりと摂取する。また、骨や歯の材料となるカルシウムやビタミンD、酸素や栄養素を運ぶ赤血球のヘモグロビンの主成分となる鉄は成長が盛んな子どもにとって特に大切であり積極的に摂取したい栄養素である。

---

①カルシウムの摂取
- 乳製品を積極的に摂取する。乳製品に含まれるカルシウムは吸収されやすく利用効率がよい。
- ほうれん草などの青菜・豆腐や納豆などの大豆製品・昆布などの海藻をとる。料理に幅広く使えるため、少量でも毎日とるようにする

- 骨ごと食べられる小魚のほか、骨がやわらかく加工されている魚の水煮缶などを利用すると調理も簡単にできる。圧力鍋を利用するなど調理の工夫で骨ごと食べられる料理を増やすようにする。
- カルシウムの吸収や合成の促進に欠かせないビタミンDが含まれる青背の魚や卵黄、きのこ類も合わせて摂取するようにする。
- カルシウムの吸収が阻害される恐れのあるリンの過剰摂取に気をつける。食感を高めるなど食味をよくするために加工食品にはリンが多く含まれている。加工食品、レトルト食品、インスタント食品のとりすぎには注意する。

②鉄の摂取

- 鉄が多い食品として知られるレバー、臭みなどに配慮した調理を行い定期的にとるようにするとよい。下処理を丁寧にしたり、メンチカツなど、ほかの食材と合わせて揚げ物にしたりすると臭いや味が気にならない。このほか牛肉やまぐろなどの赤身の魚にも豊富に含まれる。
- ひじきなどの海藻類やほうれん草や小松菜などの青菜、納豆などの大豆製品にも鉄は含まれているが、動物性食品に比べると吸収率が低い。ビタミンCと一緒にとると吸収率が上がるので合わせて摂取する。ビタミンCは水に溶けやすく、熱に弱い性質があるので調理には気をつける。

第3節 ● 保育所給食

1 —— 保育所給食とは

(1) 保育所

保育所は、保育を必要とする乳幼児を入所させて、保育を行うことを目的とする児童福祉施設である。乳幼児は日中の大半を保育所で過ごすため、食事は重要な役割を担っている。

保育所では、年齢差のみならず、個々の発育・発達の差が大きいことを考慮する。離乳食の進め方、食物アレルギーのある子ども[※5]や障がいのある子どもなどへの個別的配慮[※6]が必要な場合があり、集団保育であっても柔軟な対応をすることが大切である。栄養士を配置していない保育所は、自治体の管理栄養士・栄養士や地域の保健所などに相談をしながら対応していく必要がある。

※5
第8章の172頁を参照。

※6
第8章の165頁を参照。

(2) 保育所給食の意義

保育所は、発育・発達が著しい乳幼児が1日の大半を過ごす場として、子

どものQOL（生活の質）を高める努力が求められている。この時期に食事から摂取するエネルギーや栄養素は、発育・発達のために必要であることはもちろんのこと、近年問題となっている生活習慣病予防にもかかわっている。

乳児は授乳回数が多く、幼児も1日3食の食事に加えて間食（おやつ）をとるなど、低年齢であるほど生活に占める食事の割合が大きい。食べることは、生きることの源であり、心とからだの発達に密接に関係している。

食事は単に空腹を満たすだけでなく、人間的な信頼関係の基礎をつくる営みでもある。子どもは保育士から援助を受けながら、ほかの子どもとのかかわりをとおして、おいしい給食を食べることを楽しみ、豊かな食の体験を積み重ねることにより、情緒的機能や食事を大切にする考え方を身につける。保育所給食は、教育的機能もあり、その役割は重要なのである。

保育所では、栄養士あるいは調理員が給食の調理を行っており、保育士は調理を行うことはほとんどない。しかし、保育士は調理されたものを衛生的かつ安全に子どもに与え、食事の大切さや楽しさを子どもに直接伝える重要な役目を担っている。

2 —— 保育所給食の栄養と内容

(1) 保育所給食の区分

保育所における給食は、調乳、離乳食（5〜6か月頃、7〜8か月頃、9〜11か月頃、12〜18か月頃）、1〜2歳児食、3〜5歳児食に分類され、それらの乳幼児の発育・発達状況に見合った栄養量を満たす適切な食品選択をし、きめ細かい給食を実施している。

(2) 保育所給食の栄養と内容

保育所の給食は「昼食」と「間食（おやつ）」が基本となり、家庭の食事と合わせて1日の給与栄養目標量とする。そのため、定期的に実施する身体計測の経過結果や、家庭における食事内容、生活時間、生育歴、病歴、そのほかの特性についての把握が必要である。近年は延長保育を実施する保育所が多くなり、補食（またはおやつ）や夕食の提供などが行われている。

保育所の給食において、昼食と間食や時間外保育の補食の場合、通常昼食の割合は1日のおおむね1/3量を目安とし、間食については1日全体の10〜20%程度を目安としている。このように保育の環境が変化してきている現状では保育所などにおける給与栄養目標量は、これまでの1日の食事からのエネルギー割合（50%または45%）にこだわることなく、地域の特性や各施

表5-5　1～2歳児および3～5歳児の食事摂取基準

		エネルギー (Kcal) 推奨量	たんぱく質 (g) 推奨量	脂質 (%) %エネルギー 目標量	炭水化物 (%) %エネルギー 目標量	ビタミン				カルシウム (mg) 推奨量	鉄 (mg) 推奨量	食塩相当量 (g) 目標量
						A (μgRAE) 推奨量	B₁ (mg) 推奨量	B₂ (mg) 推奨量	C (mg) 推奨量			
1～2歳・	男	950	20	20～30	50～65	400	0.5	0.6	40	450	4.5	3.0未満
	女	900	20	20～30	50～65	350	0.5	0.5	40	400	4.5	3.0未満
3～5歳・	男	1300	25	20～30	50～65	450	0.7	0.8	50	600	5.5	3.5未満
	女	1250	25	20～30	50～65	500	0.7	0.8	50	550	5.5	3.5未満

出典：「日本人の食事摂取基準（2020年版）」

設の特性を十分勘案したうえで設定する必要がある。子どもの食べ方、摂食量、健康・栄養状態を観察しながら食事提供・改善を行うことが重要である[1]。

　1～2歳児および3～5歳児の食事摂取基準を表5-5に、保育所における給与栄養目標量の設定例を表5-6に示した。また、給与栄養目標量の設定方法は表5-7のとおりである。具体的な保育所給食の献立例（1～2歳児、3～5歳児）は表5-8を参考にしてほしい。

（3）　一人ひとりの子どもの発育・発達への対応

　乳幼児期は、一人ひとりの発育・発達の差が大きいことから、月齢、年齢で一律の対応や支援を行うのではなく、個々の発育・発達状態、健康状態・栄養状態にあわせた対応や支援を行う。乳幼児期の食事は、乳汁（母乳・育児用ミルク）から離乳食を経て、幼児食へと進み、食事をおいしく楽しく食べることで、発達に応じて食べ物に興味をもつようになる。そして、咀しゃくや嚥下、食具の使用を学習していき、自分で食べることが上手になり、人と共食することを楽しむ気持ちが育まれる。献立作成や食事の提供にあたっては、子どもの発達状況などを観察したうえで、子どもの発達を促すことや食に関する嗜好や体験が広がり深まるよう配慮することが大切である。

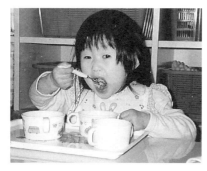

2歳児の給食の様子

表5-6　保育所における給与栄養目標量（設定例）

1～2歳児の給与栄養目標量

	エネルギー(Kcal)	たんぱく質(g)	脂質(g)	炭水化物(g)	ビタミン				カルシウム(mg)	鉄(mg)	食塩相当量(g)
					A(μgRAE)	B_1(mg)	B_2(mg)	C(mg)			
食事摂取基準（A）1日当たり	950	31～48	21～32	119～154	400	0.5	0.6	40	450	4.5	3.0未満
昼食＋おやつの比率（B）*	50%	50%	50%	50%	50%	50%	50%	50%	50%	50%	50%未満
1食（昼食）の給与栄養目標量（C＝A×B/100）	475	16～24	11～16	60～77	200	0.25	0.30	20	225	2.3	1.5
保育所における給与栄養目標量（C）を丸めた値	480	20	14	70	200	0.25	0.30	20	225	2.3	1.5

＊　昼食及び午前・午後のおやつで1日の給与栄養量の50%を給与することを前提とした。

3～5歳児の給与栄養目標量

	エネルギー(Kcal)	たんぱく質(g)	脂質(g)	炭水化物(g)	食物繊維(g)	ビタミン				カルシウム(mg)	鉄(mg)	食塩相当量(g)
						A(μgRAE)	B_1(mg)	B_2(mg)	C(mg)			
食事摂取基準（A）1日当たり	1,300	42～65	29～43	163～211	8	450	0.7	0.8	50	600	5.5	3.5未満
昼食＋おやつの比率（B）*1	45%	45%	45%	45%	45%	45%	45%	45%	45%	45%	45%	45%
1食（昼食）の給与栄養目標量（C＝A×B/100）	585	19～29	13～19	73～95	4	203	0.32	0.36	23	270	2.5	1.6
家庭から持参する米飯110gの栄養量（D）*2	185	3	0	40	0.3	0	0.02	0.01	0	3	0.1	0
E＝C－D	400	16～26	13～19	33～55	3.7	203	0.3	0.35	23	267	2.4	1.6
保育所における給与栄養目標量（E）を丸めた値	400	20	15	45	4	200	0.30	0.35	25	270	2.5	1.5

＊1　昼食（主食は家庭より持参）及び午前・午後のおやつで1日の給与栄養量の45%を給与することを前提とした。
＊2　家庭から持参する主食量は、主食調査結果（過去5年間の平均105g）から110gとした。
出典：伊藤貞嘉・佐々木敏監修『日本人の食事摂取基準（2020年版）』第一出版　2020年を参考に筆者作成

表5-7　1～2歳児および3～5歳児の給与栄養目標量の設定方法

栄養素	給与栄養目標量の設定方法
たんぱく質	総エネルギーに対して13～20%を適用し、重量（g）に換算をする
脂質	総エネルギーに対して20～30%を適用し、重量（g）に換算をする
炭水化物	総エネルギーに対して50～65%を適用し、重量（g）に換算をする
食物繊維	3～5歳児は8g/日を適用
ビタミンA、ビタミンB_1、ビタミンB_2、ビタミンC、カルシウム、鉄	推奨量を参考に設定（男子の値を適用）
食塩相当量	目標量を参考に設定

出典：伊藤貞嘉・佐々木敏監修『日本人の食事摂取基準（2020年版）』第一出版　2020年を参考に筆者作成

表 5 - 8　保育所給食の献立例

献立例 1

献立名		材料名	1〜2歳児 分量（g）	3〜5歳児 分量（g）
午前のおやつ（乳児のみ）	人参ゼリー	人参	30	
		水	30	
		粉寒天	0.2	
		水	30	
		砂糖	5	
		レモン汁	3	
		みかん缶詰	20	
昼食	肉味噌そば	生中華めん	40	60
		ごま油	2	3
		豚ひき肉	30	30
		ねぎ	5	5
		玉ねぎ	20	20
		サラダ油	3	3
		赤味噌	2	2
		しょうゆ	3	3
		砂糖	2	2
		鶏がらスープ	50	50
		片栗粉	2	2
		水	8	8
		きゅうり	10	15
		もやし	10	15
		小松菜	20	30
		人参	10	10
	豆腐とわかめのスープ	木綿豆腐	30	30
		生わかめ	5	5
		小ねぎ	5	5
		鶏がらスープ	100	120
		しょうゆ	2	3
		塩	0.2	0.2
	果物	りんご	30	50
午後のおやつ	さつまいものレーズン煮	さつまいも	40	50
		砂糖	2	2
		水	適量	適量
		干しぶどう	5	5
		牛乳	50	60
		スキムミルク	2	3
		コーンスターチ	1.5	2
		水	7	8
	お茶	番茶浸出液	120	150
エネルギー			486 kcal	550 kcal
たんぱく質			17.9 g	20.2 g
脂質			14.6 g	16.3 g
炭水化物			71.1 g	79.6 g
カルシウム			210 mg	252 mg
鉄			3.3 mg	3.8 mg
食塩相当量			2.0 g	2.3 g

献立例 2

献立名		材料名	1〜2歳児 分量（g）	3〜5歳児 分量（g）
午前のおやつ（乳児のみ）	バナナのヨーグルトがけ	バナナ	30	
		ヨーグルト	30	
	お茶	番茶浸出液	100	
昼食	ごはん	米	40	50
	洋風茶わん蒸し	卵	15	20
		牛乳	60	80
		塩	0.4	0.5
		鶏ささみ	5	10
		人参	10	10
		ほうれん草	10	10
		玉ねぎ	5	5
		さつまいも	5	10
	ひじきの炒め煮	ひじき	5	5
		人参	5	5
		さやえんどう	5	5
		ごま油	3	3
		煮出し汁	30	30
		しょうゆ	3	3
		砂糖	1	1
	マカロニサラダ	マカロニ	3	6
		ロースハム	5	5
		りんご	5	10
		きゅうり	5	10
		ゆで玉子	5	10
		マヨネーズ	4	6
午後のおやつ	チーズおにぎり	ごはん	60	80
		チーズ	4	5
		しらす干し	3	3
		大根菜	8	10
		すりごま	1	1
	お茶	番茶浸出液	120	150
エネルギー			505 kcal	603 kcal
たんぱく質			16.2 g	19.7 g
脂質			14.6 g	17.5 g
炭水化物			78.0 g	89.9 g
カルシウム			271 mg	273 mg
鉄			2.4 mg	2.7 mg
食塩相当量			1.6 g	1.9 g

(4) 行事食

　日本には、四季折々の伝統的な行事
があり、その際に食べる行事食などが
ある（表5−9）。行事にかかわる食
べ物は季節（旬）の食材を取り入れた
ものが多いが、地域によりその特色が
ある。

　また、クリスマスなどの外国の行事
や、毎月の誕生日会なども取り入れて、
特別な日を食事とともに楽しむ習慣が

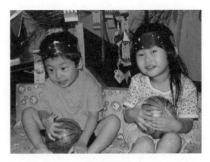

七夕の様子

ある。家庭では行われなくなっている行事もあるが、行事食をとおして日本
の文化や旬の食材に触れることは食育のよい機会となる。保育所の職員がそ
の行事にちなんだ食事を子どもたちにどのように伝えて行くかが大切である。

表5−9　年中行事と食べ物

月	行　　事	かかわる食べ物（行事食）
4月	お花見	お花見弁当、花見だんご、桜もち
5月	端午の節句（こどもの日）	柏もち、ちまき
7月	七夕 土用の丑	そうめん うなぎ
9月	重陽の節句（菊の節句） 十五夜（お月見） 秋分の日・お彼岸	栗ごはん、春菊と菊の花のお浸し 月見だんご、里芋 おはぎ、彼岸だんご
10月	十三夜（お月見） 収穫祭（秋まつり）	月見だんご かぼちゃ、さつまいも
11月	七五三	千歳飴
12月	冬至 クリスマス 大晦日	かぼちゃ クリスマス料理、ケーキ 年越そば
1月	正月 七草の節句 鏡開き	おせち料理、雑煮 七草がゆ 鏡餅入りお汁粉、ぜんざい
2月	節分（豆まき）	いり大豆、恵方巻き
3月	桃の節句（ひな祭り） 春分の日・お彼岸	はまぐり寿司、ちらし寿司、はまぐりの潮汁、 ひし餅、ひなあられ、白酒 ぼた餅、彼岸だんご

3 —— 保育所給食の留意点

(1) 個別の配慮

保育所における給食の提供では、特に、離乳食、食物アレルギーのある子ども、体調不良の子どもなどについて個別の配慮を行う[7]。

※7
第8章を参照。

食物アレルギーのある子どもは、保護者と面接などを行い、子どもの状況を把握し、適切な内容の食事を提供する。体調不良の子どもについては、保育所において、食事状況（摂取量、食べ方など）、身体状況を観察し、個別対応が必要な子どもを把握し、適切な対応をとる。このような食事状況、身体状況などを観察する場合は、定期的に医師や管理栄養士・栄養士などと情報を共有しながら行う。

(2) 子どもの保護者に対する支援および地域における子育て家庭への支援

保育所保育指針では「全ての子どもの健やかな育ちを実現することができるよう、（中略）子どもの育ちを家庭と連携して支援していくとともに、保護者及び地域が有する子育てを自ら実践する力の向上に資するよう（中略）留意するものとする」とされている。保育所は、保育所を利用する子どもの保護者に対する支援および地域の子育て家庭への支援について、職員間の連携を図りながら積極的に取り組むことが求められているのである。

保育所での子どもの食事の様子や、保育所が食育にどのように取り組んでいるかを伝えることは、家庭での食育について関心を高めていくことにつながる。また、家庭からの食生活の相談には積極的に応じていく。特に個別の配慮が必要な子どもの保護者には、地域の関連機関や専門職と連携・協力をしながら支援をしていく。地域の子育てや家庭への食生活に関する支援は、保護者の子育てへの不安を軽減することにつながる。

(3) 職種間の連携

保育所における食事提供において、子どもの状況を十分に把握し、それを食事に反映させるには、子どもと直接かかわる保育士などが観察した食事に関する情報を共有し、管理栄養士・栄養士などと連携して対応する体制をとる。

また、食育の観点からは、保育所における食育を豊かに展開するためには、子どもの家庭・地域住民との連携・協力に加えて、地域の保健センター、保健所、医療機関、学校等の教育機関、地域の商店や食事に関する産業、さらに地域の栄養・食生活に関する職種間とで連携・協力をする必要がある。保

育所に管理栄養士・栄養士が配置されている場合には、その専門性を十分に発揮し、これらとの連絡調整の業務を積極的に行う。

●「第5章」学びの確認
①幼児期の発達の特徴を考慮しながら、食事の際に気になる行動を整理してみよう。
②現代社会の問題点をふまえ、幼児期に家族が一緒に楽しく食事をする大切さ、意味について考えてみよう。
③保育所給食の内容はどのように決められているのかまとめてみよう。
●発展的な学び
①幼児期の身体的発達に適したスプーンや箸、食器の特徴を調べてみよう。
②3歳児と一緒につくる手づくりおやつのレシピを考えてみよう。
③3〜5歳児の保育所給食のメニューを考えてみよう。

【引用文献】
1）食事摂取基準の実践・運用を考える会編『日本人の食事摂取基準（2015年版）の実践・運用—特定給食施設等における栄養・食事管理（演習付）』第一出版　2015年　74頁

【参考文献】
第1・2節
・新藤由喜子・菅原園・内田真理子・亀城和子・辻ひろみ・内山麻子著『小児栄養−発育期の食生活と栄養（改訂）』学建書院　2010年
・食べ物文化編集部編『子どもの脳は食から育つ』芽生え社　2005年
・『臨床栄養』Vol.114　No.5　医歯薬出版　2009年
・伊藤貞嘉・佐々木敏監修『日本人の食事摂取基準（2020年版）』第一出版　2020年
・厚生労働省「平成27年度乳幼児栄養調査」
・厚生労働省「平成27年度国民健康栄養調査」
第3節
・伊藤貞嘉・佐々木敏監修『日本人の食事摂取基準（2020年版）』第一出版　2020年
・食事摂取基準の実践・運用を考える会編『日本人の食事摂取基準（2015年版）の実践・運用—特定給食施設等における栄養・食事管理（演習付）』第一出版　2015年
・藤原政嘉・河原和枝編『献立作成の基本と実践』講談社　2014年
・小川雄二編著『子どもの食と栄養（第2版）』建帛社　2015年
・水野清子他編著『子どもの食と栄養—健康なからだとこころを育む小児栄養学（改訂第2版）』診断と治療社　2014年
・上田玲子編『子どもの食生活—栄養・食育・保育』ななみ書房　2011年
・三好恵子・山部秀子・平澤マキ編著『給食経営管理論』第一出版　2014年
・厚生労働省「保育所における食事提供ガイドライン」2012年

Q&A：幼児期

Q1　おかずばかり食べて、白飯を食べてくれません。どうしたらいいですか？

A

　具だくさんの焼き飯や丼など、味がついて食べやすいご飯を準備します。味つけご飯しか食べられないということにならないよう、慣れてきたら焼き海苔つきのおにぎりなどシンプルなものに変えていきます。白飯を食べてからおかずを口に入れる食べ方を教え、白飯を食べるときには「おいしいね」などの言葉がけをして、大人も一緒においしそうに食べましょう。

　また、おかずの味つけが濃すぎると、白飯が物足りなく感じます。ご飯の甘味など素材の味を感じることができる味覚を育てるためにも、おかずは薄味を心がけましょう。

Q2　生野菜を食べません。野菜ジュースでもいいですか？

A

　大人にはサクサクとした食感を楽しめる生野菜ですが、咀しゃく能力が未熟な子どもには思いのほか食べにくいものです。加熱してやわらかくした方が、量が減り量もしっかりとることができます。生野菜にこだわらず食べやすい形にしましょう。基本的には野菜ジュースは野菜の代わりにはならないと考えてください。野菜と同じようにビタミンやミネラルは含まれていますが、果物など糖分を添加したものが多いうえに、野菜を食べるときのように「かむ」ことができません。野菜ジュースは、ほかのジュース同様、嗜好品として考えましょう。

Q3　共働きで夕食が遅くなりますが、何に気をつけたらいいですか？

A

　遅い時間の夕食は眠るまでに食べ物を消化できないため、寝ている間も胃は活動し、睡眠の妨げになります。また、食後すぐに寝ると余剰分のエネルギーが蓄積され、太るリスクが高まります。食べ物が消化されるには2～3時間かかります。翌朝すっきり目覚めるために夜9時には寝かせようと思うと、夜7時頃までには食事を終わらせたいものです。前日や出勤前の下準備やフリージング、時間のあるときの作り置きなどを利用したり、子どもに先に食事をとらせたりして時間をやりくりしましょう。その代わり、休日は子どもと一緒に食卓を楽しみ、しっかりコミュニケーションをとりましょう。

　また、油脂の多い料理は消化に時間がかかります。食事の時間が遅く

なる場合は、あっさりした料理になるよう調理をしましょう。

Q4 保育所給食は、どうして全職員で取り組むことが必要なのでしょうか?

A 　給食業務は、栄養士や調理員といった給食担当者が中心に行いますが、子どもたちの保育所での様子や家庭の状況は、保育士などの職員が把握しています。保育士は、食事を介助するなど、直接、子どもへの支援を行うため、保育士と給食担当者が連携をして食事を提供していくことが大切です。また、保育所給食は、単なる食事提供の場ではなく、給食をとおして子どもの発育・発達や食習慣の形成にどのようにかかわっているのかを、保育所全体で検討していく必要があります。誤嚥やアレルギー発症などの事故予防になります。

Q5 火傷、包丁によるケガなどの事故や食中毒が心配で調理保育を取り入れた食育ができません。どうしたらいいのでしょうか?

A 　事故や食中毒を心配して、子どもの食育体験の範囲が狭められてしまうことはとても残念です。栄養士を含めて、計画段階から衛生的で安全な調理体験ができるように職員間で綿密な計画を立てることが大切です。クラスごとに少人数で栄養士を中心とした調理保育を計画するとよいでしょう。また、熱源や包丁などを使わない調理から実施してみましょう。

実習③ 幼児食 （3〜5歳）

―主食になる料理―
チキンピラフ （4人分）

米	200 g
バター	15 g
鶏もも肉	120 g
玉ねぎ	80 g
にんじん	20 g
ピーマン	20 g
生マッシュルーム	40 g
スープ	280 ml
ケチャップ	40 g
	（大3弱）
塩	0.7 g
こしょう	少々

栄養素量（1人分）

エネルギー：296 kcal たんぱく質：9.7 g 脂質：7.8 g 炭水化物：44.5 g
カルシウム：16 mg 鉄：0.8 mg 食塩相当量：1.0 g

作り方

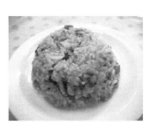

①米は洗ってざるにあげる。
②鶏もも肉は1cm大に切る。
③玉ねぎ、にんじん、ピーマン、生マッシュルームはみじん切りにする。
④炊飯器に①、②、③、細かく切ったバター、スープ、ケチャップ、塩、こしょうを入れて炊く。

食品選択・調理のポイント
細かく切ったバターとともに炊き込めば、米を炒める手間を省くことができる。

―汁ものの料理―
高野豆腐のすまし汁
（4人分）

高野豆腐	1/2 枚
もやし	40 g
にんじん	15 g
だし汁	600 ml
塩	2 g
しょうゆ	6 ml
	（小1強）

栄養素量（1人分）

エネルギー：20 kcal たんぱく質：2.1 g 脂質：0.9 g 炭水化物：0.8 g
カルシウム：19 mg 鉄：0.4 mg 食塩相当量：0.9 g

作り方

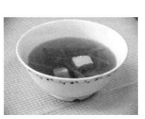

①高野豆腐は3分水に浸してから電子レンジで2分加熱し、1cm角に切る。
②もやしは芽と根を取る。
③にんじんは3cmの千切りにする。
④だし汁を温め、①、②、③を煮る。
⑤塩としょうゆで味をつける。

食品選択・調理のポイント
献立の組み合わせによって、だし汁をスープにしてもよい。

―副菜になる料理―
かぼちゃのサラダ
（4人分）

かぼちゃ	120 g
ベーコン	20 g
きゅうり	40 g
玉ねぎ	60 g
レーズン	8 g
マヨネーズ	15 g
ヨーグルト	20 g
こしょう	少々

栄養素量（1人分）

エネルギー：90 kcal　たんぱく質：1.8 g　脂質：5.0 g　炭水化物：9.9 g
カルシウム：18 mg　鉄：0.3 mg　食塩相当量：0.2 g

作り方

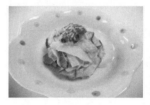

①かぼちゃは種を取り、食品用ラップに包み電子レンジで4分加熱し、ほぐしながら皮を取る。
②ベーコンは5mm幅に切り、フライパンで炒める。
③きゅうりは輪切りにし軽く塩もみをして洗う。
④玉ねぎは電子レンジで1分加熱して薄切りにする。
⑤①、②、③、④、戻したレーズンを合わせ、マヨネーズ、ヨーグルト、こしょうを加え、混ぜ合わせる。

 食品選択・調理のポイント
かぼちゃをさつまいもに代えると食物繊維の給源となる。

―主菜になる料理―
ビーンズチーズオムレツ
（4人分）

卵	4個
牛乳	60 ml
塩	少々
こしょう	少々
ミックスビーンズ	30 g
プロセスチーズ	40 g
油	適量

栄養素量（1人分）

エネルギー：164 kcal　たんぱく質：11.9 g　脂質：11.5 g　炭水化物：2.9 g
カルシウム：110 mg　鉄：1.1 mg　食塩相当量：0.9 g

作り方

①プロセスチーズは5mm角に切る。
②卵を割りほぐし、牛乳、塩、こしょう、ミックスビーンズ、①を加え、混ぜ合わせる。
③フライパンに油を敷いてあたため、中火から強火で②を焼く。

 食品選択・調理のポイント
耐熱容器に入れてオーブンで蒸し焼きにしてもよい。

実習④ 間 食

トマトシャーベット
（4人分）

トマト	200 g
レモン汁	5 ml
	（小1）
コンデンスミルク	40 g

栄養素量（1人分）

エネルギー：43 kcal たんぱく質：1.1 g 脂質：0.9 g 炭水化物：8.1 g
カルシウム：30 mg 鉄：0.1 mg 食塩相当量：0.0 g

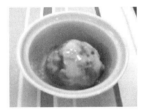

作り方

①トマトはビニール袋に入れて一晩凍らせる。
②①を室温にしばらくおいてから横半分に切り、種をとって皮をむく。
③②にレモン汁を加えフードプロセッサーにかける。
④③を器に盛りつけコンデンスミルクをかける。

 食品選択・調理のポイント
トマトは凍らせると種が取りやすく皮もむきやすくなる。

チーズ入りお好み焼き
（4人分）

小麦粉	100 g
水　100 ml（カップ1/2）	
卵	1個
ピザ用チーズ	30 g
ホールコーン	30 g
小葱	30 g
干しえび	3 g
ツナ缶	30 g
油	適量
【ソース】	
ケチャップ	20 g
ソース	10 ml（小2）
マヨネーズ	10 g

栄養素量（1人分）

エネルギー：214 kcal たんぱく質：7.7 g 脂質：9.4 g 炭水化物：23.1 g
カルシウム：84 mg 鉄：0.7 mg 食塩相当量：0.8 g

作り方

①卵と水を合わせてよく混ぜる。
②小葱は小口切りにする。
③①に小麦粉を振るい入れる。
④③に②、ピザ用チーズ、ホールコーン、干しえび、ツナ缶を入れて混ぜる。
⑤フライパンに油を熱し、④を直径7 cmぐらいに広げ両面を焼く。
⑥ケチャップ、ソース、マヨネーズを合わせて⑤につける。

 食品選択・調理のポイント
1人分が2枚になる。小葱をキャベツのみじん切りにしてもよい。

実習⑤ お弁当

お弁当　（4人分）

おにぎり
ご飯	400 g
塩	少々
焼きのり	1/4 枚

魚の香草焼き
白身魚	80 g
塩	1 g
こしょう	少々
白ワイン	5 ml（小1）
パン粉	8 g（大1弱）
刻みパセリ	適量
オリーブオイル	8 ml（小2）

かぼちゃのベーコン巻き
かぼちゃ	60 g
ベーコン	40 g
油	適量

アスパラのごま和え
アスパラ	40 g
にんじん	10 g
白ごま	3 g
しょうゆ	5 ml（小1）

大豆のトマト煮
大豆水煮	60 g
ホールトマト	30 g
刻み昆布	4 g

里芋の煮ころがし
里芋（子芋）	60 g
だし汁	40 ml
砂糖	3 g（小1）
しょうゆ	5 ml（小1）
みりん	4 ml

マカロニサラダ
マカロニ	20 g
ツナ缶	15 g
パプリカ（赤）	20 g
パプリカ（黄）	20 g
塩・こしょう	少々
マヨネーズ	6 g（小2弱）

―付け合わせ野菜―
ミニトマト	4 個
ブロッコリー	80 g

―くだもの―
オレンジ	80 g
キウイフルーツ	80 g

栄養素量（1人分）
エネルギー：412 kcal　たんぱく質：14.2 g
脂質：13.1 g　炭水化物：58.6 g
カルシウム：71 mg　鉄：1.7 mg
食塩相当量：1.6 g

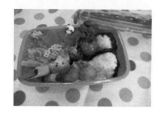

食品選択・調理のポイント
- 弁当箱の大きさ（容量）は、幼児期の1食あたりのエネルギー量に合わせるとよい。
- 赤・緑・黄・白・黒の五色を取り入れ彩りよくする。
- 汁気の多いものは避けて、味が混ざらないようにする。
- 食材の大きさや切り方は、食具で取りやすいようにする。
- 旬の食材を入れる。
- 調理は衛生的に行い、夏場などの気温の高い時期は保冷剤を添える。
- 弁当の作り置きはしない。

第 **6** 章　学童期の食生活と栄養

◆キーポイント◆

・学童期は、身体・精神面ともに著しく成長する時期である。学童期前半の緩やかな成長と、第二次性徴を迎える後半の急進期では成長に個人差が出やすいことを理解する。

・学童期の運動量は多いが、室内で過ごす場合も多くなる。運動不足による栄養過多も指摘されており、この時期の生活面の問題を理解する。

・学童期の食生活面は、行動範囲の広がり・社会とのかかわりから変化する生活リズムの影響により食行動が変化しはじめる時期であることを理解する。

・学童期は、生涯の食に関する自己管理能力の基礎力を養う大切な時期である。学童期のからだと心の成長のバランスを視野に入れ、食生活と栄養のあり方を学ぶ。

第1節 ● 学童期の食生活

1 ── 食行動の発達の特徴

　学童期（6〜11歳）は、食事の機能やリズムを確立し、保護者に依存した食生活から自己選択による食行動へと変化する時期である。学童期前半は、幼児期と同様に自己中心的に物事を判断する部分が残り、家族に依存した食生活が主となるが、学童期後半になると理解力や周囲を客観的にみることができるようになり、自立した食行動を行う姿もみられる。さらに行動範囲が広がることにより、他者とのかかわりも増え、社会性が発達する。この時期は、生涯の食に関する自己管理能力の基礎力を養う時期となる。

2 ── 食生活の変化・発達に伴う課題

(1)　食生活の変化に伴う課題

①食生活リズムの乱れ

　近年、大人の夜型生活が子どもにも影響し就寝時刻が遅くなるなど、子どもの生活も乱れやすくなっている。このような生活が続くと、夜遅い時間の

食事や間食など、食事の時間帯が不規則になりやすい。さらに、夕食から就寝までの間で夜食を週に4〜5回以上とる割合は20%以上であり、その内容はアイスクリームやスナック菓子が多い[1]。夜間はエネルギーの消費量が低い。夜食として摂取する菓子類は糖質と脂質が多く、翌朝食摂取に影響を及ぼすほか、エネルギー摂取量の増加に起因する肥満の原因ともなりやすい。

②食行動の変化

大人の生活からの影響とは別に、学童期後半は学校生活に加え、子ども自身も習い事・塾などに通う割合が高くなり、規則正しいリズムでの食事が難しい場面も出てくる。通塾は幼児からはじまり、小学校の時点で学習塾通いは49.1%、スポーツ活動は63.6%、芸術活動は28.7%という報告もあり[2]、昼食・夕食間の軽食や夜遅い食事が必要となる。食事内容は、弁当やコンビニエンスストアで購入した食品などで、摂取する食品を自ら選択する場面が増えてくる。この場合、栄養バランスよりも自分の嗜好中心の食品選択になりやすく、栄養素の偏りが懸念される。

(2)　身体・精神面での発達による課題

①身長・体重

学童期の身長・体重は表6-1に示すとおりで、学童期6年間で身長が平均30cm、体重は18kg程度増加する第2期急伸期である。第2期急伸期は女児の方が早くはじまるといわれている。11歳で身長と体重ともに女児が男児を上回る。また、身体の成長とともに骨量も変化する。学童期は、骨量を著しく増やすための時期でもある。

表6-1　学童期の身長・体重の平均値

学童期の身長・体重の平均値					
年齢 (歳)	身長（cm）		体重（kg）		ローレル指数	
	男	女	男	女	男	女
6	116.5	115.6	21.4	20.9	135	135
7	122.6	121.4	24.2	23.5	131	131
8	128.1	127.3	27.3	26.5	130	128
9	133.5	133.4	30.7	30.0	129	126
10	139.0	140.2	34.4	34.2	128	124
11	145.2	146.6	38.7	39.0	126	124

資料：文部科学省「令和元年度学校保健統計調査」

②第二次性徴

　第二次性徴がはじまるのは、学童期後半である。発現時期は女児の方が早く 9 ～ 10 歳にかけてはじまり、男児は 2 歳程度遅れてはじまる。第二次性徴がはじまる時期は、個人差があり、形態的・内面的にも男性・女性の特徴が現れる。男児では、声変わり、咽頭隆起、ひげの発生、臍を頂点とした陰毛発生、胸毛発生など、女児では、乳房の発育、逆三角形の陰毛発生・皮下脂肪沈着などである。この時期は、心と身体のバランスがくずれやすく、情緒不安定な場面もみられ、バランスよい食生活が必要となる。

③ダイエット志向

　学童期後期の女児は容姿が気になり、痩身を望む傾向が出始める[3]。この願望が強いと誤ったダイエットや食事制限を行い、健康を阻害する可能性もある。この時期は、身体の急激な発達や生理による失血もあり、鉄欠乏性貧血[※1]や骨密度[※2]の低下なども起こしやすい。

④口腔環境

　永久歯は、12 ～ 13 歳頃までにほぼ生えそろう[※3]。この時期に、口唇や舌など口腔全体を使うこと、切歯・臼歯を使う正しいかみ方を獲得しないと口蓋の発達がきちんと行われず、咀しゃくから嚥下までのプロセスを覚えないまま成人へと移行する可能性がある。かむことは唾液の分泌、姿勢、あごのゆがみなどに影響を及ぼすことが考えられる。

3 ── 食習慣

(1)　朝食欠食

　成長期である学童期にとって規則正しい生活リズム・食生活は基本であり、健康増進の原点ともいえる。しかし、夜型生活が定着し就寝時間が遅くなっていることや、朝食が用意されていないなどの理由から若い世代の欠食率が増加している。朝食を毎日食べている割合は、小学校 6 年生で86.7％と報告されている[4]。若い年代の朝食欠食の習慣化は、小学生頃からはじまっている（図 6 − 1）。また、食事内容において、主食＋主菜＋副菜のみという児童が25％程度、主食のみが27％程度という報告もあり[5]、食事内容にも問題がみられる。朝食欠食により、1 日のリズムが乱れるだけでなく、エネルギー不足、栄養バランスの乱れ、ブドウ糖が脳に十分に供給されず集中力が低下する、体温が上がらず身体活動が低下する、疲れやすいなどの不定 愁 訴[※4]を呈するなどの多くの弊害が出てくることがある。

　逆に、朝食摂取がきちんとできている学童は、学科の正答率が高く、体力

※1　鉄欠乏性貧血
体内の鉄が欠乏し、ヘモグロビン合成が障害されることで起きる小球性低色素性貧血。食事からの鉄摂取量の不足、幼児期や思春期の急激な成長に伴う鉄需要の増加、月経などによる鉄の損失が発症の要因。

※2　骨密度
骨を構成しているカルシウムをはじめとしたミネラル類がどれくらい詰まっているかを表すもので、骨の強さを示す指標。

※3
第 2 章の図 2 − 7（38頁）を参照。

※4　不定愁訴
特定の病気としてまとめられない漠然としたからだの不調の訴えをいう。頭が重い、肩がこる、イライラするというような訴え。

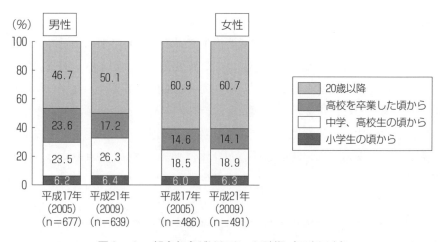

図6-1　朝食欠食がはじまった時期（20歳以上）

資料：厚生労働省「国民健康・栄養調査」
出典：厚生労働省『平成28年　食育白書』62頁

テストの結果もよいと報告されている[6]。朝食の重要性を再認識し、主食のみの朝食ではなく、おかずの整った食事をとれるように取り組み、生活リズムも整えることが重要である。

(2)　間食

学童期の間食は、幼児期のように1日に必要な栄養素等を3回の食事で摂取できない場合にとるというものとは違い、学校生活終了後の空腹や塾・稽古事などの活動、気分転換のためということが多いため、その内容と摂取する時間を考える必要がある。間食は、下校から夕食までの間の摂取が多く、その内容はスナック菓子などが多い[7]。小学校低学年では間食摂取の量が影響し、食事を残すとの報告もある[8]。スナック菓子は、脂質、糖質、塩分が多く、夕食の摂取量に影響を及ぼすだけでなく、エネルギーの過剰摂取につながる。間食は、日常の食事ではとりにくい果物や乳製品などにして食品で1日の総エネルギーの10～15％に抑え、食事に影響を及ぼさない程度の量にするべきである。

(3)　偏食

幼児期から引き続き、食べ物の好き嫌いが現れるが、学童期に入り偏った食事を続けることは、栄養不足や過剰な栄養状態になりやすいなど問題が生じる。嗜好に任せた食事や間食をせず、さまざまな食品を取り入れることが必要である。

（4） 肥満

　低学年と高学年を比較すると、肥満傾向児の割合は高学年の方が高く、その傾向は男児の方が顕著である[9]。肥満の要因となる項目は、朝食欠食にみられるような1日の食事のリズムが崩れ、間食・偏食による栄養バランスの偏り、エネルギーの過剰摂取である。また、外で活動する機会が減少し、男児は室内でゲーム、女児は読書など室内で過ごす時間が増加しており[10]、活動量低下によるエネルギー消費不足も肥満の原因になりやすい。

　学童期の肥満は、思春期、成人の肥満につながり、生活習慣病の温床になると考えられている。肥満傾向児の増加から、2007（平成18）年には厚生労働省研究班から「小児期メタボリックシンドローム診断基準（6～15歳）」（表6-2）が示されている。肥満は早い段階で生活および食事内容を是正することにより改善される。

表6-2　小児期メタボリックシンドローム診断基準（6～15歳）

①腹囲	●80 cm以上 ・腹囲/身長が0.5以上であれば80 cm以上 ・小学生では75 cm以上
②血清脂質	●中性脂肪：120 mg/dL以上　かつ/またはHDL－コレステロール　40 mg/dL未満
③血圧	●収縮期血圧：125 mmHg　かつ/または拡張期血圧：70 mmHg
④空腹時血糖	●100 mg/dL以上

①があり、②～④のうち2項目を有する場合にメタボリックシンドロームとする。

出典：厚生労働省研究班「小児期メタボリックシンドローム診断基準（6～15歳）」2007年

4 ── 食卓の意義

　近年、共食の意味が見直されている。子どもを取り巻く家庭環境や食環境から個食・孤食がみられる。その要因として、母親の就労や家族形態の多様化、近隣の地域住民間の関係の希薄化など、従来の家族概念の変化、食の外部化、総菜・調理済み食品などの中食の利用率の増加、家庭内調理の簡略化などがあげられる。

　孤食をする小学生は、朝食で19.7％、夕食で4.1％で、中学生はその倍以上の割合[11]であり、「健康日本21」では、共食の増加を目標として掲げている。1人での食事は、食欲もわかず、摂取する食品数が少なく、結果的に栄養量が充足できない。

　学童期における共食は、空腹を満たすだけのものではなく、食事のあり方を学び、調理方法や味つけ、食事のマナー、地域の食文化、食事をつくる経験など

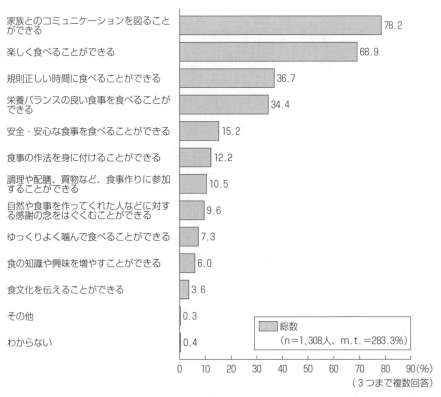

図6-2　食事を家族と一緒に食べることは、1人で食べるよりどのような利点があるか

資料：厚生労働省『平成28年度　食育白書』31頁
出典：内閣府「食育に関する意識調査」平成27年10月

さまざまな事柄を学ぶ機会であり、その利点は図6-2に示すとおりである。

最小単位の社会である家族で経験する共食の経験は、成人してからの食生活の基本となることは明らかであり、共食の重要性を認識し、豊かで健康な食生活が営めるよう指導をする必要がある。

第2節 ● 学童期の食べ物と栄養

1 —— 学童期の栄養量（食べる量）

学童期は、著しい身体発育と活動量を支えるために、さまざまな栄養素を過不足なく摂取することが必要である。しかし、この時期は身体状況や体格など、個人差が大きい。これを考慮し、成長期に必要なエネルギー、たんぱ

く質、カルシウム、鉄、ビタミンなどの栄養素を過不足なく摂取するための食事量を検討すべきである。

「日本人の食事摂取基準（2020年版）」では、小学生は年齢が3区分（6～7歳、8～9歳、10～11歳）である。また、身体活動レベルは個人差を考慮するため、成人と同じ3区分としている[5]。食事摂取基準の項目は、推定エネルギー必要量[6]、およびたんぱく質、脂質4項目、炭水化物2項目、ビタミン13項目、ミネラル13項目について5つの指標[7]で基準が示されている。

■2 ── 学童期に不足しがちな栄養素と献立作成

私たちは、食品を調理し、料理したものを食事として摂取している。学校給食のある日は、栄養量のバランスがある程度保たれるが、給食のない日は栄養量が不足気味であるという報告もあり、栄養バランスを整えることは必須である。現状では、炭水化物、脂質については摂取量に問題はないが、たんぱく質、カルシウム、鉄、ビタミンが不足しがちである。不足しがちな栄養素を含め、幅広い食品摂取のポイントを示す。

> ●身体発育のために、たんぱく質は良質のものをとる。必須アミノ酸をバランスよく含む動物性食品（肉、魚、卵、乳）を中心に、植物性たんぱく質（大豆および大豆製品）を摂取する。
> ●ミネラルでは、カルシウム、鉄の摂取に心がける。カルシウムは、骨形成のみならず筋肉や神経の働きにも重要な栄養素であり、牛乳・乳製品、魚介、豆製品、野菜に多く含まれている。しかし、吸収率に差があり、牛乳・乳製品は50％、小魚は約30％、青菜は約18％である。カルシウムの吸収を促進するビタミンD（魚やきのこに含まれる）やクエン酸とともに摂取するとよい。鉄は、ヘモグロビン合成に必要な栄養素で、レバー、魚介、豆製品、野菜に含まれる。レバーや赤身肉などの動物性食品をとること、野菜はビタミンCとたんぱく質とともにとると吸収率がよい。
> ●ビタミン類を多く含む野菜（緑黄色野菜・そのほかの野菜）をとる。生に限らず、茹でる・蒸す・炒めるなど調理法を工夫し、摂取量を多くするように心がける。
> ●炭酸飲料やスポーツドリンクの多飲は、糖分の過剰摂取につながり、ペットボトル症候群[8]や脚気[9]の原因になりやすいので水分摂取の仕方に気をつける。

多種類の食材を使用し、調理した料理をおいしく食べることで、微量栄養素を含む多くの栄養素を体内に取り入れることができ、円滑な利用が期待できる。また、食事として栄養素の充足を確認するために、学童期の献立作成では以下のことが必要である。

※5
巻末の資料2－5・6（226頁）を参照。

※6
巻末の資料2－8（227頁）を参照。

※7
巻末の資料2－1（224頁）を参照。

※8　ペットボトル症候群
正式には「清涼飲料水ケトアシドーシス」という。清涼飲料水の多飲から糖分を過剰摂取することが原因となり、吐き気、腹痛、意識がもうろうとするといった症状がでる。

※9　脚気
ビタミンB₁不足で起きる疾患、全身倦怠、食欲不振、足のむくみなどの症状がでる。

- 1日3食をリズムよくきちんと食べる。学童期は食習慣の確立にとって大切な時期であり、活動量を加味して1日3食をきちんと食べることが必要である。3食でとりきれない栄養素については、間食として摂取する。
- 主食、主菜（肉、魚、卵、豆を使った料理）、副菜（野菜、海藻、きのこ、いも類）などを使った料理を組み合わせる。特に朝食を主食のみで済ます場合が多い。朝食も主食とおかずの摂取を心がける。
- 料理の彩（いろどり）に気をつける。季節感を生かした多様な食品を摂取すると彩（赤、黄、緑、茶、白、黒）がよくなる。特に色合いがよいものは野菜である。多くの色が入るおかずで多様な食品を摂取する。
- 味つけが単調にならないように、味つけ（甘み、塩味、酸味、苦味、うまみ）や調理法（焼く、煮る、蒸す、揚げる、生）が重ならないようにする。この工夫で五感を感じられる食事づくりができる。

第3節 ● 学校給食

1 —— 学校給食とは

　学校給食は、人生を活力に満ちて健やかに過ごす態度や能力を身につけるため、学校教育の一環として望ましい生活習慣の形成を目指している。すなわち、各教科での食とのかかわりや給食をともに食べるという行為を通じて、良好な人間関係を育てるコミュニケーションづくり、礼儀作法などをはじめとした行動育成の場となり、その意義は大きい。教育の一環として、学級担任、養護教諭、栄養教諭などの全職員が協力し、給食指導、食事のマナー、栄養に関する知識の導入による食生活改善の意識向上、バランスのとれた栄養摂取の方法、感謝の心などについて広く指導することが必要である。

(1) 学校給食の歴史

　学校給食は、1889（明治22）年に貧困児童に対して食事提供をしたことがはじまりとされ、1954（昭和29）年に制定された学校給食法（2008（平成20）年6月に改正（2009（同21）年4月に施行））に基づいて現在まで実施されている。同法第1条では、学校給食の目的を「学校給食が児童及び生徒の心身の健全な発達に資するものであり、かつ、児童及び生徒の食に関する正しい理解と適切な判断力を養う上で重要な役割を果たすものであることにかんがみ、学校給食及び学校給食を活用した食に関する指導の実施に関し必

要な事項を定め、もつて学校給食の普及充実及び学校における食育の推進を
図ること」とし、第2条においてその目標を以下のとおり掲げている。

（学校給食の目標）

第2条　学校給食を実施するに当たつては、義務教育諸学校における教育の目的を実
　　　　現するために、次に掲げる目標が達成されるよう努めなければならない。

一　適切な栄養の摂取による健康の保持増進を図ること。

二　日常生活における食事について正しい理解を深め、健全な食生活を営むことが
　　できる判断力を培い、及び望ましい食習慣を養うこと。

三　学校生活を豊かにし、明るい社交性及び協同の精神を養うこと。

四　食生活が自然の恩恵の上に成り立つものであることについての理解を深め、生
　　命及び自然を尊重する精神並びに環境の保全に寄与する態度を養うこと。

五　食生活が食にかかわる人々の様々な活動に支えられていることについての理解
　　を深め、勤労を重んずる態度を養うこと。

六　我が国や各地域の優れた伝統的な食文化についての理解を深めること。

七　食料の生産、流通及び消費について、正しい理解に導くこと。

---

(2)　学校給食の実施状況

　学校給食は、完全給食（主食・おかず・ミルク）、補完給食（おかず・ミ
ルク）、ミルク給食（ミルクのみ）の区分がある。「学校給食実施状況調査（平
成30年度）」によると完全給食実施率は98.5%である。

　学校給食を食べる場所は、教室のほか、食事をとおしてコミュニケーショ
ンがとれるように異年齢の児童が一堂に会すランチルームなど専用の食堂が
用意されている学校もある。このほか、保護者や地域の人たちと交流しなが
ら食すことや、セレクト給食など食事内容を選択する試みも行われている。
また、地元でとれた食材を利用したり、家庭や地域で伝承が難しくなってき
た行事食・郷土料理を取り入れた給食も実施されている。

2 ── 学校給食の栄養と内容

　学校給食における児童または生徒に必要な栄養量は、学校給食を適切に実
施するために定められた基準である「学校給食実施基準」の「児童又は生徒
一人一回当たりの学校給食摂取基準」（平成30年一部改正）に示されている
（表6-3）。

　この基準値については、「日本人の食事摂取基準（2020年版）」を参考とし
た考え方を用いている。示した栄養素は、エネルギー、エネルギー収支バラ

表6-3　児童又は生徒一人一回当たりの学校給食摂取基準

区　　分	基　　準　　値			
	児童（6歳～7歳）の場合	児童（8歳～9歳）の場合	児童（10歳～11歳）の場合	生徒（12歳～14歳）の場合
エネルギー（kcal）	530	650	780	830
たんぱく質（%）	学校給食による摂取エネルギー全体の13%～20%			
脂質（%）	学校給食による摂取エネルギー全体の20%～30%			
ナトリウム（食塩相当量）（g）	2未満	2未満	2.5未満	2.5未満
カルシウム（mg）	290	350	360	450
マグネシウム（mg）	40	50	70	120
鉄（mg）	2.5	3	4	4
ビタミンA（μgRAE）	170	200	240	300
ビタミンB₁（mg）	0.3	0.4	0.5	0.5
ビタミンB₂（mg）	0.4	0.4	0.5	0.6
ビタミンC（mg）	20	20	25	30
食物繊維（g）	4以上	5以上	5以上	6.5以上

注：1　表に掲げるもののほか、次に掲げるものについてもそれぞれ示した摂取について配慮すること。
　　　　亜　　　　　鉛・・児童（6歳～7歳）2mg、児童（8歳～9歳）2mg、児童（10歳～11歳）3mg、生徒（12歳～14歳）3mg
　　2　この摂取基準は、全国的な平均値を示したものであるから、適用に当たっては、個々の健康及び生活活動等の実態並びに地域の実情等に十分配慮し、弾力的に運用すること。
　　3　献立の作成に当たっては、多様な食品を適切に組み合わせるよう配慮すること。
出典：学校給食実施基準　別表（第4条関係）

ンスを適正に保つための栄養素としてたんぱく質、脂質、欠乏症の回避が必要な栄養素としてビタミンA、ビタミンB₁、ビタミンB₂、ビタミンC、カルシウム、マグネシウム、鉄、亜鉛、生活習慣病の一次予防のために目標量を定めるべき栄養素としてナトリウム、食物繊維である。このうち、亜鉛については基準値に準ずる参考値としている。

　学校給食は基本的な考え方として、1食分の摂取基準となるが、対象年齢が成長著しい時期であることや家庭での食事や日常的に摂取しにくい栄養素については、実態を考慮し摂取割合を決定している[※10]。

　また、食品構成については、地域の食生活の実態を十分に把握し、地域の実状に則した食品構成を作成し、地域の実態や食文化などに配慮して給食を提供することが望ましいとしている。「食育推進基本計画」では、地場産物の利用回数を定めるなど、郷土料理を給食に取り込み、伝承することも積極的に行うよう指導している。また、「食事状況調査」の結果によれば、学校給食のない日はカルシウム不足が顕著であり、カルシウム摂取に効果的な牛乳等の使用を配慮することとしている。

　食事内容の充実については、学校における食育の推進を図る観点から、各

※10
「学校給食摂取基準の策定について（報告）」
https://www.mext.go.jp/a_menu/sports/syokuiku/__icsFiles/afieldfile/2019/06/17/1405481_001.pdf

教科における食に関する指導に学校給食を活用した指導が行えるように配慮することとされている。このなかには、地場産物利用や郷土料理など、郷土に関心を寄せる心を育むことも含まれる。

■3 ── 学校給食の留意点

(1) 衛生管理

学校給食における食中毒の発生は、患者数が非常に多くなり、被害が広範囲になることが予想されることから、食中毒[11]および異物混入[12]などを含めて、衛生管理については細心の注意がはらわれている。学校給食は、「学校給食衛生管理基準」（平成21年）に基づき、安心な素材を用い、安全な給食を児童生徒に提供している。

(2) 食育

小学校での食育は、給食の時間のみならず各教科にわたり担当教員と栄養教諭等が連携し、「食に関する指導」[13]として実施している。なお、給食の時間で行われる指導は、献立を教材として地場産物や郷土食など文化や伝統への学びを深めるほか、食事に関連するマナーの習得に向けた教育効果が期待されている。

(3) アレルギー等個別対応

食物アレルギーを抱える子どもの増加や学校給食での食物アレルギー事故を受け、文部科学省から平成27年に「学校給食における食物アレルギー対応指針」が作成され、給食時間を安全に楽しく過ごせるように関係者の連携を求め、危機管理や事故防止等の充実に活用されている。偏食傾向、肥満傾向、痩身願望が強い、スポーツをする児童に対し、児童の抱える問題の分析、個々に適した指導、助言などを行い、よりよい食生活に向けて個別的な相談指導・助言を行う。

トピック：学校給食等大量調理を実施する際の大量調理施設衛生管理マニュアルが改正されました。

2017（平成29）年6月16日付で「大量調理施設衛生管理マニュアル」が改正（生食発0616第1号）されました。今回の改正の背景には、猛威を振るう腸管出血性大腸菌O157とノロウイルス対策があります。

腸管出血性大腸菌O157では、高齢者および抵抗力の弱いものに対し、野菜および

※11 **食中毒**
有害物質や有毒な微生物に汚染された飲食物を摂取することにより、引き起こされる下痢、嘔吐、発熱などの中毒症状をいう。原因物質により、細菌性・ウイルス性・化学物質・自然毒による食中毒に分類される。

※12 **異物混入**
食品の製造過程で混入する異物は、動物性、植物性、鉱物性混入がある。動物性には、人の毛髪・爪など体の一部・排泄物、昆虫など。植物性は食さない植物、紙、カビ類、ゴム片など。鉱物性では、小石・砂・貝殻・金属片・ガラス片などがある。

※13 **食に関する指導**
文部科学省より示された「食に関する指導の手引き―第二次改訂版―」（平成31年）のなかで「食事の重要性」「心身の健康」「食品を選択する能力」「感謝の心」「社会性」「食文化」の6項目を食育の視点とし、食に関する資質・能力を育成することをめざしている。

果物を加熱せずに供する場合（表皮を除去する場合は除く）には殺菌を行うことが必要であるとされました。また、きざみのりを原因とするノロウイルス食中毒が発生し、乾物や摂取量が少ない食品も含めて製造加工業者は調理従事者の健康状態の確認を適切に行う必要があるとされ、衛生チェック表などに変更点が記載されました。

　ノロウイルスの食中毒は、多くの事例で人が関わる二次汚染が原因となっています。非常に感染力の強いウイルスです。保育者も乳幼児の食事に対応します。発熱、嘔吐、下痢などの症状がないか毎日衛生チェックを行い、手洗いを十分にして園での食生活を楽しく安全なものにしましょう。

●「第6章」学びの確認
①学童期の児童における朝食の重要性についてまとめてみよう。また、朝食の献立を考えてみよう。
②共食の重要性についてまとめよう。
③学童期に不足しがちな栄養素（カルシウムと鉄）について含有量の多い食品を探し、その食品を使った料理を考えてみよう。
●発展的な学びへ
①学童期における食生活上の問題点をまとめ、支援の方法を考えよう。
②学童期における学校給食の必要性についてまとめよう。

【引用・参考文献】
1 ）日本スポーツ振興センター「平成22年度　児童生徒の食事状況調査報告書【食生活編】」308〜309頁
　　http://www.jpnsport.go.jp/anzen/Portals/0/anzen/kenko/siryou/chosa/syoku_life_h22/H22syokuseikatsu_4.pdf
2 ）ベネッセ教育総合研究所「学校外教育活動に関する調査2017—幼児から高校生のいる家庭を対象に」6 〜 7 頁
3 ）日本学校保健会「平成28〜29年度 児童生徒の健康状態サーベイランス 事業報告書」2018年　70〜71頁
4 ）農林水産省「令和元年度　食育白書」187頁
5 ）前掲書3 ）　67頁
6 ）前掲書4 ）　45頁
7 ）農林中央金庫「小学4 年生〜中学3 年生400人に聞く食事の実態と食とのかかわり」2016年　27頁
8 ）同上書　26頁
9 ）文部科学省「令和元年度　学校保健統計」
10）前掲書7 ）　82〜88頁
11）前掲書3 ）　60頁

Q&A：学童期

Q 1　食行動とはどのようなことですか？

A　食行動は、現象的には、いつ、どこで、だれと、何を、どのように食べるかという行動を示します。この行動をとるにはさまざまなきっかけとなる刺激があり、時間・食べ物を見たから・空腹などと環境と個人の内的要素から起きています。

Q 2　なぜ、欠食をしてはいけないのですか？

A　本文でも述べましたが、集中力欠如、体温調節ができない、学力、体力ともに影響がでます。このほか生活リズムの乱れにもつながります。また、長時間の空腹（飢餓状態）で食事をすると吸収率が上がり、肥満の原因にもなります。

Q 3　どんな間食をするとよいのですか？

A　3回の食事ではとりにくい、乳製品、果物などや食物繊維の多いいも類の摂取がおすすめです。クラブ活動や運動前には、補食としておにぎりなどもよいですね。
　間食は、栄養補給と気分転換を主に考えます。肥満や生活習慣病に結びつく塩分・脂質の多いスナック菓子は控えることや、3回の食事に影響を及ぼさないような量にしましょう。

Q 4　学校給食で人気のメニューは？

A　カレーライス、パン、変わりごはん、麺、ハンバーグ、煮物、デザート、揚げ物があげられています。

第 **7** 章

児童福祉施設での食事と栄養

児童福祉施設での食事と栄養

◆キーポイント◆

・児童福祉施設の種類と、施設を利用する子どもの特徴を理解する。
・児童福祉施設の食事提供の特徴と栄養管理、留意点を理解する。
・児童福祉施設の食事の特徴を学ぶ。

第1節 ● 児童福祉施設の食事

1 —— 児童福祉施設とは

※1
保育所における食事と栄養については第5章第3節（123頁）を参照。

　保育士が携わり食事を提供する施設として児童福祉施設がある。施設の種類は、児童福祉法第7条で、助産施設、乳児院、母子生活支援施設、保育所※1、幼保連携型認定こども園、児童厚生施設、児童養護施設、障害児入所施設、児童発達支援センター、児童心理治療施設、児童自立支援施設、児童家庭支援センターが定められている。

　利用対象となるのは0～18歳未満の子どもである。各施設の目的や利用する子どもの特性は、児童福祉法（第36条～第44条の2）に定められている。

2 —— 児童福祉施設での食事の提供

※2　治療食
医師の診断を受け、病気の治療を目的とした食事のこと。嘱託医やかかりつけ医の指導・指示に基づき、健康の回復を援助するために提供される。

　児童福祉施設には、入所施設と通所施設がある。1日の給食状況から分けると、全体給食（1日3食）を行う施設と、部分給食（1日1食）を行う施設がある。また、給食の内容では、普通食（保健食）と治療食※2がある。施設の種類による給食の区分は表7－1のとおりである。

3 —— 児童福祉施設における食事および栄養管理の考え方

　児童福祉施設では、「心と体の健康の確保」「安全・安心な食事の確保」「豊かな食体験の確保」「食生活の自立支援」のために、子どもの食事・生活支

表7-1　児童福祉施設の食事提供

施設の種類		給食の区分
入所施設	助産施設、乳児院、母子生活支援施設、児童養護施設、福祉型障害児入所施設	1日3食の保健食
	医療型障害児入所施設	1日3食の治療食
入所または通所施設	児童心理治療施設、児童自立支援施設	1日3食の保健食または1日1食（あるいは1日1食と間食）の保健食
通所施設	保育所、幼保連携型認定こども園、福祉型児童発達センター	1日1食（あるいは1日1食と間食）の保健食
	医療型児童発達センター	1日1食（あるいは1日1食と間食）の治療食

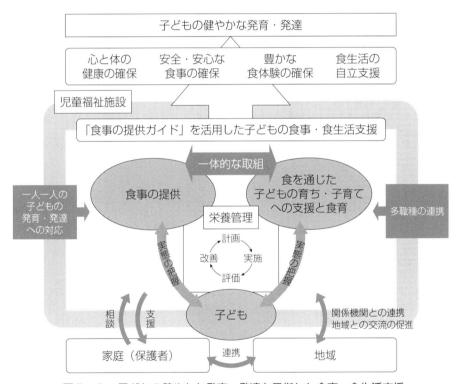

図7-1　子どもの健やかな発育・発達を目指した食事・食生活支援

出典：厚生労働省雇用均等・児童家庭局母子保健課「児童福祉施設における食事提供ガイド」2010年　4頁

　援を行うことにより、子どもの健やかな発育・発達に資することを目指している（図7-1）。そこで重要となるのが栄養管理であるが、児童福祉施設の栄養管理は、食事提供と栄養教育（食育）の手法を用いて子どもおよび保護者を支援していく過程のことである。

　児童福祉施設での栄養管理は、給食（食事の提供）が軸となる。児童福祉

施設の食事は、児童福祉施設の設備及び運営に関する基準の第11条に「入所している者に食事を提供するときは、その献立は、できる限り、変化に富み、入所している者の健全な発育に必要な栄養量を含有するものでなければならない」「食事は、食品の種類及び調理方法について栄養並びに入所している者の身体的状況及び嗜好を考慮したものでなければならない」「調理は、あらかじめ作成された献立に従つて行わなければならない」とされている。

入所施設の場合、1日のすべての食事が給食となるので、その摂取量が子どもの健康状態や栄養状態に反映する。したがって、一人ひとりの発育や発達に適したものであることが大切なのである。

発達段階に応じた計画的・継続的な給食は、子どもの心身の成長を支え、望ましい生活習慣や食習慣のため基礎となる。子どもは、施設の仲間や職員とともに食事の準備や調理などの共同作業の体験を積み重ねることにより、食に関する知識や技術を身につけて「食を営む力」を育成し、社会的自立を目指していくのである。

また、施設での食事そのものが食育につながっており、発育期にある子どもにとっては1回1回の食事が学習の場であり、食物を見て、匂いを感じて、手で触り、口のなかで感じ、音を聞き、味わうといった五感を働かせた体験をとおして、味覚の幅を広げ、食べる行為そのものを獲得する。そして、食事により、食事中の姿勢や食具の扱い方を学ぶ。また、季節（旬）の食材に触れ、年中行事での行事食[※3]をとおして、日本の文化に触れることなどから食べ物の恵みに感謝する気持ちを育むことができ、食べることへの意欲や関心を高め、将来につながる望ましい食習慣の基礎を形成する。

※3　行事食
第5章の128頁を参照。

4 ── 児童福祉施設における食事提供の留意点

(1) 十分な栄養量を給与する

子どもの健やかな発育・発達および健康の維持・増進のために、3食を提供する施設では1日に必要なエネルギーおよび栄養素の全量を、保育所のような通所施設ではおよそ半量を給与しなければならない。栄養量は「日本人の食事摂取基準（2020年版）」[※4]を参照に設定する。

※4
第10章の200頁を参照。

(2) 一人ひとりの子どもへの対応

児童福祉施設へ入所または通所している子どもは、低年齢であるほど、個々の発育・発達に個人差がみられるため、食事の提供にあたっては個々の発育・発達状態、健康状態、栄養状態にあわせた対応が必要である。

(3) 子どもに喜ばれる食事の提供

施設での食事は、心の発達や人間形成に及ぼす影響が大きい。よって、食事中の人間関係や家庭的な雰囲気の食卓づくりに配慮し、子どもに喜ばれる食事の提供を心がける。

(4) 情緒や社会性を育む食事の提供

施設において子ども全員が共食し、食事を楽しむことは、心に安らぎを与え、精神的な豊かさや、こころの発達を促す。また、年中行事などを考慮した変化に富んだ献立（行事食）や、地域の食文化を取り入れた献立（郷土食）の導入は、豊かな情緒や社会性を育む教育になる。

(5) 食育の場としての食事の提供

施設での食事には、多くの食材、調理法が取り入れられるので、子どもは食物に対して幅広い嗜好を形成することができる。さらに、計画的な食生活の支援をとおして望ましい基礎的な食・生活習慣を習得できる。

また、幼少期から発達段階にあった調理体験をとおして、望ましい食材の選択や調理方法を身につけながら、健康と食生活の関係などを学び、食生活の自立に向かう知識も習得させることができる。児童福祉施設の食育計画例は表7－2のとおりである。

(6) 衛生管理のもとで調理された安全な食事の提供

近年、集団における調理による食中毒は、年間をとおして発生している。子どもは大人に比べ、感染症に対する抵抗力が弱く重症化しやすい。調理室内の衛生管理、調理に携わる者の健康・衛生管理、新鮮な食材の選択には万全を期する。調理に携わらない職員に対しても食中毒を発生させないように健康・衛生教育を行う。また、子どもには、調理した食事は速やかに喫食させることを徹底する。

(7) 学童期以降

栄養バランスや食材から調理、食卓までのプロセスなど食に関する幅広い知識や技術を段階的に習得していくことができるように支援を行う。

(8) 思春期

身長が著しく伸びて、生殖機能の発達もみられ、精神的な不安や動揺が起こりやすい時期である。また、人とのかかわりも身近な親しい友人から、社

表7－2 児童養護施設・食育年間活動計画（例）

	4月	5月	6月	7月	8月	9月
月目標	朝ごはんをしっかり食べる	食事マナーを見直す 衛生について知る	歯の大切さについて知る よく噛んで食べる	暑い夏を元気にすごす	生活リズムを整える	食事バランスを考える
ねらい 幼児	朝ごはんの大切さを知る 新学期の生活リズムを整える	正しい手洗い、うがいを学ぶ 食前食後に挨拶をする 食事マナーを確認する	歯を大切にする よく噛んで食べることが良い事を知る	夏ばてしない食事（飲み物・おやつを含む）の摂り方を知る 夏野菜を楽しむ	三食をしっかり食べる 遅い時間の間食を止める 調理を体験する	食事バランスと適量を知る
	朝食を食べると元気にすごせることを知る	正しい手洗い、うがいを知る 食前食後の挨拶をする 食事マナーを正しく使う	歯を大切にする ゆっくり味わい、よく噛んで食べる	冷たい食べ物、飲み物を適量楽しむ	みんなで一緒に食事をすることを楽しみ、食を通しての心の安定をはかる 手伝いをする 決められた時間に間食を摂る	好き嫌いを少なくし、何でも食べてみようとする
年齢区分 学童	朝ごはんが生活リズムの基本になることを知る	正しく手洗い、うがいをする 挨拶の意味を知り、挨拶をする 箸を正しく使い食べる	歯を大切にする よく噛んで食べることが良い事を知る	冷たい食べ物、飲み物の過度に注意する 夏野菜の収穫・調理を共に楽しむ	三食をしっかり食べる 手伝いをする 決められた時間に間食を摂る	色々な食べ物を組み合わせてバランスよく食べることを知る
中高生	朝ごはんが生活リズムの基本になることを知り、毎朝食べる	正しい食事マナーを確認し楽しく会話をして食べる 衛生の基本について知る	歯と健康の役割を理解し、よく噛んで食べる	自分自身の健康管理をする 夏野菜の収穫・調理を体験する	三食をしっかり食べる 調理・外食を体験する 決められた時間に間食を摂る	自分の1日の適量を知る 1日の食事バランスを考えて食べる
退所における自立支援（食体験）	手伝い(食卓準備・後片付け) 手伝い(調理体験)	手伝い(食卓準備・後片付け) 手伝い(調理体験) 手洗い実験（でんぷん使用）	手伝い(食卓準備・後片付け) 手伝い(調理体験)	手伝い(食卓準備・後片付け) 手伝い(調理体験)	手伝い(食卓準備・後片付け) 手伝い(調理体験) 献立つくり（1食） 買い物体験 外食体験	手伝い(食卓準備・後片付け) 手伝い(調理体験) 献立つくり（1日）
行事食	誕生日会 入学お祝い	誕生日会 こどもの日	誕生日会	誕生日会 七夕（流しそうめん） 土用の丑の日	誕生日会 なつまつり（盆踊り） キャンプ	誕生日会 お彼岸 敬老の日 中秋の名月
献立・調理・配膳等の配慮点	・食べやすい朝ごはんの献立を考える ・食事前の準備や食後の片付け方法を伝える ・お祝いの献立を考える	・食事の適量の確認 ・食前の手洗い、うがいの確認 ・お祝いの献立を考える	・噛み応えのある献立 ・梅雨期の衛生管理の徹底 ・お祝いの献立を考える	・酢の物、麺類等、喉ごしの良い献立 ・冷たく食べやすいおやつの工夫 ・お祝いの献立を考える	・お手伝いし、調理体験しやすい献立 ・水分の補給に注意する ・子どもが考えた献立の取り入れ ・夏の暑さでも食べやすい献立 ・お祝いの献立を考える	・秋の収穫物を積極的に献立に加える ・食事のバランスがはかりわかる献立（主食・副菜・主菜） ・お祝いの献立を考える
評価Ⅰ (4月～9月)						

出典：（社）日本栄養士会・全国福祉栄養協議会「児童福祉施設における「食生活の自立支援マニュアル」（2009）」2010年より一部抜粋

会へのかかわりへと発展していくことに配慮する。子どもが自分のからだの
変化を知り、自分のからだを大切にできる力を育み、一緒に食べる人への気
づかいができるようになるために、周りの人とのかかわりのなかで楽しく食
べることや食生活の自立が育めるように支援を行う。

第２節 ● 児童福祉施設の給食

　児童福祉施設のうち入所施設では１日３食、通所施設では１日１食の食事
を提供するが、入所している子どもの状況により、治療食を提供する場合が
ある。各施設の機能は多岐にわたり、入所している子どもの発育・発達や特
性に応じた食事が提供される。主な児童福祉施設の食事の特徴は表７－３の
とおりである。

表７－３　児童福祉施設の食事の特徴

施　設	食事の特徴
乳児院	入所する子どもは０～２歳であり、食事の大半が授乳と離乳食である。 （１）入所時の対応 　　授乳や離乳食の状況、アレルギーの有無など、入所前の家庭での食に関する状況を、ケースワーカーや家族などからの情報により把握する。 （２）全体および個人への対応 ①乳汁栄養 　　育児用ミルクの授乳量は、「日本人の食事摂取基準」の目安量を参照して、１回の授乳量×回数による１日の授乳量を月齢別に目安として定めておき、個々の飲み方や発育状況を成長曲線や体格指数などにより勘案する。 ②離乳食 　　「授乳・離乳の支援ガイド」に沿って、乳児個々の離乳食の計画を作成し、発育・発達状態と実際の食事の状況をみながらステップアップを図る。目安となる施設の食種別の基準から該当する食種を選択し、微調整をする。摂食機能の発達（咀しゃくや嚥下などの状態）に合わせた調理形態（やわらかさ、大きさ、水分など）に調整する。 ③幼児期の食事 　　「いただきます」「ごちそうさま」などのあいさつや、楽しく味わって食事をとることができるように環境を整え、家庭的な雰囲気づくりに配慮することが必要である。また、食材を見せるなど、保育のなかで食に関連することを取り入れ、可能なところから食育を実践する。

児童養護施設	入所する子どもは、虐待や不適切な養育環境によって心身ともに傷ついた子どもが多い。子どもの心の不安や満たされない思いは、食欲不振、拒食などの食行動として食事に向けられることもあるが、子どもの状況に合わせた適正な食事の提供は、食事・睡眠などの生活リズムを整えることにつながり、食事を楽しむ多様な機会を設けることは、心の安定の一助となる。 　入所前の栄養問題を是正し、必要な栄養バランスのとれた食事を提供する。退所後の自立のために、食材の選択力、調理技術の習得、外食を含めた栄養バランスのとれた食事のとり方、食生活をとおした健康管理の方法などを習得させる。
障害児施設	個々の子どもの障がい種別や程度などの障がいの特性に応じて、食事の提供に関する留意点は多岐にわたる。食事形態や食具、食事用の椅子や机、食事に要する時間、食べ方（与え方）についてもそれらの特性の違いなどに配慮する。 　また、「日本人の食事摂取基準」は、健康な個人ならびに健康な人を中心として構成されている集団を適用の対象としているため、健常児とは身体特性や身体活動レベルが異なる障がいのある子どもにそのまま活用することは難しい。したがって、障害児施設の食事計画（提供する食種の数や給与栄養素量）は、利用者の特性を把握し、食事摂取基準を参考にしながら作成する。 　嚥下・咀しゃく機能に障がいのある子どもが、安全においしく食事を食べるためには、口腔機能や体調にあった食事の提供が重要である。

●「第7章」学びの確認
①児童福祉施設の種類とそれぞれの施設の食事提供の方法をまとめてみよう。
②児童福祉施設における栄養管理とは何かをまとめてみよう。
●発展的な学びへ
①治療食とはどのような食事なのかを調べてみよう。
②障がいのある子どもが入所している施設の1日の食事内容を調べてみよう。

【参考文献】
・小川雄二編著『子どもの食と栄養（第2版）』建帛社　2015年
・水野清子他編著『子どもの食と栄養―健康なからだとこころを育む小児栄養学（改訂第2版）』診断と治療社　2014年
・厚生労働省雇用均等・児童家庭局母子健康課『児童福祉施設における食事提供ガイド』2010年

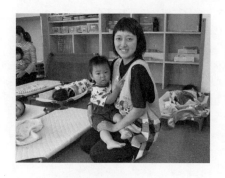

Q&A：児童福祉施設

Q 1 給食を食べる量が少ない子どもや、「遊び食べ」をして食事に時間がかかる子どもにはどのような対応すればよいのでしょうか？

A　　1回の食事量を少量にして、食べたらしっかり褒めてあげておかわりをさせてください。子どもに食べることができたという満足感と自信を十分に与えて、食べる意欲をもたせましょう。

　「遊び食べ」は発達の過程であるともいわれています。食事は楽しくといってもしつけは大切です。食事のはじめはしっかり食べていても、そのうち遊びはじめたら「おなかいっぱいだね」と言葉がけをして食事を終わりにしましょう。

Q 2 入所施設などの食事における「食卓を囲む」ことの大切さを教えてください。

A　　たとえば、児童養護施設に入所している子どものなかには、入所前にはいつもひとりで食事をしていたり、インスタント食品ばかり食べていた子どもがいます。なかには、虐待などの経験により食事の時間を恐怖と感じる子どももいます。そうした子どもにとって、みんなで食卓を囲み、楽しいと感じる食事の時間をもつことは大切なことです。食卓に決められた自分の席があることは「自分の居場所」が確保されている安心感につながり、テーブルを囲んで手づくりの食事をみんなで食べるという家庭的な食環境は、「自分は大切にされている」という自己肯定感を高めます。食卓を囲み食事をすることは、子どもの心の安定の一助となるのです。

　個々の成長に応じた栄養管理だけではなく、こうした食環境の整備も子どもの心身を健全に育む食育の大切なポイントなのです。

第8章 特別な配慮を要する子どもの食事と栄養

◆キーポイント◆

・子どもにかかわる疾病と体調不良の原因と対処方法を理解する。
・障がいのある子どもの特徴と食生活を理解し、食事の支援方法を身につける。
・アレルギーの原因と症状、その対応方法を理解する。

第1節 ● 子どもの疾病と体調不良

1 —— 子どもの疾病と体調不良

　子どもは、免疫機能や身体の機能が発達途上にあるため、病気にかかりやすい。親や保育者が常に子どもの様子に注意深くあることが、早期発見・早期治療につながる。いつもの元気があるか、食欲、排便、排尿、発疹、発熱など細かなチェックが日頃からなされていれば、変化に気づく。

(1) 発熱

　子どもの体調不良で、よくみられるのが、発熱症状と下痢嘔吐などの消化器症状である。発熱の原因（表8－1）は、細菌やウイルスによる感染症が最も多い。しかし、体温調節機能が未熟であるため体温が高くなることもある。小児期の体温は変動しやすいし、個人差もあるので、平熱をよく知っておくことが大切である。

表8－1　発熱の原因

感染症	呼吸器系：かぜ、インフルエンザ、プール熱、溶連菌による扁桃炎、気管支炎、肺炎など
	尿路感染症：腎盂腎炎
	発疹性疾患：麻疹、風疹、水疱瘡、手足口病、川崎病
	その他：中耳炎、おたふくかぜ、髄膜炎、肝炎、炎症性腸炎
脱水、高温環境	車内や室内での長時間の放置、厚着、温度調節の不良

(2)　麻疹、インフルエンザ、RSウイルス感染症、川崎病

　上記の疾病はいずれも高熱を発する。麻疹の症状は、初期には熱、咳、鼻汁などのかぜ症状に結膜炎が加わる。3～4日目に、頬の内側粘膜にコプリップ斑という小斑点が現れる。その後、発疹が全身に現れ、真っ赤になり、高熱、咳が続く。感染力が強く、体力を奪う。一週間程で熱が下がり、発疹の跡は色素沈着がしばらく残る。肺炎、中耳炎、脳炎を併発することがある。予防接種を受けていない1歳前後にかかりやすい。最近は、予防接種の効果が薄れた大学生間で流行することがある。

　インフルエンザの症状は、急に高熱が出て3～4日続き、全身の倦怠感や、節々の痛み、咳などの呼吸器症状である。1週間程度の経過で軽快するが、肺炎、中耳炎、熱性けいれん、脳症などの合併症が起こることがある。

　RSウイルス感染症では、発熱、鼻汁、咳などを伴い、重症では肺炎になる。生後1歳までに半数が、2歳までにほとんど罹患し、再感染も繰り返す。はじめてかかった乳幼児、早産児では重症化しやすい。感染経路は飛沫感染、接触感染である。

　川崎病は原因不明であるが、5日以上続く高熱、眼の充血、イチゴ舌、発疹、手足の硬化、頸部リンパ節腫脹などを起こす。心臓の血管に炎症が起こり、冠動脈瘤となり、長期の治療が必要となる場合がある。

(3)　嘔吐・下痢

　嘔吐・下痢の原因としては、表8-2のようなものが考えられる。

　嘔吐・下痢は、食べ過ぎなどでも起こるが、注意すべきは、細菌、ウイルスによる食中毒である（表8-3）。食中毒の感染経路は、飲食物を介した経口感染で、汚染された飲食物や患者の糞便に含まれる細菌などが、直接または間接的に口に入り、感染する。

表8-2　子どもの嘔吐・下痢の原因

	嘔吐	下痢
消化管の異常	幽門狭窄、腸重積、虫垂炎など、食中毒	細菌性食中毒（病原性大腸菌、サルモネラ菌、カンピロバクター菌、ウエルシュ菌、黄色ブドウ球菌、腸炎ビブリオ菌、赤痢菌）、ウイルス性食中毒（ノロウイルス、ロタウイルス）
生理的変調	食べ過ぎ、飲み過ぎ、乗り物酔い、腹部圧迫、自家中毒※1	食べ過ぎ、飲み過ぎ、乳糖不耐性、食物アレルギー
その他	脳炎、髄膜炎など	炎症性腸炎

※1　自家中毒
周期性嘔吐症、アセトン血性嘔吐症、ケトアシドーシスともいわれ、2～5歳児が、運動会や遠足、イベントなどの興奮などのストレスが引き金になり、嘔吐を繰り返す。息が甘酸っぱい臭いとなる。血糖が不足し、脂肪の分解が亢進するためケトン体が増えることが原因である。十分な睡眠と、脱水にならないように補液を行い、甘いものや消化のよいものを徐々に与える。

表8−3　主な食中毒細菌

食中毒菌	原因食材など
サルモネラ属菌	卵、肉（鶏肉）
腸炎ビブリオ菌	海産魚貝類
カンピロバクター菌	鶏肉
病原性大腸菌	生肉
ウエルシュ菌	牛、鶏などのカレーやシチュー鍋

※2　黄色ブドウ球菌
黄色ブドウ球菌は、健康な人でものどや鼻などに高率で検出される身近なものである。特に、手指の化膿巣や傷、手荒れの部分には多く存在する可能性がある。その場合、給食やおやつの配膳時には、使い捨て手袋を必ず着用する。

※3　次亜塩素酸ナトリウム
ノロウイルスに対しては、石ケンや、アルコールなどでは除菌できず、塩素系漂白剤（ハイター、ブリーチ）に含まれる次亜塩素酸ナトリウムによる殺菌しか有効でない。便や吐物がついた床、衣服の消毒には0.1％濃度（市販の5％濃度のものを、50倍に希釈）、トイレ便座、ドアノブ、手すりの消毒には0.02％濃度（市販の5％のものを、250倍に希釈）のものを用いる。

※4　脱水
脱水には炎天下でのスポーツや、大量の発汗、下痢・嘔吐による高張性脱水と、脱水した際に水分のみを補給することによりナトリウムが不足する低張性脱水がある。低張性脱水では、細胞外から細胞内に水が移動し、脳浮腫となる。脱水に対しては、水を補うだけでなく、電解質であるナトリウムの補給も忘れない。

　症状は激しい腹痛、頻回な水様の下痢、血便である。腸管出血性大腸菌O−157などは、致死性が高く危険である。溶血性尿毒症や脳症を発症することがある。予防は食品および調理器具の十分な加熱とよく手洗いすることである。黄色ブドウ球菌（調理者や保育士の手指の化膿巣より）[2]、ボツリヌス菌（はちみつ）などのつくる毒素を摂取することで起こる毒素型もある。ボツリヌス症は四肢の麻痺、脱力がみられる。

　食中毒でも最も発生件数が多いノロウイルスは秋から冬にかけて、ロタウイルスは1〜4月に流行し、非常に感染力が強い。感染経路は、飲食物（生かき）からだけでなく、患者の嘔吐物や糞便からも感染する。処理が不十分で、乾燥して空気中に浮遊したウイルスが、鼻や口から入って感染することもある。潜伏期間は、12〜72時間で、激しい嘔吐・下痢、腹痛、発熱の症状である。ロタウイルスでは、白色の水様性便が特徴である。ノロウイルスは3日、ロタウイルスは3〜8日で回復する、症状がなくなっても10日程度は糞便中にウイルスが排泄される。アルコール消毒などではウイルスは排除できず、85〜90℃で90秒以上の加熱、または、次亜塩素酸ナトリウム[3]による消毒を徹底する。ウイルスによる感染症を防ぐためには、感染源の除去として、登園を避け、患者を別室にすること、感染経路対策として、患者の汚物処理に関して、使い捨てマスクやエプロン、手袋を使用し、手洗い、うがいなどの徹底をする。

　嘔吐・下痢は感染症のほかに、植物性の毒である毒キノコ、じゃがいもの芽、野草などや、動物性の毒であるふぐ毒、貝毒による食中毒が原因のこともある。速やかに専門医の診察を受ける。下痢・嘔吐が続くときは、脱水[4]症状に気をつけ、水分補給を頻回に行い、必要であれば点滴などを行う。嘔吐は、感染のほかに、脳の病気や疲れ、ストレスによることもある。

　乳児の場合、間隔をおいて激しい腹痛、嘔吐があり、異常な泣き声が続くときは、腸重積を疑い、治療をうける。いちごゼリー状の粘血便が典型的である。

(4) 便秘

便秘は、便が長時間滞留するか、あるいは排便が困難になる状態である。便秘の原因としては、

・消化管の閉鎖（幽門狭窄、腸重積、虫垂炎など）
・生理的変調（脱水、食事量の不足、食物繊維の不足、運動不足、生活の不規則性）があげられる。

▌2 —— 疾病や体調不良への対応

(1) 嘔吐、下痢、発熱、脱水症

吐き気の強い間は絶食とするが、吐き気がおさまったら、少量の水分を与えて嘔吐しないことを確認しつつ、少しずつ与える。水を沸騰させ一度さました白湯（さゆ）がよいが、それが飲めたら、そのほかの水分（薄い麦茶やほうじ茶、砂糖水、リンゴジュースを薄めたもの、薄いスープ、小児用の経口補水液）などを、少量ずつ様子をみながら与える。嘔吐と下痢が続くなら迷わず受診する。

下痢や嘔吐が続くと、脱水症状が進行してしまう。唇の乾燥や皮膚の弾力性、大泉門の陥没には注意をはらう。脱水が進むと傾眠状態から昏睡に陥る。痙攣、チアノーゼが現れると重症である。口から水分がとれないときは、点滴も必要となる。

下痢・嘔吐がおさまったら、離乳食は、少し前の段階に戻って乳汁からスタートしなおしてもよい。

高い熱が出たときも、発汗などで大量の水分が失われるので、頻繁な水分補給を第一とすることを忘れない。安静と保温に気をつけ、室内の温度や湿度を快適に保ち、時々換気する。子どもが嫌がらなければ、氷枕を使用する。発熱は生体防御機能のひとつであり、熱が出たら解熱剤で下げればよいということではない。38.5℃以上の高熱の場合には、医療機関を受診したり、解熱剤が必要なときもあるが、注意が必要である。発熱すると、発汗も激しいので、清潔な衣服の交換が必要であり、発熱して1℃体温が上昇するとエネルギー必要量は12%増加するといわれているので、表8－4の消化のよい食品、水分の多めの食事を提供し、回復期にはたんぱく質の補給も意識する必要がある。

便秘は、「早寝、早起き、朝ごはん、早うんち」といわれるような規則正しい生活と食事を整えることを基本とする。朝食後にトイレタイムをとれるようなゆとりある生活をし、排便時間を決めるとよい。便量を増やすような

表8－4　消化のよい食品と、その調理法

消化のよいもの*	調理法
かゆ	米をやわらかく炊いたもの（米の割合により、三分粥、五分粥、全粥などがある）、おもゆ（おかゆの上澄み）
パン、うどん、オートミール	お湯と煮て、くたくたにする。
豆	豆腐の煮物やみそ汁の豆腐。煮豆は皮は避け、中身をつぶす。
野菜	繊維の少ないもの、にんじん、かぼちゃ、青菜の先の方を煮てつぶす。トマトも皮を避ける。
魚	白身魚の煮たもの、はんぺん煮
卵	かき玉汁、卵豆腐、プディング、具なし茶碗蒸し

＊便秘のときは、果物のすりおろしを加えてもよい。

繊維質の多い食物、朝食時に冷たい水や牛乳をとること、戸外での活発な運動により腸の動きを活発化させるようにする。

(2)　むし歯と食事

　食べることが健康の基であり、食べるためには歯が健康でよくかめるということが大切である。幼児期は永久歯の形成の時期であり、あごを発達させる時期でもある。

　むし歯は間食の不適正、歯磨きの不完全などによるが、砂糖の摂取と相関がみられる。むし歯にならないようにするには、むし歯の原因のミュータンス菌の餌になる砂糖を避け、食後の口ゆすぎや、歯磨きの励行、歯を強くするカルシウム、たんぱく質、ビタミン類（ビタミンD、K、C）の摂取が必要である。

　食べ物をかんで与えるという乳児期の習慣は、ミュータンス菌が家族内でかんで与える過程で伝染するという説もあることから、むし歯のある親は食べ物をかんで与えることを控えるほうがよい。

(3)　小児肥満

　肥満には、病的原因による症候性肥満と、エネルギー摂取の過剰と運動不足による単純性肥満がある。肥満の判定にはカウプ指数やローレル指数などの身長と体重から算出される指数を用いて判定することが多い。近年の肥満傾向児の出現率は図8－1のとおりである。

　生活習慣に起因する単純性肥満には、親、特に母親が肥満であると、その

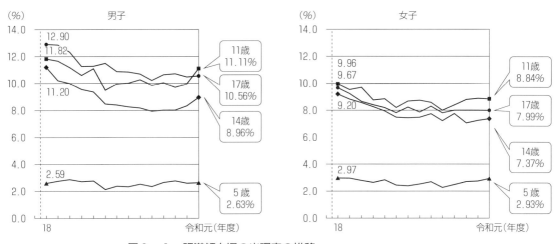

図8-1　肥満傾向児の出現率の推移

出典：文部科学省「令和元年度学校保健統計調査報告書」

食生活を継承し、過食になりがちになり、子どもが肥満になりやすい。また、近年の研究では、ストレス、夜更かし、睡眠不足、早食い、孤食などの生活が肥満に関与することがわかっている。小児肥満は、成人肥満に移行していく可能性が高く、糖尿病、高血圧、脂質異常症を発症し、メタボリックシンドローム予備軍となってしまう。肥満になりやすい体質は節約遺伝子[※5]という飢餓時を生き延びるためのエネルギー節約型遺伝子をもつことも関係している。

　肥満の治療は大変難しいものであるが、穀類や菓子類などの糖質や脂質の多い食品の摂取を控えめにし、たんぱく質、ミネラル、ビタミンが不足しないように、親、保育者が配慮しなければならない。運動や遊びを積極的に取り入れていくと、思春期の急激な身長の伸びとともに肥満が解消に向かう。肥満を気にして、苦痛のある食事制限を行うと、思春期の摂食障害の原因にもなりうるので注意が必要である。

(4)　思春期やせ症（小児期発症神経性食欲不振症）

　現代は、テレビ、インターネットなどの情報が氾濫し、ビジュアルで評価され、スリムなスタイルが「きれい」「かわいい」ともてはやされ、多くのダイエット方法が宣伝されている。そのような社会的文化的環境のなかで、ダイエットが誘因となり、体重減少が進み、食事をとらなかったり、吐き戻しをしたり、下剤を乱用するなどして、自らの体重減少や体型への固執が解けなくなってしまうのが、思春期やせ症である。標準体重の70%以下では消化吸収の機能が落ちて、食べようとしても食べられなくなってしまい、最悪、

※5　節約遺伝子
ジェームス・ニールによって提唱された、食糧供給が困難な環境でも少ないエネルギーで生き延びられるようにエネルギーの節約にはたらく遺伝子。日本人の1/3は β_3-アドレナリン受容体遺伝子に変異があり、1日あたり200kcal基礎代謝量が少なく、節約型である。そのほかに、脱共役たんぱく質遺伝子、PPARγ遺伝子が節約遺伝子としてはたらく。

死亡することもある心配な病気である。

　このような極端なダイエットに陥る原因は、本人の問題だけでなく、親の養育態度や、環境にあるといわれ、栄養面での補充、食事指導だけでなく、カウンセリングを含めた、心理的アプローチが必要となる。

　成長途上でのこの疾患は、低身長、低体重、骨粗しょう症、無月経、不妊症、不登校、引きこもりなど、大人になっても続く成長阻害要因になるため、親子で向き合い、乗り越える覚悟が必要と考えられる。回復には数年から十数年かかることもあり、早期に治療を開始した方が回復が早いといわれている。

(5)　貧血

　貧血とは、血液中の赤血球数またはヘモグロビン量が正常範囲よりも減少した状態をいう。不規則な食生活や無理なダイエットなどによる、栄養素不足、特に鉄の不足による鉄欠乏性貧血は、自覚症状があまりなく、進行する場合がある。頻脈、息切れ、疲れやすさ、ふらつきが強くなる。思春期には、成長に伴う鉄の需要の増加に加え、生理による鉄の喪失もあり、女子の貧血が増加する。鉄を含め、たんぱく質、葉酸、ビタミンB_{12}、ビタミンB_6、銅などが必要であり、非ヘム鉄[6]の吸収にはビタミンCが必要である。

※6　非ヘム鉄
第2章の60頁を参照。

(6)　小児糖尿病

　15歳未満で発症した糖尿病を小児糖尿病という。糖尿病には1型と2型があるが、1型糖尿病は、免疫機能の異常やウイルス感染が関与し、自己免疫により膵臓のβ細胞が破壊され、血糖値を下げるホルモンであるインスリンが分泌されなくなるため発症する。治療は、インスリンを補うしかなく、インスリン注射、食事量のコントロール、低血糖予防などを自己管理していくことをサポートする。2型糖尿病は、複数の遺伝子の関与また生活習慣に発症が依存しており、肥満とも関係が深いため、小児肥満の予防は、2型糖尿病の発症の予防となる。適正な食事量、運動習慣などに気をつける必要がある。

(7)　小児腎臓病

　小児腎臓病には、溶連菌感染による風邪に罹患したあと10日後くらいに、むくみ、血尿、たんぱく尿、高血圧などになり発症する急性糸球体腎炎や、高度のたんぱく尿、血中アルブミン濃度の低下、浮腫が発現するネフローゼ症候群などがある。たんぱく質や食塩、水分の制限が必要になってくる場合があるが、医師の指導に従う。これらの症状が3か月以上続き、腎機能の低

下が続く慢性腎臓病に移行しないように、早期発見・早期治療が必要である。

(8) 先天性代謝異常症

遺伝子の異常により先天的に代謝酵素に異常があると、栄養素の代謝が進まず、特定の物質が蓄積したり、必要な物質が産生されず欠乏し、精神や運動の発達障害が発生する。このような先天性代謝異常症は、500種類以上知られている。これらのうち、ホルモンが不足する内分泌疾患であるクレチン症、先天性副腎過形成症の2疾患と、代謝異常症（フェニルケトン尿症、メープルシロップ尿症、ホモシスチン尿症などのアミノ酸代謝異常症や、有機酸代謝異常症、脂肪酸代謝異常症、糖代謝異常症など）の17疾患を対象に、新生児マススクリーニング（生後4〜6日のすべての新生児に対して公費で行われる検査）により、多くの疾患（合わせて発見される疾患も合計して26疾患）について検査ができるようになった。早期に発見できれば、特定のアミノ酸を除去した特殊ミルクによる食事療法やホルモン補充療法で、早期治療や発育遅滞を低減することができる。

第2節 ● 障がいのある子どもの食生活

障がいのある子どもにおいては、障がいの種類や程度は個人差が大きく、障がいの重複などの多様性もみられる。障がいの状況だけでなく、各個人の生活や背景を理解し、障がいに対応した食生活を考えることが重要である。

障がいが軽度の子どもの場合には、自立や社会参加に向けた視点をもち、指導していくことが望ましい。障がいが重度の子どもの場合には、介助が必須であるが、子どもの食べたいという意欲を引き出してあげたい。いずれにしても食べる意欲は生きる意欲にもつながるため、障がいの程度のかかわらず、「食べる」ことが楽しいと感じられるような食環境の設定が重要である。

1 —— 障がいのある子どもの特徴と食生活

障がいは種類と程度により分類されるが、個々人のその状況は複雑である。そのため、各障がいの特性を理解するとともに、医学的側面、知能、心理的側面、生活経験、環境的要素なども評価することが重要である。一般的な保育でも目標とされるが、障がいのある子どもの場合も食べ物を大切にする心

（もったいない）、農業体験、行事食などの食文化などに触れる機会なども強化できるとよい。図8－2においしく食べる条件を示す。

　障がい児の食事を守る目的として、次のようなことが考えられる。

❶命を守ること…窒息・誤嚥性肺炎の回避・必要量の栄養を摂取すること・不必要な医療ケアを避ける。

❷子どもの尊厳を守ること…楽しみ・挑戦・達成感の機会を奪わない。

　子どもの障がいには、知的機能障がい、運動機能の障がい、視覚機能の障がい、聴覚機能の障がいなどがある。子どもにみられる障がいの症状と、その食生活における留意点をあげる。表8－5の障がいのある人の食事の際の問題点（チェックリスト）を活用し、子どもの観察をすることで食事をすすめていくとよい。

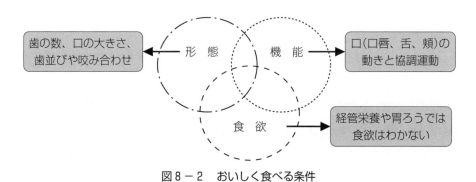

図8－2　おいしく食べる条件

資料：長田豊、長田侑子『歯医者に聞きたい　障がいのある方の歯と口の問題と対応法』口腔保健協会　2015年　35頁

表8－5　障がいのある人の食事の際の問題点（チェックリスト）

☐ 食べるのが遅い	☐ 食べるのが早い
☐ 食事に集中できない	☐ 食べるのを拒む
☐ 前歯で噛みちぎれない	☐ 硬いものを噛めない、奥歯で噛めない
☐ 丸飲みである	☐ 食べている時にこぼす
☐ 食べ物を摂りこむときにこぼす	☐ いつも口が開いている
☐ よだれがでる	☐ 口の中に食べ物が残る
☐ 飲み込むのが困難	☐ 飲み込む時にむせたりせき込んだりする
☐ 発熱や肺炎を繰り返す	☐ 手づかみ食べが出来ない、食具がうまく使えない
☐ 食べる姿勢が悪い	

資料：長田豊『障害のある方の歯とお口のガイドブック』デンタルダイヤモンド社　2014年　63頁

(1)　知的障がい

　知的障がいの子どもの場合、知的機能の障がいの他に運動機能や言語機能

の障がいなどを併せ持つケースが多い。自分で食事の量を抑えることができず、過食による肥満も多い。菓子など袋の中身を全部食べたりする。甘いものを好む傾向もある。食物へのこだわりが強い、かむ力が弱い、偏食などの食生活上の問題点があげられる。身体活動量も少なくなりがちで、長じて一般の成人より早期(若年期)にメタボリックシンドロームとなる傾向もみられる。

　感覚の過敏さと鈍感さなどの身体感覚の特徴やコミュニケーション障がいなどを有している場合もみられ、思春期には周囲の人では抑えきれないこともあるため、食事のマナー、食物と栄養の知識、自分の適量、調理への興味などを幼少期から指導していくことで、過食を避け、肥満を予防するとよい。

　食事を提供する際には、大皿に盛ることはせず、適量がわかるように本人の皿に盛り付けることも方法のひとつである。また、噛むことが苦手な傾向もみられるため、硬すぎるもの、噛みにくいものは避ける。硬すぎるとまったく噛まずに丸のみしてしまうことが多い。

　一人で食事をできない原因は、運動機能の制限によるものと食事動作の未学習によるものからなる。子どもの様子をよく観察し、適切な介助と指導を継続することが望まれる。

(2) 肢体不自由

　肢体不自由とは先天的か後天的かを問わず、四肢の麻痺や欠損あるいは体幹の機能障害のため、日常の動作や姿勢の維持に不自由のあることをいう。身体障害者法に定められている障害の分類のうちで最も対象者が多く、身体障害者手帳を交付されている人の約半数を占める。身体の動きに関する器官が病気やけがで損なわれ、歩行や筆記などの日常生活動作が困難な状態のため、肢体不自由の程度は一人ひとり異なっている。自分の意志で身体を動かすことが困難であり、食事をする場合の姿勢の確保が難しい。座った姿勢を保つことができる椅子やツール、介助が必要である（図8－3）。抱っこしながら食べさせる場合もある。介助者には訓練が必要である。咀嚼中に口を閉じることができない、食べ物を口の中でまとめて飲み込むことが難しい場合もあるため、調理形態を工夫することが必要である。しかし、今ある運動機能を活用し状況に合わせてスプーンなどを用いて、食事する楽しさ、自立心を引き出すことも重要である。日本摂食・嚥下リハビリテーション学会の「発達期摂食嚥下障害児（者）のための嚥下調整食分類2018」[7]などの資料を活用するとよい。

　食後も口の中を確認し、残りかすなどがないかをみることが、誤嚥や口腔衛生、虫歯予防につながる。

※7
「発達期摂食嚥下障害児（者）のための嚥下調整食分類2018」
https://www.jsdr.or.jp/wp-content/uploads/file/doc/formuladiet_immaturestage2018.pdf

(3) 重度心身障がい

　重度心身障がい児（者）とは、重度の知的障がいと重度の肢体不自由が重複している子どもを指す。ベッドで過ごすことが多く、移動は車いすとなる。

　重症心身障害障がい児（者）は、呼吸障害や消化管通過障害、筋緊張の変動といった病態を合併することが多く、摂取エネルギーの決定には個別にアセスメントを行う必要がある。多くは摂食機能障害を合併し、ペースト食や経管栄養など特別な栄養摂取形態が必要となる。このため、長期に人工的栄養が投与されることも多く、たんぱく質や微量元素、電解質の欠乏や過剰が生じる可能性があり、評価と対策が必要である。食事は本人の選択より医療従事者や家族、介護者という他者にゆだねられ、嚥下障害などにより、経管栄養になるなど食物形態が限定される特徴がある。

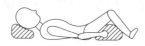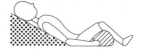

a）寝たきりでの食事姿勢：頭部を少しでも上げ、足をリラックスさせる。

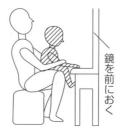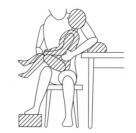

b）だっこでの食事姿勢：背筋を伸ばすようにする。

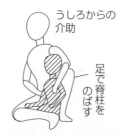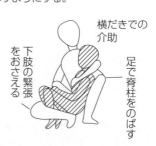

c）緊張の強い場合の食事姿勢：うしろから、または横だきで介助する。

図8－3　食べやすい食事姿勢

資料：障害児教育実践体系刊行委員会編「障害児教育実践体系3　重症心身障害児」
　　　労働旬報社　1985年　219〜220頁

(4) 自閉スペクトラム症

　脳の発達に障害があることを発達障害※8という。対人関係やコミュニケーションに問題を抱えたり、落ち着きがなかったり、仕事や家事をうまくこな

※8　発達障害
自閉スペクトラム症（ASD）や注意欠陥・多動性障害（ADHD）、学習障害（LD）、チック障害、吃音（症）などに分類される。幼児のうちから症状が現れてくることがほとんどである。個人差が大きいことから、一人ひとりの症状に合わせた支援や治療がとても重要になる。

168

せないなど人によって症状はさまざまである。発達障害のひとつに分類されるのが、自閉スペクトラム症（autism spectrum disorder；ASD）[9]である。対人関係が苦手で、強いこだわりをもつという特徴がある。子どものおよそ20〜50人に1人が自閉スペクトラム症と診断されるといわれている。男性に多く、女性の約2〜4倍との報告がある。

食べ物に対しても強いこだわりがみられる。見た目や食感の影響が考えられ、新しい（自分の中に受け入れ経験のないことの意）メニューや食環境には拒絶やパニックを起こしやすい。食材の切り方や盛り付けにもこだわり、新奇性があると食べないこともある。

(5) ダウン症[10]

ダウン症の子どもは発達の遅れがみられるが、次の3つのポイントを参考に食事を進めていくとよい。離乳の完了も急ぐ必要がない。①離乳食の開始を遅らせる必要はない、②かたいものがかめる時期は遅れるのでゆっくり進める、③ストローの使用はコップ飲みが確実にできてから。低緊張や心疾患などで呼吸困難がある場合などでは乳首から吸うことだけで疲れてしまい、哺乳量がなかなか増えないことがある。幼児期では肥満が多くみられるが、それは筋肉の弱さ少なさや運動量の不足、親の肥満的要因も影響はしているとともに、丸飲みで食べ過ぎてしまったり、甘いものやスナック菓子の食べ過ぎ、ジュースや乳酸飲料の飲み過ぎが大きな原因となっている。身長が低く、偏食も多いので食習慣づくりには注意が必要である。

(6) 視覚障がい

食品や調理器具類、食品以外の物を口にする、卓上の調味料などの扱いがわからず衣服を汚すなど摂食上の問題点はあるが、原則的には健常児と同じ食事内容でよい。食事をするときのにおい、音、感触（手で触る、口の中で感じる）、食事に使用する道具（食器、箸、スプーンなど）などをできるだけ言葉かけし、意識的に学習させることが重要である。料理の並べ方・配列などを工夫し、自分で体験させることが、一人で食べられるようになることへつながり、食事を楽しむことができるようになる。熱い料理、刺激のある調味料など食事中の安全には十分注意する。

▎2 —— 障がいのある子どもの食生活の課題と対応

障がいのある子どもは、障がいの種類が重複しているケースがあり、障が

[9] 自閉スペクトラム症
自閉症、高機能自閉症、アスペルガー症候群の総称。重症から軽症まであり、その現れ方はさまざまである。自閉症の3要素「社会性の問題」「コミュニケーションの問題」「想像力の問題」は共通するが、はっきりとした線引きは難しい。また、健常者との間でも線引きは難しいため、大人になっても自身も周囲も自閉スペクトラム症だと気づかない場合がある。

[10] ダウン症
正式名は「ダウン症候群」で、人の細胞のなかに存在する染色体の突然変異によって起こる。ダウン症の特性として、筋肉の緊張度が低く、多くの場合、知的な発達に遅れがある。体的にゆっくり発達する。難聴や視覚障害（遠視や乱視）、心疾患などを併発するなど合併症があることも多い。

いの程度は軽度から重度までと多段階の状況にあり、食生活のサポートには個々の対応が必要である。特に共通している課題について、次にまとめる。

(1) 偏食

　障がいのある子どもの多くには、偏食傾向がみられる。こだわりが強いこと、さらに、新奇の物（食べ物だけでなく環境なども）への受け入れが低いことなどから、食べられる食物に偏りが出やすい。唇や口中の感覚過敏のため、一般的に誰もが好む「イチゴ」の外側の触感さえ嫌がるケースもある。

　今まで食べなかった物も、体調や興味・関心により食べるようになることもあるので、決めつけることをせず、食の提供を続けることが大切となる。農業体験などを通し食への関心を高めることで、食べられる物が増えたケースもある。食事が安全で楽しいものであると教えていくことが重要である。

(2) 食べ物を上手くかんだり飲み込んだりできない

　子どもによっては、丸飲みの癖がついていたり、かんではいるけれど力が弱いケースもあるので注意が必要である。かむときには「食物を細かくする」だけではなく、舌を動かしながら「唾液と混ぜる」工程が加わる。筋緊張が強い子の場合、頬の内側や舌など、口の中の動きをコントロールしづらいことがある。身体が傾いてしまい、食物が変なところに落ちてしまうこともあるので、食事中に姿勢が崩れないように、特にあごが上がらないように注意が必要である。口が空になったら次の一口を入れる。

　口から出てくる（出す）ケースでは、熱かった・かた過ぎる・量が多すぎ

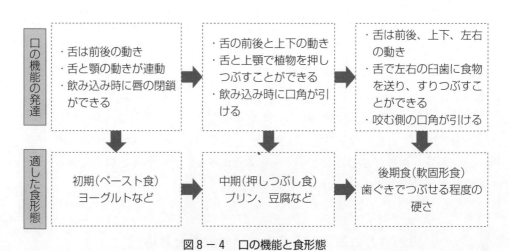

図8-4　口の機能と食形態

資料：長田豊、長田侑子『歯医者に聞きたい　障がいのある方の歯と口の問題と対応法』口腔保健協会　2015年 39頁

る・美味しくない（不本意だ）・筋力が弱くて口の中に保持しておけないなどが考えられる。喉に詰まりやすいものは、菓子類（マシュマロ、ゼリー、団子、白玉など）・野菜・果実類（りんご、ぶどうなど）・パン類（ホットドッグ、菓子パンなど）・ご飯（白米、混ぜご飯）・肉類（焼肉、唐揚げなど）・その他の食品（餅、寿司、チーズ、そうめんなど）などがある。

　図8－4のように口の機能と食形態を理解し工夫する。最近では、特に、硬さ、大きさ、トロミ（ベタベタ具合・粘調度）が調理の3要因になっており、この3つのバランスがとれるようにする。細かく刻み過ぎると口の中でまとめにくく逆効果となる。野菜はやわらかく煮て大きめで提供するとよい。子どもの状態に合わせた食形態が誤嚥を予防し、食事の多様性が口腔運動の機能を育てていく。

（3）　食欲をコントロールできない

　食欲をコントロールすることができない子どもの場合、肥満になりやすい。個別の食器に1回分の適量を盛り付け、それを完食することを教えていくことが重要である。ほかの人の分を食べたり、勝手に冷蔵庫を開けて食べてしまうこともあるため、食のマナーなども体験を通し根気よく教育することが大切である。また、よくかんで食べることが苦手な傾向にあるため、急がせると丸飲みを促すことになるので、食事時間にはゆとりをもつとよい。食べやすい一口量も検討する。かみにくい野菜類は好まれず、摂取量も少ない傾向にあるため、肥満の要因となっている。気に入ったものに執着する場合が多く、栄養面の偏りも危惧される。食事する環境を整えていくことも、好ましい食習慣を身につけるために必要である。特に楽に食べられる食事姿勢の確保（頭や首の安定）、補助器具の利用などを配慮する。

3 ―― スムーズで安全な食事を行うための食器類

　可変性の素材で、軽くて扱いやすいなど工夫を施した食器類が多く市販されている。障がいのある子どもは発達期の途中でもあることを考慮したうえでこれらをうまく活用し、スムーズで安全な食事環境を整備することが求められている。

①皿類

　皿の深さや側面の角度の変化や、底面には滑り止めが施しているものが多い。したがって、安定して「すくう」ことができる。これに加え、手に持って食べることができるようにフチを幅広の設計にしてあるもの※11もある。

※11　深さや角度の変化のある皿

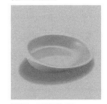

資料：三信化工　ユニバーサルデザインシリーズ　中皿

②コップ類

　頭が上がってむせたりすることがないように鼻に当たる部分はU型にカットしてある[12]。ポリエチレン、ポリプロピレンの素材で軽いものが多い。

③スプーン・フォーク類

　食具の首やグリップの部分が曲げて自由に変形できるようになっていて、安定して持つことができる。食具を手に固定するホルダーのほかにも、握力が弱いまたは手首や手指の動作が調整できないといった場合に手を挟み込んだり、手を巻き込むようにしたりするタイプのもの[13]などもある。咬反射_{こうはんしゃ}[14]や開口が難しい場合には、先端がやわらかく、口のなかを傷つけないやわらかい素材を使用したスプーンもある。

④箸

　持ちやすくするために上部にクリップが付属しているもの[15]がある。箸先端部の内側には滑り止め加工が施されているため、握力が弱いまたは手や指に変形がある場合にはスムーズに食べ物をつまむことができる。

⑤その他

　食器が滑らないようにするためのマット[16]、食べこぼしで周囲を汚さないようにするための食事用エプロンなども状況に応じて使用するとよい。

第3節 ● アレルギーへの対応

1 ── アレルギーとは

(1) 免疫

　私たちのからだを守る働きのひとつに免疫反応がある。免疫反応は、自分自身のからだ（自己）と「自己」ではないもの（非自己）を識別し、からだのなかに細菌やウイルスなどの外界の異物が侵入すると、非自己であると認識し、異物による攻撃から私たちのからだを守ろうとする反応である。

　体内に侵入した異物（非自己）を抗原（アレルゲン）といい、この抗原を排除するためにからだがつくるたんぱく質を抗体という。抗体は、抗原を特異的に排除するためにつくられる。

　免疫は、生体防御として本来は機能する。しかし、病後や体力が低下しているときなどさまざまな要因により免疫機能が正常に働かず、からだを守ろうとする反応が過剰に起きてしまうことがある。そうしたからだに不利な免

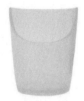

※12　一部ふちがえぐれているコップ

資料：岡部洋食器製作所　ぷにゅっとぴったんコップ

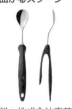

※13　首の部分が自由に曲がるスプーン

資料：株式会社青芳ウィル・ファイブスプーン

※14　咬反射
口腔内にものが触れると、あごをかみしめる反射で、生後6〜7か月で消失する。

※15　上部にクリップがついている箸

資料：株式会社青芳ウィルアシストシリーズ　楽々箸

※16　すべり止めマット

資料：三信化工　ユニバーサルデザインシリーズ

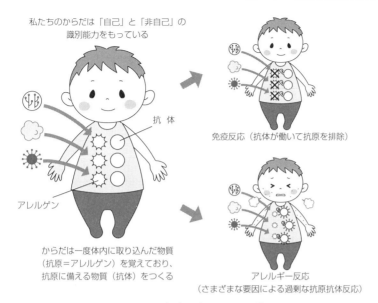

図8-5　免疫反応とアレルギー
著者作成

疫反応を引き起こすことをアレルギーという（図8-5）。

（2）　アレルギーの種類とアレルギー反応の症状

　アレルギーを起こすアレルゲンには、食物成分のほか、カビ、ほこり、ダニ、動物の毛などの環境因子があげられる。また、アレルゲンがひとつではなく複数作用することもある。アレルギー反応による症状は、下痢・嘔吐・腹痛などの消化器官疾患や喘息・鼻炎などの呼吸器系疾患、じんましんなどの皮膚疾患がある。アレルギー反応がどのように起こるかにより、Ⅰ型、Ⅱ型、Ⅲ型、Ⅳ型の4種類に分類される（表8-6）。

　Ⅰ型アレルギーは、IgE[※17]抗体が関与する反応で、皮膚や粘膜にある肥満細胞に結びついたIgEに抗原が反応し、化学伝達物質が放出、産生されることにより、さまざまな症状を引き起こす。アレルゲンが作用してから、15分～2時間以内の短時間で反応が起こる即時型アレルギー疾患である。一般的にアレルギーといわれている気管支喘息、アトピー性皮膚炎、アレルギー性鼻炎、食物アレルギーなどはⅠ型に分類される（表8-7）。また、アレルギーの症状が複数の臓器に全身性にわたるアナフィラキシーは、生命に危険を与え得る過剰反応であり、アナフィラキシーに血圧低下や意識障害を伴う場合をアナフィラキシーショックという[1]。

　Ⅱ型アレルギーは、細胞表面の抗原に対して抗体が結合したのち、自分自身のからだの細胞に反応して、補体またはK（キラー）細胞によって自分の

※17　IgE
免疫グロブリンEのことで、体内に抗原が入ってくるとアレルギーを起こす。

表 8 - 6　アレルギーの分類

分類	関与する物質	主な疾患
Ⅰ型アレルギー （即時型）	IgE	アナフィラキシーショック、アレルギー性鼻炎、気管支喘息、アトピー性皮膚炎、食物アレルギーなど
Ⅱ型アレルギー	IgG　IgM	自己免疫性溶血性貧血、不適合輸血など
Ⅲ型アレルギー	IgG　IgM	全身性エリテマトーデス（SLE）、血清病、急性糸球体腎炎など
Ⅳ型アレルギー （遅延型）	T細胞　マクロファージ	接触性皮膚炎、ツベルクリン反応、移植拒絶反応など

出典：佐藤和人・本間健・小松龍史編『エッセンシャル臨床栄養学（第8版）』医歯薬出版　2016年　192頁を一部改変

表 8 - 7　Ⅰ型アレルギーの症状

気管支喘息	気道が慢性的な炎症を起こし、せきや呼吸困難を引き起こす。
アトピー性皮膚炎	かゆみを伴う湿疹が、顔や関節に慢性的に生じる疾患で、子どもに多い。
アレルギー性鼻炎	鼻粘膜のアレルギー性疾患で、ダニやスギ花粉などが鼻に入ることでくしゃみ、鼻水、鼻づまりを発作的にくり返す。鼻症状が通年でみられる通年性アレルギー性鼻炎と鼻症状が季節性にみられる季節性アレルギー性鼻炎がある。
アレルギー性結膜炎	ダニや花粉、ハウスダストが目に入ることで目のかゆみや異物感、涙がでたり、充血、目やになどの症状がでる。患者の約85%が花粉性アレルギー性結膜炎であるといわれている。
食物アレルギー	原因となる食物を摂取して、食べた直後から30分以内に皮膚症状や呼吸器症状、粘膜症状などが現れることが多い。

体内にある赤血球などの細胞を壊してしまう。

　Ⅲ型アレルギーは、抗原と抗体が結合した免疫複合体が、組織に沈着したのち、補体の活性化が起こり組織に炎症を起こす。

　Ⅳ型アレルギーは、細胞性免疫によるT細胞が主体で、抗体は関係していない。症状がでるまでに1～2日かかる遅延型アレルギー疾患である。

(3)　食物アレルギーとは

　食物アレルギーとは、「食物によって引き起こされる抗原特異的な免疫学的機序を介して生体にとって不利益な症状が惹起される現象」[2]とされている。

　私たちのからだにとって栄養となるはずの食物は、からだにとって外敵や異物ではないが、ある特定の食物を食べたり、触ったり、吸い込んだりした後に過剰に免疫反応が働いて、皮膚・呼吸器・消化器・全身に不快な症状がでるアレルギー反応を起こすことがある。

食物アレルギーのアレルゲンのひとつにたんぱく質がある。たんぱく質を食べると消化管内で何種類かの消化酵素の働きによって細かく分解され、ペプチド[※18]あるいはアミノ酸となり吸収されるが、一部は比較的大きな分子のままで吸収されてしまうこともある。正常の人は、大きな分子（異物）が吸収されても、過剰な免反応を起こさない仕組みをもっている。ところがアレルギーを起こすときは風邪などにより、口の周りや咽頭、消化管が傷ついていることがあり、この仕組みが機能しないために過剰な免疫反応を起こしてしまう。また、消化機能が未熟な乳幼児の場合は、風邪などの感染頻度も高く、炎症を起こしていることが多いため消化機能がうまく働かないうえ、1歳頃まではたんぱく質の消化率が低い。このことが、乳幼児に食物アレルギーが多い原因である。

①食物アレルギーの原因食物

食物アレルギーを起こす原因食物は図8−6に示したが、なかでも、最も多いのが鶏卵である。次いで乳・乳製品、小麦で、これらは三大アレルゲンと呼ばれている。乳児の食物アレルギーの原因はこの三大アレルゲンが多く、幼児では鶏卵、魚卵、果物、ピーナッツが多くなっている。学童期以降は、甲殻類、果物が多い。また、原因食物がひとつだけの人や、複数の食品に対してアレルギーを起こす人もいる。

アレルギーを起こす量も個人差がある。同じ食品でも、生は食べられないが、加熱や加工されたものは食べられる場合があり、加熱の程度によって食べられるか食べられないかが決まることもある。

②アレルギー物質を含む食品の表示

包装された加工食品（あらかじめ箱や袋で包装されているものや缶やビンに詰められた食品）の表示に関しては、食物アレルギー症状を起こす健康被害を防ぐために2015（平成27）年4月より施行された食品表示法によって、「アレルゲン」として表8−8の特定原材料7品目とそれに準ずる20品目が表示対象となったが[※19]、2019年（令和元）年9月には特定原材料に準ずるものにアーモンドが追加され21品目となった。

レストランやファーストフード店などの飲食店や、量り売りのお総菜、店内で調理するお弁当やパンなどは食品表示制度の対象外である。また、容器包装の表面積が30 cm^{2}以下のものには表示義務はない。

※18　ペプチド
ペプチドとは、アミノ酸がいくつか結合したものである。

※19
2002（平成14）年4月より施行された食品衛生法での規定は食品表示法に統合された。

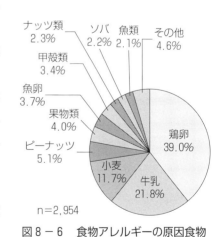

図8−6　食物アレルギーの原因食物
出典：海老澤元宏・伊藤浩明・藤澤隆夫監『食物アレルギー診療ガイドライン2016』協和企画　2016年　38頁

表8－8　食物アレルギー原因食物を含む加工品への表示

特定原材料7品目 （表示義務）	卵、乳、小麦、えび、かに ※症例数が多いもの
	そば、落花生（ピーナッツ） ※症例が重篤で、生命にかかわるため特に留意必要なもの
特定原材料に準ずる もの21品目 （表示推奨）	あわび、いか、いくら、オレンジ、カシューナッツ、キウイフルーツ、牛肉、くるみ、ごま、さけ、さば、ゼラチン、大豆、鶏肉、バナナ、豚肉、まつたけ、もも、やまいも、りんご、アーモンド ※特定原材料に比べると症例数が少なく、省令に定めるには科学的な知見が十分でなく今後の調査を必要とするもの

③食物アレルギーの症状

食物アレルギーの症状として次のようなものがあげられる[3]。

●皮膚粘膜症状

　皮膚症状：かゆみ、蕁麻疹、むくみ、赤み、湿疹

　眼症状：白目の充血、ゼリー状の水ぶくれ、かゆみ、涙、まぶたのむくみ

　口腔咽喉頭症状：口の中・くちびる・舌の違和感・腫れ、喉のつまり・かゆみ・イガイガ感、息苦しい、しわがれ声

●消化器症状

　腹痛、気持ちが悪くなる、嘔吐、下痢、血便

●呼吸器症状

　上気道症状：くしゃみ、鼻水、鼻づまり

　下気道症状：息がしにくい、せき、呼吸時に「ゼーゼー」「ヒューヒュー」と音がする

●全身性症状

　アナフィラキシー：皮膚・呼吸器・消化器などのいくつかの症状が重なる

　アナフィラキシーショック：脈が速い、ぐったり・意識がない、血圧低下

---

④特殊な食物アレルギーの症状

食物アレルギーの特殊な症状として「食物依存性運動誘発アナフィラキシー」がある。これは、ある特定の食物を摂取後2時間以内に激しい運動をした場合にのみ起こるアナフィラキシーである。

原因食物は、そば、小麦、甲殻類が多いといわれている。原因食物を食べただけや食べずに運動しただけでは症状は起こらないため、特定の食物を摂取した後の運動を控えることが予防となる。

2 ── アレルギーへの対応

(1) アレルギー疾患対策基本法

　2015（平成27）年12月25日に、アレルギー疾患対策の一層の充実を図るためにアレルギー疾患対策基本法が施行された。同法は、「アレルギー疾患対策に関し、基本理念を定め、国、地方公共団体、医療保険者、国民、医師その他の医療関係者及び学校等の設置者又は管理者の責務を明らかにし、並びにアレルギー疾患対策の推進に関する指針の策定等について定めるとともに、アレルギー疾患対策の基本となる事項を定めることにより、アレルギー疾患対策を総合的に推進することを目的」（第1条）とし、「学校、児童福祉施設、老人福祉施設、障害者支援施設その他自ら十分に療養に関し必要な行為を行うことができない児童、高齢者又は障害者が居住し又は滞在する施設（以下「学校等」という。）の設置者又は管理者は、国及び地方公共団体が講ずるアレルギー疾患の重症化の予防及び症状の軽減に関する啓発及び知識の普及等の施策に協力するよう努めるとともに、その設置し又は管理する学校等において、アレルギー疾患を有する児童、高齢者又は障害者に対し、適切な医療的、福祉的又は教育的配慮をするよう努めなければならない」（第9条）と、学校などの設置者等の責務を定めている。この法律によりアレルギー対策の目的が明らかとなり、アレルギー疾患に対する対策を国民の理解と協力とともに法的にサポートしていく役割を果たしている。

(2) 保育所におけるアレルギー対応ガイドライン

　食物アレルギーだけではなく、何らかのアレルギー疾患がある子どもが年々増加傾向にあり、保育所での対応が重要になっている。食物アレルギーに関しては、「保育所におけるアレルギー対応にかかわる調査研究」（こども未来財団「平成21年度児童関連サービス調査等研究事業報告書」）によると2008（平成20）年度の1年間に29％の保育所で誤食事故が発生している。この対策として2011（同23）年3月に「保育所におけるアレルギー対応ガイドライン」（以下、ガイドライン）が作成された。ガイドラインでは、保育所職員が行う、保育所での具体的な対応方法や具体的な取り組み方法が示された。また、保護者も含めた保育所を取り巻く関係機関がアレルギーのある子どもの状況を理解して、連携しながら組織的に取り組む必要があることを提示している。ガイドラインは、保育所においてアレルギーのある子どもへの対応の基本を示すものとして各保育所で活用されるものとなった。

　その後、ガイドラインは策定から8年が経過し、その間、保育所保育指針

※20
「保育所におけるアレルギー対応ガイドライン（2019年改訂版）」
https://www.mhlw.go.jp/content/000511242.pdf

の改定や関係法令等が制定され、2019年4月にガイドラインの改訂が行われた。「保育所におけるアレルギー対応ガイドライン（2019年改訂版）」※20は、保育所保育指針に基づき、保育所における子どもの健康と安全の確保に資するよう、乳幼児期の特性を踏まえたアレルギー対応の基本を示し、保育士等の職員が医療関係者や関係機関との連携のもと、各保育所においてアレルギー対応に取り組む際に活用することを目的としている。

　ガイドライン（2019年改訂版）では、「第Ⅰ部：基本編」と「第Ⅱ部：実践編」の二部構成に再編されている。基本編では、①保育所におけるアレルギー対応の基本、②アレルギー疾患対策の実施体制、③食物アレルギーへの対応の三部構成になっている。実践編では、保育所におけるアレルギー対応に関する、子どもを中心に据えた、医師と保護者、保育所の重要なコミュニケーションツールである生活管理指導表※21に基づく対応を解説している。乳幼児がかかりやすい代表的なアレルギー疾患ごとの特徴、原因、症状、治療を明記したうえで、保育所で対応を行うにあたっての具体的な解説が記載されている。

※21　生活管理指導表
生活管理指導表は、アレルギー疾患により保育所で特別な配慮や管理が必要な場合、かかりつけ医に記載を依頼し、入所時や診断時、およびそれ以降1年に1回以上、子どもの状態に応じて再提出を行う。巻末の資料3（230〜231頁）を参照。

保育所におけるアレルギー対応の基本原則
①全職員を含めた関係者の共通理解のもとで、組織的に対応する。
• アレルギー対応委員会等を設け、組織的に対応する。
• アレルギー疾患対応のマニュアルの作成と、これに基づいた役割分担を行う。
• 記録に基づく取り組みの充実や緊急時・災害時などさまざまな状況を想定した対策を行う。
②医師の診断指示に基づき、保護者と連携し、適切に対応する。
• 生活管理指導表に基づく対応が必須である。
③地域の専門的な支援、関係機関との連携のもとで対応の充実を図る。
• 自治体支援のもと、地域のアレルギー専門医や医療機関、消防機関等と連携する。
④食物アレルギー対応においては安全・安心の確保を優先する。
• 完全除去対応（提供するか・しないか）
• 家庭で食べたことのない食物は、基本的に保育所では提供しない。

---

(3)　食物アレルギーに対応した食事

　食物アレルギーに対応した食事は、アレルギー症状を発症することなく食事をとることを目的とし、抗原となる食物（アレルゲン）を必要最小限除去することが基本となる。そのためには、医師の「診断」に基づいて、原因アレルゲンの診断を正しく行うことが必要である。食物アレルギーは対象者ごとに原因となる食物が異なり、治癒していく年齢もさまざまである。また、

加熱や調理・加工によりアレルギー反応が低減化して食べられる場合があるので個別対応が必要となる。食事については、以下の5つのポイントがあげられている。

---

①医師の「診断」に基づいてすすめる。

②アレルゲン除去食は、症状を起こさずに食べることのできる量の食事摂取を目的とし、正しいアレルギー診断に基づいて必要以上の除去を行わないようにする。

③食事にアレルゲン混入が起こらないように安全性を確保する。

④安全に食事摂取するための食品表示の見方などの食事指導を行うとともに、家庭と保育所・学校、またそれぞれの施設内においての情報共有を生活管理指導表など（巻末の資料3（230～231頁）を参照）を用いて行うようにするための体制づくりをする。

⑤食物アレルギーを発症しやすい乳幼児期は成長期であるため、栄養面での配慮は重要である。除去する食品の種類と症状を起こさずに食べることのできる量に応じて代替食を行う。

---

3 ── アレルギーと給食

(1) 給食（保育所でのおやつも含む）における食物アレルギーへの対応

給食における食物アレルギーへの対応は、誤配や誤食・誤飲などにおける事故を予防するために、「完全除去」または「解除」を基本とする。調理中の混入や配膳ミスがないように、事故を予防する対応が望まれる。

給食提供における食物アレルギーへの対応方法は6つある。

①献立表対応

料理ごとの原材料をすべて献立表に記載し、保護者に事前に伝える。保護者はその献立表に基づいて、「食べる料理」と「食べない料理」を決め、子どもと保育所に伝える。

②除去食

原因食物を除いた給食を提供する。安全性を最優先に考えた際の基本となる対応である。

③代替食

原因食物を除き、代わりとなる食品を補った給食を提供する。食物アレルギーへの対応として最も望ましい対応方法である。

④弁当持参

保育所の施設の問題や、食べることができない原因食物が多いなどの理由

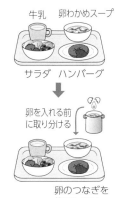

卵のつなぎを
使用しない
ハンバーグ
　除去食　

代替食

で、除去食や代替食の調理が困難な場合には自宅から弁当を持参する。完全弁当持参と一部弁当持参の場合がある。この場合には、衛生面や栄養面で配慮するように保護者に伝える。

⑤すべての子どもに食物アレルギー対応食を提供

　食物アレルギー対応食を食物アレルギーでない子どもにも提供する（みんないっしょの給食）。原因食物の混入の心配がなく安全である。食物アレルギーでない子どもの保護者の理解が必要である。

⑥共通献立メニュー[4]

　アレルギー症状を誘発するリスクの高い食物が少ない、またはそうした食物を使わないメニューを取り入れる。食物アレルギーのリスクを考えた取り組みのひとつである。

(2)　保育室における給食提供の注意事項

①職員朝礼時

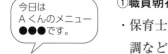

・保育士は子どもの出席状況（早退、遅刻の場合も給食室へ随時報告）や体調など、家庭からの連絡事項などを報告する。

・栄養士または調理員（保育士）が除去食の内容を報告する。

　上記のことは、全職員に周知する。遅番などで朝礼に出席できない職員にも確実に伝達し、周知徹底する。

②配膳時

【給食室から給食を受けとるとき】

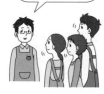

・給食を受けとる保育士と渡す栄養士または調理員の間で、献立表、食物アレルギーのある子どもの名前と除去内容を必ず確認する。食材変更のある場合は、記入した献立カードをつくり、給食室から保育室への情報伝達を確実に行う。

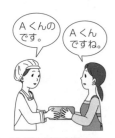

受け渡し時は口頭確認し、必ず復唱する

・リフトやワゴンなどで給食を運ぶ場合にも、保育士が給食を受けとるときに必ず確認を行う。また、リフトで上げる順番や置き場所を給食室（栄養士、調理員）と保育士間で事前に打ち合わせをしておく。

> （例）栄養士または調理員「今日の給食の確認をお願いします。○○組Ａくんの献立は□□で、除去食物は××で、代替は△△です。」
>
> 　　　保育士「はい、○○組Ａくんの献立は□□で、除去食物は××で、代替は△△ですね（××抜きですね）」
>
> 　　　※口頭にて確認し、必ず復唱する。

・栄養士または調理員は、個人トレー（お盆）の除去食の内容を確認し、「配膳確認表」「連絡カード」などにサインをし、保育士は給食を受けとり、「配膳確認表」などにより内容に不備や誤りがないか確認し、受取欄にサインをする。

・給食を受けとった保育士は、子どもに提供する前に、ほかの保育士と除去食の内容を確認する（口頭確認、複数確認）。

③**保育室にて**

【座席】

・給食対応が必要な食物アレルギーのある子どもの座る位置は常に一定にする。食物アレルギーのある子どものみ別テーブルにするなどの配慮をする。

・乳児の場合は、ほかの子どもの手が届かない位置まで離す。

【食物アレルギーのある子どもへの配膳】

・担当保育士が、食物アレルギーのある子どものそばに座ってから配膳する。

・食物アレルギーのある子どもの配膳を先に行う（食べるときまでラップまたは蓋を外さない）。

・担当保育士は、食物アレルギーのある子どもの名前、除去内容を確認し、子どもの正面に配膳する。

【食事中】

・担当保育士は、食事終了まで子どものそばを離れないようにする。やむなく席を離れることもあるので、食事時間は2人の保育士で対応することが望ましい。

・食物アレルギーのある子どもがほかの子どもの給食を食べないように、また拾い食いをしないように十分に気をつける（こぼさないように食べることや、下に落ちたものは口に入れないことを子どもに伝える）。

・お手ふきは個人のものを使用し、使い回しをしないようにする。

・こぼしたらすぐに拭く。

・テーブル拭きや床を拭いた雑巾は、子ども用の流し台ですすがないようにする（保育室に職員用の流し台がない場合は、多めの台ふきや雑巾を用意し、すすぎの必要がないように準備しておく）。

【食後から片付け】

・舞い上がったアレルゲンを吸い込む危険があるので、掃除がすむまで食物アレルギーのある子どもを保育室から離す。

・食後は、食べこぼしに注意しながら、保育室の机、椅子など隅々まで丁寧に清掃する。

・ほかの子どもの食べこぼしたものが、エプロンや服についていて落ちるこ

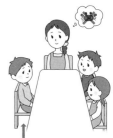

保育士はそばを離れない

アレルギーのある子ども
常に同じ位置

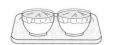

食べるときまで
フタ or ラップ

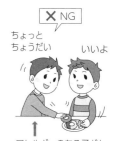

× NG

ちょっと
ちょうだい　　いいよ

アレルギーのある子ども

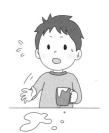

こぼしたらすぐ拭く

とがあるので、食後はエプロンや服をはらう。

・ゴミは、子どもの手の届かないところに捨てる。

・「食後点検表」などに基づき点検し、清掃終了時にサインをする。

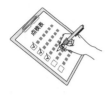

　給食の配膳・確認方法は、各保育所によって事情が異なる。各市町村の対応マニュアルがある場合は、それに基づき、各保育所において誤配・誤食事故が起こらないように配膳時の確認と全職員への周知徹底の方法を検討したうえで対応する。

● 「第8章」学びの確認
①子どもの発熱、嘔吐、下痢の原因とその対処方法をまとめてみよう。
②障がいの種類に応じた食生活の特徴と注意点をまとめてみよう。
③食物アレルギーのある子どもへ食事を提供する際に注意することをあげてみよう。
● 発展的な学びへ
①肥満傾向の子どもをもつ保護者への食事のアドバイスを考えてみよう。
②保育所における障がいのある子どもへの食生活への対応を考えてみよう。
③食物アレルギー対応食（除去食、代替食）の具体的なメニューと調理方法を調べてみよう。

【引用文献】
1）日本アレルギー学会監修『アナフィラキシーガイドライン』日本アレルギー学会　2014年　1頁
2）海老澤元宏・伊藤浩明・藤澤隆夫監修『食物アレルギー診療ガイドライン 2016』協和企画　2016年　20頁
3）厚生労働省「保育所における食物アレルギー対応ガイドライン」2011年　55～56頁
4）厚生労働省「保育所におけるアレルギー対応ガイドライン（2019年改訂版)」2019年　22頁

【参考文献】
第1節
・飯塚美和子・瀬尾弘子・曽根眞理枝・濱谷亮子編『最新子どもの食と栄養（第8版)』学建書院　2017年
・岡崎光子編著『子どもの食と栄養』光生館　2016年
・小川雄二編著『子どもの食と栄養（第2版)』建帛社　2015年
第2節
・作田はるみ・尾ノ井美由紀・米倉裕希子・奥田豊子・下村尚美・内田勇人・北元憲利「知的障がいのある幼児の食生活と肥満―質問紙調査による一般児との比較―」『小児保健研究』第73巻第2号　2014年
・口分田政夫・永江彰子「重症心身障害児の栄養管理」『静脈経腸栄養』Vol.27　No.5　2012年
・橋摩理・内海明美・大岡貴史・向井美惠「自閉症スペクトラム障害児の食事に関する

問題の検討　第2報　偏食の実態と偏食に関連する要因の検討」『日本摂食嚥下リハビリテーション学会誌』16（2）2012年　175～181頁
・日本摂食嚥下リハビリテーション学会医療検討委員会「発達期摂食嚥下障害児（者）のための嚥下調整食分類　2018」『日本摂食嚥下リハビリテーション学会誌』22（1）2018年　59～73頁
・長田豊『障がいのある方の歯とお口のガイドブック』デジタルダイヤモンド社　2014年
・長田豊・長田侑子『歯医者に聞きたい障がいのある方の歯と口の問題と対応法』口腔保健協会　2015年
第3節
・佐藤和人・本間健・小松龍史編『エッセンシャル臨床栄養学（第8版）』医歯薬出版　2016年
・本田佳子・土江節子・曽根博仁編『臨床栄養学　基礎編（改訂第2版)』羊土社　2016年
・海老澤元宏・伊藤浩明・藤澤隆夫監修『食物アレルギー診療ガイドライン 2016』協和企画　2016年
・宇理須厚雄・伊藤浩明監、認定NPO法人アレルギー支援ネットワーク編『これだけでわかる食物アレルギー——基礎的な知識から専門的な対応まで』みらい　2016年
・海老澤元宏監修『食物アレルギーのすべてがわかる本』講談社　2014年
・安藤京子編著『愛知文教女子短期大学がお届けするみんないっしょの楽しい給食』芽ばえ社　2013年
・海老澤元宏監修、佐藤さくら・柳田紀之編『小児食物アレルギーQ＆A』日本医事新報社　2016年
・中村丁次他編『食物アレルギーA to Z——医学的基礎知識から代替食献立まで』第一出版　2014年
・佐倉市健康こども部子育て支援課「食物アレルギー対応マニュアル」2015年
http://www.city.sakura.lg.jp/cmsfiles/contents/0000008/8578/271syokumotuarerugimanyuaru.pdf
・相模原市健康福祉局こども育成部保育課「相模原市立保育園食物アレルギー対応マニュアル」2013年
http://www.city.sagamihara.kanagawa.jp/dbps_data/_material_/_files/000/000/025/500/allergy_manual_cyouri_02.pdf
・厚生労働省「保育所におけるアレルギー対応ガイドライン（2019年改訂版)」2019年

Q&A：配慮を要する子ども

Q1 はちみつを離乳食に使ってはいけないのですか？

A
　一歳未満の赤ちゃんには、はちみつを食べさせてはいけません。
はちみつのなかには、ボツリヌス菌が芽胞（がほう）という「休眠型」で存在して
います。抵抗力が弱く、腸内細菌も十分備わっていない赤ちゃんがはち
みつを食べると、このボツリヌス菌が「増殖型」に変わり、毒素を排出
して危険な状態になります。これを乳児ボツリヌス症といいます。
　厚生労働省は、1987（昭和62）年から、1歳未満の乳児には、はちみ
ちを与えないように指導しています。ヨーグルトに混ぜる、ジュースに
混ぜるなどもしないようにしましょう。また、ボツリヌス菌は井戸水で
も発見されています。煮沸しても芽胞は死なないので、調乳には井戸水
を使用しないでください。
　乳児ボツリヌス症になると、最初は便秘になりますが、毒素によって、
消化器官が悪くなり、消化ができなくなります。全身に神経麻痺が起こ
り脱力してぐったりします。呼吸困難にもなってきます。早急に医師の
治療が必要です。

Q2 乳幼児は休日の翌日によく熱をだすということを聞きますが、どうしてですか？

A
　休日には、赤ちゃんも幼児も、親たちがお休みということで、買い物
や遊園地、児童館、祖父母宅など、いつもと違ったところへ出かける機
会が多いと思います。家族にとっては楽しい体験でしょうが、乳幼児に
とってはとてもストレスとなるのです。普段と違う食事や睡眠時間とな
り、体調が乱れる原因にもなります。十分な休養、休息時間をとって、ゆっ
くり休ませることが大切です。

Q3 子どもの舌がつれ舌のようです。また、歯並びも悪いのですが、矯正した方がいいですか？

A
　子どもの口の発達には気がかりなことが多いものです。その代表的な
ものがつれ舌と、歯並びです。つれ舌とは、舌小帯（ぜっしょうたい）という舌の裏側の
真ん中にある筋のようなものが短いあるいは強く舌を引っ張っている状
態です。舌の動きが悪く、哺乳がうまくできない、話すときに舌足らず

になる、舌が口のなかで歯茎などにとどかないため、むし歯が多いなどの問題が起こることがあります。手術で切除することも可能ですが、口腔外科の医師とよく相談してください。

また、歯並びについても、むし歯になりやすい、発音や容貌に影響するなどの点で、小児から成人になるまでに、矯正することが多くなってきました。乳歯から永久歯に変わる時期に矯正器具を使うことによって、永久歯のスペースをつくり、あごの発達を促すことも可能です。しかし、歯科矯正は高額な治療費がかかり、矯正中のメンテナンスにも手がかかることから、歯科医とよく相談のうえ、納得してから判断することが必要です。

Q4 食物アレルギーは治りますか?

A

乳幼児期に発症した鶏卵、牛乳、小麦などの食物アレルギーの多くは、成長に伴って、3歳までには約5割、小学校入学までには約9割が治っていくといわれています。なぜなら、成長とともに消化能力が上がり、たんぱく質を分解できるようになることと、免疫力が発達するからです。しかし、治る時期や可能性は、原因食物や食物アレルギーの重さによって異なりますので継続的な注意が必要です。

Q5 食物アレルギーと上手に付き合っていくにはどうしたらいいのでしょうか?

A

食物アレルギーの原因となる食品を食べないことが大切です。包装された加工食品には、食品表示法に基づき「卵、乳、小麦、えび、かに、そば、落花生」の7品目を原料として使用した場合には、表示が義務づけられています。自分が食べる食品の表示を確認する習慣をつけて、安全に食品選択をしましょう。

Q6 保育士が「エピペン®」★を注射することが想定されますが、どのようなタイミングで注射すればよいのでしょうか?

A

本来、注射は医療行為であり、エピペン®も本人または保護者が注射するための薬です。しかし、保育所などでは自分で注射をすることができない子どもに代わって、保育士が注射をしなければならない緊急の場合もあります。

★エピペン®は、アナフィラキシーが現れたときに、医療機関で治療を受けるまでにその症状を緩和するために自己注射するアナフィラキシー補助治療薬である。投与のタイミングは、ショック症状に陥ってからではなく、その前段階で投与できると効果的である。

エピペン®を利用するかどうかの判断については、2013（平成25）年に日本小児アレルギー学会から「一般向けエピペン®の適応」が発表され、わかりやすい症状の記載・適応判断が示されました。エピペン®を処方されている患者で、アナフィラキシーショックを疑う場合、以下の症状がひとつでもあれば、使用すべきであるとされています。

正しい使用方法でエピペン®を使えるように、日頃から使用方法や注射する場所、注意点、保管場所などについて、保育所内で研修や確認を行う必要があります。

消化器の症状	・繰り返し吐き続ける ・持続する強い（がまんできない）おなかの痛み		
呼吸器の症状	・のどや胸が締め付けられる ・声がかすれる ・犬が吠えるような咳 ・持続する強い咳込み ・ゼーゼーする呼吸 ・息がしにくい		
全身の症状	・唇や爪が青白い ・脈を触れにくい・不規則 ・意識がもうろうとしている ・ぐったりしている ・尿や便を漏らす		

出典：日本小児アレルギー学会「一般向けエピペン®の適応」2013年

Q7

給食のときに、食物アレルギーのある子どもはみんなと違うもの（代替食や除去食、弁当）を食べています。周りの子どもたちに食物アレルギーを理解してもらうためのポイントはありますか？

A

食物アレルギーを知るために、楽しく学べる絵本や紙芝居が多数出版されています。教室に絵本をおいて子どもたちが読めるようにすることや読み聞かせを行うとよいでしょう。紙芝居やペープサート、パネルシアターなどの媒体を使うと子どもたちは、楽しみながら、食物アレルギーを学ぶことができます。年齢に合わせた説明の仕方が大切です。

絵本
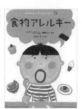
『食物アレルギー』
監修：栗原和幸
絵：あおきひろえ
ポプラ社　2014年

紙芝居
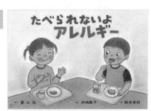
『たべられないよアレルギー』
脚本：井嶋敦子　絵：鈴木幸枝
童心社　2013年

実習⑥ 食物アレルギー対応食

　料理は、特定原材料7品目（卵・乳・小麦・えび・かに・そば・落花生）を使用しないものを単品で紹介している。近年、さまざまな食物アレルギーの対応食品が販売されているので、それらも使用することにより、料理のレパートリーも広がる。料理の分量は、幼児期の3〜5歳を対象としているが、1〜2歳児を対象とする場合には、8割くらいの分量に減らすとよい。

グリーンライス（4人分）

ごはん	480 g
青菜	80 g
（大根菜、ほうれん草など）	
ベーコン	40 g
（食物アレルギー対応商品）	
コーン油	8 ml
	（小2弱）
塩	0.8 g
こしょう	少々

栄養素量（1人分）

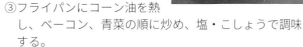

エネルギー：249 kcal　たんぱく質：3.4 g　脂質：4.4 g　炭水化物：48.2 g
カルシウム：14 mg　鉄：0.5 mg　食塩相当量：0.4 g　※青菜はほうれん草で計算

作り方

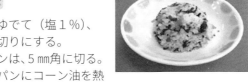

①青菜はゆでて（塩1％）、みじん切りにする。
②ベーコンは、5mm角に切る。
③フライパンにコーン油を熱し、ベーコン、青菜の順に炒め、塩・こしょうで調味する。
④③をごはんに混ぜる。

食品選択・調理のポイント

- 味つけごはんは、具をいっしょに炊き込まないで後混ぜにすることにより食物アレルギー対応がしやすい。
- 混ぜごはんにすることにより、野菜を摂取しやすい。
- ベーコンなどの加工品や調味料は、アレルゲンを含んでいないか原材料を確認して選ぶ。特定原材料7品目を含まないベーコン、ハム、ウインナーソーセージが販売されている。

きび麺のナポリタン
（4人分）

きび麺　　　　　　　　200 g
ポークウインナー　　40 g
（食物アレルギー対応商品）
ピーマン　　　　　　　40 g
玉ねぎ　　　　　　　　80 g
マッシュルーム　　　40 g
なたね油　　　　　　20 ml
　　　　　　（大1・小1）
トマトケチャップ　　50 g
無添加ブイヨン　　　　3 g
（食物アレルギー対応商品）

栄養素量（1人分）

エネルギー：282 kcal　たんぱく質：6.8 g　脂質：9.0 g　炭水化物：43.3 g
カルシウム：14 mg　鉄：0.8 mg　食塩相当量：1.0 g

作り方

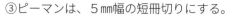

①きび麺は沸騰した湯で5分
　ゆで、火を止めて鍋のふた
　をして3分むらす。
②ポークウインナーは、5 mm
　幅に切る。
③ピーマンは、5 mm幅の短冊切りにする。
④玉ねぎはくし形切りの薄切りにする。
⑤マッシュルームは、2 mm幅に切る。
⑥フライパンに、なたね油を熱し、玉ねぎ、マッシュルー
　ム、ポークウインナー、ピーマンの順に炒め、無添加ブ
　イヨンを加え調味する。
⑦炒めた具材に火が通ったら、きび麺を加え、トマトケ
　チャップで調味する。

食品選択・調理のポイント

●麺料理には、きび麺、あわ麺、ひえ麺などの雑穀麺を使用すると、さまざまな麺
　料理に対応できる。これらの麺は、きび、あわ、ひえとタピオカでんぷんでつく
　られた麺で、小麦を使用していない。
●トマトケチャップはアレルゲンを含んでいないものを選ぶ。
●ブイヨンは、食物アレルギーの原因となる特定原材料などの28品目不使用の品が
　販売されている。

肉巻きコロッケ（4 人分）

じゃがいも	200 g
塩	1 g
こしょう	少々
人参	30 g
さやいんげん	30 g
豚肉（ロース薄切り）	160 g
	（8枚）
タピオカ粉	16 g
タピオカ粉	8 g
水	20 ml
しんびき粉	25 g
揚げ油（なたね油）	適量
トマトケチャップ	40 g

栄養素量（1 人分）

エネルギー：249 kcal　たんぱく質：7.4 g　脂質：12.8 g　炭水化物：22.7 g
カルシウム：12 mg　鉄：0.5 mg　食塩相当量：0.6 g

作り方

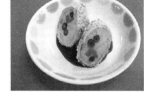

①じゃがいもは、5 mm厚さのいちょう切りにし、ゆでてつぶし、塩、こしょうで調味する。
②人参は、5 mm太さ、長さ5 cmの棒状に切りゆでる。
③さやいんげんはへたをとり、半分の長さに切りゆでる（塩1 %）。
④人参とさやいんげんを芯にして、①のじゃがいもで細長く包む。
⑤④を豚ロース肉で包む。
⑥タピオカ粉、水溶きのタピオカ粉、しんびき粉の順につけて、180℃の油で、衣に薄いきつね色になるくらいに揚げる。
⑦斜め半分に切り、盛り付け、トマトケチャップを添える。

食品選択・調理のポイント

● フライの衣として代用できるものは、道明寺粉、しんびき粉、コーンフレークなどがある。コーンフレークは、製品によっては、アレルゲンとなるものを含んでいる製品もあるので、原材料を確認してから使用する。
● 道明寺粉は、もち米を乾燥させ、砕いたもので、しんびき粉は、道明寺粉をさらに小さく砕き、煎ったものである。
● 料理に使う油は、大豆油、なたね油、米ぬか油、コーン油、ごま油、オリーブ油、しそ（えごま）油、サラダ油などがある。大豆やごまのアレルギーがある場合は、これらを原料とする油の使用は避ける。

米粉シチュー（4人分）

水	400 ml
豆乳	250 ml
米粉	25 g
塩	4 g
じゃがいも	160 g
玉ねぎ	120 g
人参	60 g
ほんしめじ	40 g
ベーコン	60 g
（食物アレルギー対応商品）	
コーン（缶詰め）	40 g

栄養素量（1人分）

エネルギー：146 kcal　たんぱく質：6.4 g　脂質：4.5 g　炭水化物：20.4 g
カルシウム：22 mg　鉄：1.2 mg　食塩相当量：1.4 g

作り方

①じゃがいも、玉ねぎは、2 cm角に切る。
②人参は、1 cm角に切る。
③ほんしめじは、石づきをとってほぐす。
④ベーコンは1 cm幅に切る。
⑤なべに、じゃがいも、人参、水を入れ、少しやわらかくなるまで煮る。
⑥⑤に玉ねぎ、ほんしめじ、ベーコン、コーンを加え、具材がやわらかくなるまで煮る。
⑦⑥を塩で調味し、豆乳で溶いた米粉を加え、とろみがでるまでよく混ぜる。

食品選択・調理のポイント

● 大豆アレルギーがない場合は、豆乳と米粉で簡単にホワイトソースの代用ができる。そのほかにホワイトソースの代用として、豆腐をペースト状にしたものや、カリフラワーをゆでて裏ごししたものを用いることができる。
● 小麦アレルギーがある場合のとろみづけに、片栗粉やタピオカ粉、コーンスターチなどのでんぷんが利用できる。

第9章　食育の基本

◆キーポイント◆

・「食育基本法」から食育の目的を理解する。
・「保育所保育指針」から保育所での「食育の推進」の目的を理解する。
・食育の計画および評価の方法を理解する。

第1節 ● 食育とは

　食育とは、さまざまな経験を通じて「食」に関する知識と「食」を選択する力を習得し、健全な食生活を実践することができる人間を育てることである。これまでみてきたように、私たちの食にかかわる状況は急激な変化を遂げている[※1]。「食」を大切にする心の欠如、栄養の偏り、不規則な食事、生活習慣病の増加、過度の痩身志向などの問題に加え、食の安全上の問題、伝統的な食文化の消失といった問題が生じている。このような背景から、2005（平成17）年に施行された食育基本法では、食育を「生きる上での基本であって、知育、徳育及び体育の基礎となるべきもの」（前文、以下も同じ）と位置づけている。食育基本法は、国や地方自治体が取り組むことを定めたものであるが、特に子どもたちに対する食育は「心身の成長及び人格の形成に大きな影響を及ぼし、生涯にわたって健全な心と身体を培い豊かな人間性を育んでいく基礎となるもの」としている。

※1
第1章第2節（13頁）
参照。

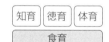

食育は知育・徳育・体育
を支える土台

第2節 ● 食育の推進

1 —— 食育に関する施策の推進体制

　食育基本法に基づいて、国の食育推進会議によって「食育推進基本計画」が作成されている。この計画は、食育の推進に関する施策の総合的かつ計画

191

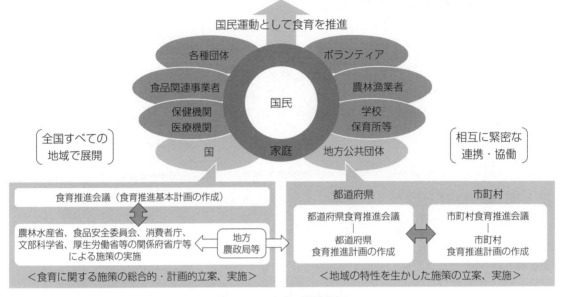

図9−1　食育の推進体制

出典：農林水産省「令和元年　食育白書」1頁

※2　食育推進基本計画
2006（平成18）年より作成され、令和3年〜8年度は第4次食育推進基本計画が実施となる。

的な推進を図るために、食育の推進に関する基本的な方針や具体的な目標値を定めたもので、5年ごとに作成されている[2]。なお、都道府県、市町村においては、その地域の特性を生かした施策の立案、実施が求められており、作成の努力義務がある（図9−1）。

2 —— 保育所での食育の推進

保育所は、人間形成の基礎を培う極めて重要な時期に、多くの時間を過ごすところである。したがって、食材とのふれあいや食事の準備など、食に関するさまざまな体験や指導を通じ、望ましい食習慣の定着、豊かな人間性の育成等を図ることが重要である。

※3
第1章図1−2（13頁）参照。

保育所や学校での食育は「食育推進基本計画」に従って行うことが求められ[3]、保育所では「保育所保育指針」、幼稚園では「幼稚園教育要領」、幼保連携型認定こども園では「幼保連携型認定こども園教育・保育要領」に基づき、教育・保育活動の一環として、計画的に食育の取り組みを実施する。

「保育所保育指針」では、第3章「健康及び安全」の第2項「食育の推進」で、①保育所の特性を生かした食育、②食育の環境の整備等の2つが示されている。

食育の推進（保育所保育指針　第3章　健康及び安全）
①保育所の特性を生かした食育
●保育所における食育は、健康な生活の基本としての「食を営む力」の育成に向け、その基礎を培うことを目標とすること。
●子どもが生活と遊びの中で、意欲をもって食に関わる体験を積み重ね、食べることを楽しみ、食事を楽しみ合う子どもに成長していくことを期待するものであること。
●乳幼児期にふさわしい食生活が展開され、適切な援助が行われるよう、食事の提供を含む食育計画を全体的な計画に基づいて作成し、その評価及び改善に努めること。栄養士が配置されている場合は、専門性を生かした対応を図ること。
②食育の環境の整備等
●子どもが自らの感覚や体験を通して、自然の恵みとしての食材や食の循環・環境への意識、調理する人への感謝の気持ちが育つように、子どもと調理員等との関わりや、調理室など食に関わる保育環境に配慮すること。
●保護者や地域の多様な関係者との連携及び協働の下で、食に関する取組が進められること。また、市町村の支援の下に、地域の関係機関等との日常的な連携を図り、必要な協力が得られるように努めること。
●体調不良、食物アレルギー、障害のある子どもなど、一人一人の子どもの心身の状態等に応じ、嘱託医、かかりつけ医等の指示や協力の下に適切に対応すること。栄養士が配置されている場合は、専門性を生かした対応を図ること。

2004（平成16）年には「楽しく食べる子どもに〜保育所における食育に関する指針〜」が通知され、「食を営む力」の育成に向けて、その基礎を培うという内容の保育所における食育の目標が記載されている[4]。

※4
第10章第2節（211頁）参照。

第3節 ● 食育の計画と評価

1 —— 食育の計画

「食育計画」は給食・おやつの提供だけということではない。教育・保育活動のひとつとして、生活と遊びを通して食の体験を積み重ねていけるようにしなければ、食育の目標を効果的に達成することはできない。したがって、「食育計画」は保育所保育指針等に示された「全体的な計画[5]」に基づいて作成される必要がある。そのためには、保育所の全職員が食育の基本的な考え方の共通理解のもと計画的・総合的に展開されなければならない。作成にあたっては、柔軟かつ発展的な内容であり、各年齢を通して一貫性のあるものとする。家庭や地域社会の実態をふまえ、保育園の特性を考慮して柔軟な

※5　全体的な計画
保育所保育指針、幼稚園指導要領、幼保連携型認定こども園教育・保育要領の内容に応じて作成するもので、入園から修了までの期間で園の目標に向かってどのように保育や教育を進めていくかを記したもの。

表 9 － 1　全体的な計画の例

○○○保育園　○○年度

事業の目的	心身ともに健やかに育成されるよう乳幼児期の教育・保育を行うほか、保育所保育指針に掲げる目標が達成されるよう教育を行うことを目的とします。
保育方針	「椛沢・坂崎保育メソッド」を中心に据え、「健康教育・遊びを通した知育・芸術的感性」など豊かに生きるための基礎が身に付くようにします。また、「非認知能力」・「主体的、対話的、深い学び（アクティブ・ラーニング）」を重視します。

子どもの保育目標 （保育目標・保育の内容ともに年間指導計画の基礎事項・年間指導計画・行事のねらいは別紙）	乳児	生理的欲求を満たし生活リズムをつかむ	3歳児	身近な仲間や自然等の環境と積極的に関わり、意欲を持って活動する
	1歳児	行動範囲を広げ探索活動を盛んにする	4歳児	信頼感を深め、仲間とともに感情豊かな表現をする
	2歳児	象徴機能や想像力を広げながら集団活動に参加する	5歳児	集団生活の中で自立的・意欲的に活動し、体験を積み重ねる

■保育所保育に関する基本原則／役割目標	■保育の方法／環境	■保育所の社会的責任	■養護に関する基本的事項
児童福祉法に基づき、保育を必要とする子どもの保育を行い、健全な心身の発達を図る。保育に関する専門性を有する職員が、養護及び教育を一体的に行う。保護者支援及び地域の子育て支援等を行う。	健康、安全で情緒の安定した生活ができる環境を整え、一人一人の発達過程に応じ、乳幼児期にふさわしい体験が得られるように、生活や遊びを通して総合的に保育する。保護者を理解し適切に援助する。	人権に配慮する。子どもの人格を尊重し保育を行う。地域社会との交流や連携を図り、保育の内容を適切に説明する。個人情報を適切に取り扱う。保護者の苦情解決を図るよう努める。	養護とは、子どもの生命の保持及び情緒の安定を図るために保育士等が行う援助や関わり。保育所における保育は、養護及び教育を一体的に行う。養護に関するねらい及び内容を踏まえた保育を展開する。

■保育の目標	ア　子どもが現在を最も良く生き、望ましい未来をつくり出す力の基礎を培う。　（ア）生命の保持及び情緒の安定を図る　（イ）心身の健康の基礎を培う　（ウ）愛情と信頼感、人権を大切にする心を育てるとともに、自主、自立及び協調の態度を養い、道徳性の芽生えを培う　（エ）生命、自然及び社会への興味や関心を育て、豊かな心情や思考力の芽生えを培う　（オ）言葉への興味や関心を育て、言葉の豊かさを養う　（カ）豊かな感性や表現力を育み、創造性の芽生えを培う

■養護 （保育士等が行う行事）	年齢	乳児	1歳児（満1歳より）	2歳児
	生命の保持	●生理的欲求の充実を図る	●生活活リズムの形成を促す	●適度な運動と休息の充定
	情緒の安定	●応答的な触れ合い ●情緒的な絆の形成	●温かなやり取りによる心の安定	●自我の育ちへの受容と共感

◎ねらい及び内容並びに配慮事項（養護と教育は一体となって展開されることに留意）

◎教育 （園児が環境に関わって経験する事項） ※乳児は三つの視点、幼児は5つの領域で区分されている。（基本的事項を十分に参照） ※指針では乳児と満1歳に区分されているので、満1歳を迎えた場合は1歳児の5領域を参照。 ※子どもの発達や成長の援助をねらいとした活動の時間については、意識的に保育の計画等に位置付けて、実施する。なお、活動の時間については、保護者の就労状況等に応じて子どもが保育所で過ごす時間がそれぞれ異なることに留意して設定する。	(乳児) 三つの視点	乳児	(満1-2歳児) 5領域	1歳児（満1歳より）	2歳児
	健やかに伸び伸びと育つ	●身体機能の発達 ●食事睡眠等の生活のリズム感覚の芽生え	健康	●歩行の確立による行動範囲の拡大	●排泄の確立 ●運動、指先の機能の発達
	身近な人と気持ちが通じ合う	●特定の大人との深い関わりによる愛着心の形成 ●喃語（なんご）の育みと応答による言葉の芽生え	人間関係	●周囲の人への興味、関心の広がり	●自己主張の表出 ●友達との関わりの増大
			環境	●好奇心を高める	●自然事象への積極的な関わり
	身近なものと関わり感性が育つ	●身近なものと関わり感性が育つ ●身体の諸感覚認識による表現	言葉	●言葉の獲得 ●話しはじめ	●言葉のやり取りの楽しさ
			表現	●いろいろな素材を楽しむ	●象徴機能の発達とイメージの膨らみ

★健康支援／状態把握・増進・疾病対応	★食育の推進（食育計画別紙）	★環境及び衛生管理並びに安全管理（危機管理計画別紙）
●健康及び発育発達状態の定期的、継続的な把握 ●年2回の嘱託医による健康診断（内科・歯科） ●登園時及び保育中の状態観察、また異常が認められたときの適切な対応 ●年間保健指導計画（年齢別参照） ●年1回職員健康診断及び毎月の検便（調理員・調乳担当者） ●嘱託医園内点検	5領域との相関性を構築する。 ●ランチルームの活用 ●栄養バランスを考えた自園給食の提供 ●食育活動の実施 ●全園児へ炊き立て米飯の提供 ●行事食の提供 ●菜園作りの実施 ●クッキングの実施（5歳児教育及び祖父母参観） ●給食試食会の実施	●施設内外の設備、用具等の清掃及び消毒、安全管理及び自主点検 ●子ども及び職員の清潔保持 ●感染予防対策指針の作成と実施及び保護者との情報共有 ●インフルエンザ対応 ※年1回外部業者による点検及び園庭整備（自治体事業） ●警察署指導安全教室

情報公開等	●人権尊重　●虐待確認保護　●個人情報保護　●苦情処理解決対応及び第三者委員、運営協議会、学校評価委員会設置　●看護師、栄養士等の専門者の配置　●適正な園運営のための会計事務所による外部監査　●ホームページの開設　●給食試食会　●障がい児保育　●病児対応保育　●延長保育等
地域の実態に対応した保育事業と行事への参加	人的物的面の確保、保育教論の確保により乳児保育を含む3歳未満児の受け入れを推進し、対応する。英語活動も含んだ地域学推進とともに消防観閲式、敬老会、成人式等の地域の行事に参加する（社会及び地域貢献）。
自己評価等	●法人施設による適切な施設運営管理の評価　●保育所の評価（全体の反省による全体計画等への反映） ●保育士等の評価（自己評価と子どもの評価の確立）　●自己チェックリストの実施と危機管理マニュアルの作成、習得

教育及び保育の内容に関する全体的な計画 （編集作成：園長□□□□） ○○年 4 月 1 日現在	
保育理念 （事業運営方針）	入園児童の心身ともに健やかな育成のため、最低基準を超えた設備及び運営の向上に努めます。また、各種の保育事業に取り組み、入園児童、保護者及び地域への社会的責任を果たします。その際、よりよい「家庭環境」を支援するために利用される方に対して最善を尽くすことを誇りとします。
園の保育目標	からだとあたまを使って遊んで学べる子（日進）思いやりのある子ども（感謝）
保育時間など	2・3号認定／基本保育時間　標準認定 7：00～18：00　短時間認定 8：30～16：30 延長保育時間　標準認定18：00～19：00 短時間認定 7：00～8：30　16：30～19：00
主な園行事 （日常の節目としての行事設定）	入園式／始業式／誕生会／健康診断／保育参観日／運動会／プール開き／七夕／お祭り＆縁日／宿泊保育／ハロウィン／クラス懇談会／子育て講演会／祖父母参観日／秋の遠足／音楽発表会／職場慰問／おゆうぎ会／クリスマス会／豆まき会／個人面談／作品展／ひなまつり／給食試食会／卒園児を送る会／卒園式／卒園遠足／修了式

■保育の計画と評価	■幼児教育を行う施設として共有すべき事項	◎小学校との連携（小学校教育との接続）
保育の目標を達成するため、方針や目標に基づき、子どもの発達過程を踏まえた保育の内容が組織的・計画的に構成され総合的に展開されるよう、全体的な計画を作成する。これに基づき指導計画、保健計画、食育計画等を作成する。保育士等の自己評価、保育所の自己評価を行い、公表し、保育内容の改善を図る。	生涯にわたる生きる力の基礎を培うため、保育の目標を踏まえ、資質・能力の 3 本の柱を一体的に育むよう努める。「幼児期の終わりまでに育ってほしい姿」は、ねらい及び内容に基づく保育活動全体を通して資質・能力が育まれている子どもの小学校就学時の具体的な姿であり、保育士等が指導を行う際に考慮する。	保育所保育が、小学校以降の生活や学習の基盤の育成につながることに配慮し、幼児期にふさわしい生活を通じて、創造的な思考や主体的な生活態度などの基礎を培う。育まれた資質・能力を踏まえ、小学校教師との意見交換、研究の機会などを設け、「幼児期の終わりまでに育ってほしい姿」を共有するなどして、保育所保育と小学校教育との円滑な接続に努める。子どもに関する情報共有に関して、就学に際し、市町村の支援の下に、子どもの育ちを支えるための資料が保育所から小学校へ送付されるようにする。

イ　入所する子どもの保護者に対し、その意向を受け止め、子どもと保護者の安定した関係に配慮し、保育所の特性や保育士等の専門性を生かして、その援助に当たる。

3 歳児	4 歳児	5 歳児	◎小学校以上の教育との接続に鑑みて
●健康的生活習慣の形成	●運動と休息のバランスと調和を図る	●健康・安全への意識の向上	育みたい資質・能力は小学校以上の個別の「知識や技能」「思考力・判断力・表現力等」「学びに向かう力、人間性等」につながるものである。また、この資質・能力を実現するためにアクティブ・ラーニングを用いる。
●主体性の育成	●自己肯定感の確立と他者の受容	●心身の調和と安定により自身を持つ	

（満 3－5 歳児） 5 領域	3 歳児	4 歳児	5 歳児	■幼児期の終わりまでに育ってほしい姿10項目	■教育・保育において育みたい資質・能力の 3 本の柱
健　康	●意欲的な活動 ●基本的生活習慣の確立	●健康への関心 ●体全体の協応運動	●健康増進とさらなる挑戦への意欲	ア　健康な心と体 イ　自立心 ウ　協同性	ア　豊かな体験を通じて、感じたり、気付いたり、分かったり、できるようになったりする「知識及び技能の基礎」
人間関係	●道徳性の芽生えと並行遊びの充実	●仲間との深いつながり	●社会性の確立と自立心の育成	エ　道徳性・規範意識の芽生え オ　社会生活との関わり	イ　気付いたことや、できるようになったことなどを使い、考えたり、試したり、工夫したり、表現したりする「思考力、判断力、表現力等の基礎」
環　境	●身近な環境への積極的な関わり	●社会事象への関心の高まり	●社会、自然事変へのさらなる関心と生活への取り入れ	カ　思考力の芽生え キ　自然との関わり・生命尊重	
言　葉	●言葉の美しさ、楽しさへの気付き ●生活の中での必要な言葉の理解と使用	●伝える力、聞く力の獲得	●文字や数字の獲得による遊びの発展	ク　数量や図形、標識や文字などへの関心・感覚	ウ　心情、意欲、態度が育つ中で、よりよい生活を営もうとする「学びに向かう力、人間性等」
表　現	●自由な表現と豊かな感性の育ち	●豊かな感性による表現	●ダイナミックな表現 ●感動の共有	ケ　言葉による伝え合い コ　豊かな感性と表現	

★災害への備え（避難計画等別紙）	◆子育て支援（子育て支援計画別紙）	△職員の資質向上（研修計画別紙）
●避難訓練（火災、地震、不審者対応）の実施（毎月） ●消防署視察 ●消火訓練の実施 ●被災時における対応と備蓄 ※年 2 回外部業者による消防設備点検（自治体事業） ●原子力災害	教育及び児童福祉としての保育並びに子育て支援の有機的な連携が図られ、子どもの成長に気付き、子育ての喜びが感じられるよう子育て支援に努める。	質の高い保育を展開するため、一人一人の職員についての資質向上及び職員全体の専門性の向上を図るよう努める。保育所保育に求められる専門性を理解し、保育の質の向上に向けた組織的な取り組みを行う。職場研修、外部研修など体系的な研修計画を作成し、結果を活用する。

特色ある教育と保育	●法人主体の研修　●椛沢・坂崎保育メソッド確認　●モンテッソーリ教育推進　●ピラミッド教育の推進 ●多元的知的能力を育む 5 歳児教育（絵画、習字、体育、ALTによる英語活動、地域学他）　●絵本、音楽、身体を通した表現活動
研修計画	●法人研修の継続　●保育指針対応の園外・園内研修の継続　●椛沢・坂崎保育メソッドによる園内研修及び新人研修 ●講師を招いての園内研修　●先進地視察見学　●園外研修への計画的な参加（県外研修、乳児保育研修、モンテッソーリ教育研修、地域子育て支援研修等含む）　●処遇改善

保育所保育指針の各章とマークの対応　第 1 章＝■　第 2 章＝◎　第 3 章＝★　第 4 章＝◆　第 5 章＝△

出典：保育総合研究会監修『平成30年度施行 新要領・指針 サポートブック』世界文化社　2018年　72～73頁

表9－2　食育計画の例

認定こども園○○○園（保育所共通）食育計画　０・１・２歳児

【健】…食と健康　【人】…食と人間関係　【文】…食と文化　【命】…命の育ちと食　【料】…料理と食　アレルギー対応

	1歳		2歳	
年間目標	【健】自分のペースで何でも進んで食べ、好き嫌いなく、楽しく食事ができる。 【人】安定した人間関係の中で、楽しく食事をするとともに喜んで食事をする。 【文】食事の前後には挨拶をし、進んで清潔な食事ができる。 【命】野菜等の栽培を進んで体験し、材料に興味をもつ。 【料】旬の野菜等を味わい喜んで食べようとする経験を通して自分で進んで食べようとする。		【健】食べ物に興味を持ち、好き嫌いなく、楽しく食事ができる。 【人】安定した人間関係の中で、楽しく進んで食べるとともに喜んで食事をする。 【文】挨拶をしたり手を洗うなど進んで準備し、食事の前後には挨拶をする。 【命】野菜等の栽培を見たり体験することで、食材に興味をもつ。 【料】旬の野菜等を味わい喜んで食べようとする経験を通して自分で進んで味わって食べようとする。	

（以下、各期・各年齢ごとの「期」「★ねらい」「■環境構成」の欄に縦書きで詳細な食育内容が記載されている）

※本表は0歳・1歳・2歳児の各期（1期～4期）における食育のねらいと環境構成、及び【健】【人】【文】【命】【料】の視点からの具体的な取り組みを一覧にした食育計画表である。

認定こども園○○○園（保育所共通）食育計画　3・4・5歳児

【健】…食と健康　【人】…食と人間関係　【文】…食と文化　【命】…命の育ちと食　【料】…料理と食・アレルギー対応

年間目標	3歳	4歳	5歳
	【健】食生活に必要な基本的な習慣や態度を身に付ける。 【人】様々な人と一緒に食べる喜びや楽しさを味わい、愛情や思いやりをもって食事をする。 【文】季節の行事を通し、伝統文化を知る。 【命】自分の体に必要な食品を知り、バランスよく何でも食べられるようになる。 【料】日本の伝統食材料を知り、生命の様子を知り、食材の違いを楽しむ。	【健】食生活に必要な基本的な習慣や態度を身に付ける。 【人】様々な人と一緒に食べる喜びや楽しさを味わい、愛情や思いやりをもって食事をする。 【文】季節の行事を通し、伝統文化を知る。 【命】自分の体に必要な食品を知り、バランスよく何でも食べられるようになる。 【料】栽培や収穫を通し、食材の感覚を通し、料理の過程を知る。	【健】自分の体に必要な食品の種類や働きを知り、バランスを考えて食事をする。 【人】食事を通し、感謝の気持ちを持てるようにする。 【文】健康生活のためのよい食習慣や生活態度を身に付け、集団生活の中でルールや習慣が守れるようになる。 【料】食材の伝統料理を通し、食材の感覚を養い、落ち着いて食事をする。

（以下、各期ごとの食育内容・ねらい等が縦書きで詳細に記載されている）

期	1期（4月～5月）	2期（6月～8月）	3期（9月～12月）	4期（1月～3月）

出典：保育総合研究会監修『平成30年度施行　新要領・指針　サポートブック』世界文化社　2018年　94～95頁

食育の計画を作成することが求められる。

　保育所での全体的な計画および食育計画は表9－1、表9－2のように作成されている。

┃2 ── 食育計画の評価

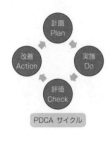

PDCA サイクル

　計画をふまえた実践が適切に進められているかを評価しなければ、同じことの繰り返しで終わってしまい、目標の達成には至らない。計画（Plan）、実行（Do）の後には、必ず評価（Check）を行う。そして評価について新たな改善点（Action）を考えていくという一連の流れであるPDCAサイクルを忘れてはならない。食育計画は、子どもの姿に沿ったものとなるように柔軟に対応し、変更していく必要がある。

●「第9章」学びの確認
①食育基本法が制定された時代の背景を考えてみよう。
②食育の計画を立てるうえで大切なことを考えてみよう。
●発展的な学びへ
①保育所における食育の重要性をまとめてみよう。
②保育所の特性を生かした具体的な食育活動の例をあげてみよう。

【参考文献】
・厚生労働省「保育所保育指針」2017年
・農林水産省「食育白書」2020年
・厚生労働省「楽しく食べる子どもに～保育所における食育に関する指針～」2004年

Q&A：食育

Q1　「食育」という言葉はいつから使われているのでしょうか？

A　明治時代に石塚左玄（1851〜1909年）が『食物養生法』の本で使用したのがはじまりです。その後、新聞小説家の村井弦斎（1863〜1927年）も著書『食道楽』のなかで「食育」という言葉を使っていました。しかし、現代のように広く使われるようになったのは、2005（平成17）年に食育基本法が成立してからでしょう。

Q2　保育所保育指針で示されている食育の推進で、乳幼児期にふさわしい食生活とはどのようなことをいうのでしょうか？

A　乳幼児期にふさわしい食生活については、「保育所における食事の提供ガイドライン」に詳しく示されています。ガイドラインでは、乳幼児期にふさわしい食生活を「よく身体を動かして空腹感を覚え、食事は自分にちょうどよい量を、よくかんで食べて満腹感を覚える楽しい食事」としています。

Q3　一汁三菜とは何でしょうか？

A　一汁三菜とは和食の食事を提供するときの基本的な組み合わせです。主食のご飯を中心に、汁（一汁）、おかず（主菜1品、副菜2品）の三菜のことをいいます。主菜は魚や肉が主で、副菜は野菜やキノコなどが主となります。
　一汁三菜という和食の定型は、およそ900年前（平安時代末期から鎌倉時代初期頃）に描かれた絵巻物の「病草紙」にも描かれており、その歴史は古いといえます。

食育の実践

◆キーポイント◆

・バランスのよい食事を実践するために必要になる「食事摂取基準」「食品群」「食事バランスガイド」の内容を理解する。
・献立の考え方と基本的な調理の方法を学ぶ。
・食を営む力の基礎を培うために行われている保育所における食育の実践活動を知る。
・保護者への「食に関する支援」とは何かを理解する。

第1節 ● バランスのよい食事の実践

　何をどれだけ食べたら必要な栄養を満たせるのかということは、献立を考え、調理するうえで欠かせない知識である。2015（平成27）年10月に実施された「食育に関する意識調査」の「今後の食生活で特に力を入れたい食育の内容」において、調査対象者の62.8%が「栄養バランスのとれた食生活を実施したい」と回答している。「栄養バランスのとれた食生活」は食育のなかでも関心度が高く、適切な食品選択や食事の準備のためにも「日本人の食事摂取基準」「食事バランスガイド」などの理解は不可欠であり、食育にとっても必要な知識である。

1 ── 「日本人の食事摂取基準」の理解と活用

(1) 「日本人の食事摂取基準（2020年版）」とは

　「日本人の食事摂取基準（2020年版）」（以下、食事摂取基準）は、国民の健康の保持・増進、生活習慣病の予防のために望ましいとされるエネルギーおよび栄養素の摂取量の基準を示すものである。これまで社会状況の変化を反映しながら5年ごとに改定がなされてきた。2020年版では、栄養に関連した身体・代謝機能の低下を回避する観点から、健康の保持・増進、生活習慣病の発症予防と重症化予防に加え、高齢者の低栄養予防やフレイル予防[※1]を図ることが基本的方向として掲げられている。

※1　フレイル
主に加齢に伴って、身心のはたらきや社会的つながりが弱くなった状態。そのまま放置すると要介護状態になる可能性がある。

食事摂取基準では、エネルギーおよび栄養素について、性別、年齢階層別、身体活動レベル※2別、妊婦・授乳婦別に、1日あたりの摂取基準量が示されている※3。

対象は健康な個人ならびに集団としており、生活習慣病に関する危険因子、高齢者においてはフレイルに関する危険因子を有したりしていても、おおむね自立した日常生活を営んでいる者は含んでいる。具体的には、歩行や家事などの身体活動を行っている者であり、体格指数（BMI：Body Mass Index）※4が標準より著しく外れていない者である。

(2) 年齢区分

1～17歳を小児、18歳以上を成人とする。高齢者は、65～74歳と75歳以上の2つの区分とする。乳児は、「0～5か月」と「6～11か月」の2つに区分する。特に成長に合わせてより詳細な設定が必要と考えられる場合には、「0～5か月」および「6～8か月」「9～11か月」の3区分とする※5。

(3) エネルギーの指標

エネルギーの摂取量および消費量のバランス（エネルギー収支バランス）の維持を示す指標として、体格指数（BMI）が採用されている。エネルギー収支の結果は、体重の変化やBMIとして現れることから、これらを把握することで、エネルギー収支の概要を知ることができる。成人において総死亡率が最も低かったBMIの範囲と日本人のBMIの実態などを総合的に検証し、成人期を4つの区分に分け、目標とするBMIの範囲を示している※6。健康を維持し、生活習慣病の発症予防を行うための1つの要素としてBMIを扱うようにする。特に65歳以上では、疾病予防とともに、低栄養、フレイルを回避することが重要であるが、さまざまな要因がその背景に存在することから、個人の特性を十分にふまえた対応が望まれる。

(4) 栄養素の指標

栄養素の指標は、摂取不足の回避、過剰摂取による健康障害の回避、生活習慣病の予防という3つの目的からなる5つの指標（推定平均必要量、推奨量、目安量、耐容上限量、目標量）で構成されている（表10-1）。

2020年版の改定にあたり、高血圧予防の観点からナトリウム（食塩相当量）の目標量は、2015年版より男女とも値を低めに変更された。18歳以上男性は1日7.5g未満に、18歳以上女性は1日6.5g未満となった。

※2 身体活動レベル
身体活動レベルⅠは生活の大部分が座位で、静的な活動が中心である場合である。身体活動レベルⅡ（ふつう）とは、日常生活の内容が座位中心で、移動や立位での作業も含むものである。身体活動レベルⅢは移動や立位の多い仕事に従事している場合である（巻末の資料2-4（226頁）を参照）。

※3
巻末の資料2-8（227頁）・2-9（228頁）を参照。

※4 体格指数（BMI）
第1章の32頁を参照。

※5
巻末の資料2-5（226頁）を参照。

※6
巻末の資料2-7（227頁）を参照。

表10－1　栄養素の指標の概要

目的	指標	内容
摂取不足の回避	推定平均必要量（EAR）	半数の人が必要量を満たすと推定される摂取量
	推奨量（RDA）	ほとんどの人が充足している量
	目安量（AI）	一定の栄養状態を維持するのに十分な量。これ以上を摂取している場合は不足のリスクはほとんどない
過剰摂取による健康障害の回避	耐容上限量（UL）	健康障害をもたらすリスクがないとみなされる習慣的な摂取量の上限量。これを超えて摂取すると、過剰摂取によって生じる潜在的な健康障害のリスクが高まる
生活習慣病の予防	目標量（DG）	生活習慣病の予防のために現在の日本人が当面の目標とすべき摂取量

資料：厚生労働省「日本人の食事摂取基準（2020年版）」

（5）　子どもの食事摂取基準

　乳児期の食事摂取基準は、健康な乳児の栄養状態にとって望ましいものであるという観点から、栄養素については目安量で策定されている[7]。また、小児期からの生活習慣病予防のため、1歳からのたんぱく質、脂質、炭水化物とナトリウム（食塩相当量）、3歳からの食物繊維とカリウムについて、目標量が設定されている。

①たんぱく質

　たんぱく質の必要量は、体重維持を目標として窒素出納法[8]で決められているが、小児の場合は成長による体重増加を参考に加算されている。乳児の年齢区分は、0～5か月、6～8か月、9～11か月の3区分となっている。

②脂質

　脂質摂取基準の算定は、エネルギー摂取比率で20～30％の範囲で示されている。脂肪を構成する脂肪酸のうち、生活習慣病の予防や小児の成長に必要な成分として必須脂肪酸を含む脂肪酸（n-6系脂肪酸、n-3系脂肪酸）の目安量が示されている。小児期の研究例が少ないが、幼児はおおむね成人の半分程度必要であるとしている。

③脂溶性ビタミン

　ビタミンAはレチノール量を基準に決められている。カロテンを含まないビタミンAには、妊娠期では胎児奇形、乳児の頭蓋内圧亢進など過剰症の報告があるので耐容上限量が決められている。ビタミンDの乳児の欠乏症は日本でも報告されている。母乳のビタミンD欠乏や日照時間の少ない乳児の欠乏症がみられるとして、日本小児内分泌学会では乳児期の時間制限付き日光浴をすすめている。ビタミンKは授乳期の付加量はないが、胎盤を通りにくいことや母乳に少ないことから出生後すぐに3回に分けてビタミンK_2シ

※7
巻末の資料2－9（228頁）を参照。

※8　窒素出納法
窒素の出納を算出し、評価する方法。体内の窒素は、ほとんどがたんぱく質に由来していることから、窒素の摂取量と排出量との差を測定することにより、たんぱく質の蓄積や損失を見積る。

ロップを経口投与することが推奨されている。

④水溶性ビタミン

　ビタミンB群は、エネルギー摂取量の増加に合わせて摂取基準が増やされている。ビタミンB群の推定平均必要量は、ビタミンB群諸欠乏症予防からではなく、尿中排泄量が増加しはじめる摂取量（飽和摂取量）から算出される。たんぱく質代謝に必要なビタミンB_6やナイアシン、葉酸は成長期に不足しがちであるが、過剰症のリスクがあるため耐容上限量が決められている。成長期の食品以外からの摂取には注意が必要である。

⑤ミネラル

　成人のカルシウム推定平均必要量は体内平衡維持量を基準に決められており、成長期には、骨量増加に伴い必要量が増加する。特に思春期からはカルシウム蓄積量が最も増加する時期であるため、カルシウムの必要量が他年代に比べて高い基準となっている。牛乳給食のない日の摂取量が少ないことも報告されていて、日常的なカルシウム含有食品の摂取を積極的に心がける必要がある。鉄については、乳幼児は体内鉄の貯蔵量を、思春期以降の女子は月経による損失を考慮して必要量が決められている。

⑥水

　参考項目として水の必要量について説明がある。ドイツ、アメリカ、カナダでは目安量を決めている。日本人対象の科学的根拠が乏しいため策定はできないが、生活習慣病発症予防および重症化予防のために十分量の水分の習慣的摂取が健康維持に好ましい。水分出納法と代謝回転速度を測定する方法から、成人1日あたり2.3〜3.5ℓ程度の出納量と推定されている。

(6)　食事摂取基準の活用

　食事摂取基準を活用する場合は、PDCAサイクル[※9]に基づく活用を基本とする。特に活用においては、食事摂取状況のアセスメント[※10]に基づき評価を行うこととする。アセスメントは、食事調査によって得られた摂取量と各指標で示されている値を比較することで行う。エネルギー摂取量の過不足は、成人の場合はBMIまたは体重変化量を用いて評価するが、乳幼児では測定した体重、身長を成長曲線（身体発育曲線）にあてはめ評価する[※11]。

　乳児の推定エネルギー必要量とたんぱく質は、寝返りやハイハイがはじまるなどにより運動量が増えていくため、0〜5か月、6〜8か月、9〜11か月の3区分とし、必要なエネルギーやたんぱく質を増やしている。ただし、乳幼児期にたんぱく質摂取量が多すぎると、将来、肥満・生活習慣病になりやすいと報告があることから、乳幼児期のたんぱく質のとり過ぎには注意が

※9　PDCAサイクル
第9章の198頁を参照。

※10　アセスメント
利用者に関する情報を収集・分析し、事前に予測・評価を行うこと。

※11
第1章の30〜31頁を参照。

必要である。

2 ── 望ましい献立・調理の基本

(1) 献立を考える

多数の食品のなかから数種類を選び、分量を決定し、料理をつくる食事計画を献立という。食事摂取基準を満たし、栄養バランスのよい献立を作成するためには、食品群※12を参考に食材を選んだり、食品構成表※13を参考に食材の使用量を決めたり、食事バランスガイド※14を参考に料理を選ぶとよい。このとき、食材の種類や調理法が重ならないように工夫する。日本の食事において料理の組み合わせは「一汁三菜」※15が基本で、主食・主菜・副菜・副々菜と汁物で構成される。

味つけは甘味、塩味、酸味などを組み合わせ、薄味、だしを効かせた味などメリハリをつけると満足感が得られる。さらに和風、洋風、中華風などを組み合わせていくとバリエーションは増えていく。

喜ばれる食卓を実現するためには、旬の食材を使用し季節感を表したり、色合いや盛り付けなど見た目の美しさ、適温、食べる人の状態にあわせて食べやすさを追求するなど、献立の組み合わせ以外にも配慮が必要である。正月のおせち料理やひな祭りのちらしずしなど「行事食」を取り入れると日常の食卓とは違った演出ができる。なお、予算、調理時間、調理器具やコンロなど設備の数、調理技術の有無など限られたなかで調理を行うことを忘れてはならない。

※12 食品群
本節第3項（206頁）を参照。

※13 食品構成表
栄養成分の類似した食品群ごとの使用目安量を具体的に示したもの。各食品群から適量の食品を選択して組み合わせ献立作成に活用する。同じ食品群内であれば、ある食品を別の食品に置き換えて使用してもよい。たとえば、牛乳の一部または全部をヨーグルトなどの乳製品に置き換えるなどがある。

※14 食事バランスガイド
本節第4項（208頁）を参照。

※15 一汁三菜
第9章の「Q&A」のQ3（199頁）も参照。

基本の献立作成手順

①主食を決める

　主食とはご飯、パン、めん類のことである。

②主菜を決める

　魚、肉、卵、大豆製品のうちから1食品を選び、それをどのように調理するか決める。

③副菜を決める

　野菜、きのこ、いも、海藻などを使用し、主菜の調理法とは違う調理法を選ぶ。魚や肉などたんぱく質食品をいっしょに用いてもよいが、野菜等の割合を高くする。

④汁物を決める

　水分をとるためや嚥下を促すためにも汁物はあったほうがよい。主菜や副菜と食材が重ならないようにする。

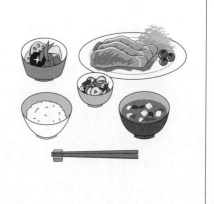

(2) 調理法

　調理法には、加熱調理（煮る、焼く、蒸す、揚げるなど）と、非加熱調理
（生食）がある（表10-2）。

　加熱調理には、①安全性の向上（殺菌、有害物質の分解、あく抜きなど）、
②食品の組織や成分の変化（組織の軟化、でんぷんの糊化、たんぱく質の熱
変性、脂肪の溶解など）、③栄養価値、消化吸収率の増加、④食味や食感の
向上などの利点があるが、熱に弱いビタミンや水溶性ビタミンは損失が大き
いという欠点がある。

　反対に非加熱調理には、①食品そのものの持ち味を生かせる（食感、風味、
色など）、②加熱による栄養素の損失がないなどの利点があるが、衛生面で
不安が大きい。

表10-2　調理法とその特徴、料理例

調理法	特徴と料理例
ゆでる	湯のなかで食品を加熱する。食品の軟化、あく抜き、でんぷんの糊化などの目的で行う。調理の下処理として行うことも多い。 （例）おひたし、温野菜、ゆで卵、パスタ、白玉だんご　など
煮る	食品を水やだしで加熱し、調味する。肉や魚、野菜などの食材を組み合わせて料理することも多い。 （例）肉じゃが、魚の煮付け、カレー、おでん、ジャム　など
蒸す	水蒸気の熱で食品を加熱する。蒸し器内に蒸気を満たした後、食品を入れる。 （例）赤飯、ふかしいも、蒸し鶏、中華まん、プディング　など
焼く	食品を直接熱源にかざす直火焼きと、フライパンなどを使用して焼く間接焼きがある。香ばしさや焦げた風味が加わる。 （例）魚の塩焼き、目玉焼き、ムニエル、ホットケーキ　など
炒める	高温に加熱した少量の油脂とともに食品を加熱する。均一に熱が伝わるように混ぜながら加熱する。短時間で終えるのがよい。 （例）野菜炒め、スクランブルエッグ、チャーハン　など
揚げる	高温に加熱した多量の油脂のなかで食品を加熱する。揚げ温度を一定に保ち、鍋に食品を一度にたくさん入れすぎないこと。 （例）から揚げ、てんぷら、フライ、素揚げ　など
生食	調理操作としては、切る、すりおろす、しぼるなどがある。素材そのものの持ち味を生かす。 （例）刺身、サラダ、大根おろし、サンドイッチ　など

3 —— 食品群の種類と特徴

(1) 食品群とは

　健康の保持・促進のためには、からだに必要な栄養素を食品からとる必要がある。五大栄養素といわれるたんぱく質、脂質、糖質、ミネラル、ビタミンなどの栄養素はそれぞれ個々に作用するものではなく、互いに影響し合いながら、それぞれの役目を果たしており、そのため各栄養素は常に過不足なくとらなければならない。しかし、そうしたすべての栄養素を完全に含む食品は存在しないので、必要とされる栄養素をとるためには、さまざまな食品をバランスよく組み合わせた食事が大切となる。どのような食品をどのように組み合わせて食べたらよいかを栄養素の役割や特徴をもとにわかりやすくグループ分けしたものが「食品群」である。食品群にはいくつかの種類があるが、3群、4群、6群に分ける方法がよく知られている。

(2) 食品群の種類と特徴

① 3色食品群

　栄養素の働きの特徴から、食品を赤・黄・緑の3色に分類する方法で、目で見てわかりやすいため、子どもの食育や学校給食の献立表などにも利用されている（表10-3）。

表10-3　3色食品群による分類

群	栄養的特徴	食品の種類
赤	たんぱく質やミネラルを含み、血液や体の筋肉・歯や骨などのもとになる。	肉、魚、卵、牛乳・乳製品、豆、海藻など。
黄	炭水化物や脂肪を含み、力や体温などのエネルギー源となる。	米、パン、めん類、いも類、油脂、砂糖など。
緑	ビタミンやミネラルを含み、体の調子を整える。	野菜、果物、きのこ類など。

② 4つの食品群（女子栄養大学方式）

　栄養素が似たもの同士の食品を4つのグループにまとめ、「なにを、どれだけ食べるか」がわかるように1日に必要な食品の分量が点数で示されている（表10-4）。1点は80kcalであり、食品によって1点あたりの重量が異なる。どの食品が何グラムで何点になるか把握しておくと、どれくらいのエネルギーをとったのかを確認できる[※16]。

　日本人に不足しがちな栄養素を含み、栄養バランスがよい食品として牛乳・乳製品、卵を第1群としているのが特徴である。

※16
1日20点（1,600 kcal）のうち、第1群～第3群から各3点ずつになるように食品を選び、残りの11点を第4群から選ぶ。第1群～第3群を各3点ずつとることで、たんぱく質、ミネラル、ビタミン、食物繊維など、からだをつくり、代謝を調節するほとんどの栄養素を十分摂取することが可能となる。

表10-4 4つの食品群による分類と1日20点（1600 kcal）の基本パターン

群	栄養的特徴	食品の種類	1日20点（1600 kcal）の基本パターン
第1群	栄養を完全にする	牛乳・乳製品、卵	乳・乳製品…2点、卵…1点
第2群	肉や血を作る	魚介、肉、豆・豆製品	魚介・肉…2点、豆・豆製品…1点
第3群	体の調子をよくする	野菜、芋、果物	野菜（緑黄色野菜・淡色野菜・きのこ・海藻を含む）…1点、芋…1点、果物…1点
第4群	力や体温となる	穀類、油脂、砂糖、その他*	穀類…9点、油脂…1.5点、砂糖…0.5点

＊菓子、嗜好飲料、種実、調味料などもエネルギー源であることから、第4群に含まれる。アルコールにはストレス解消効果があるが、栄養としてはエネルギー源になる。また、菓子に含まれる砂糖や油脂のとり過ぎは、肥満や糖尿病などさまざまな生活習慣病の原因となる。

③6つの基礎食品群

　国民の栄養知識の向上を図るための栄養教育の教材として考案されたもので、栄養素の役割や特徴の類似している食品を6つに分類し、それらを組み合わせて食べることで、栄養バランスがとれるようにわかりやすく示されている（図10-1）。

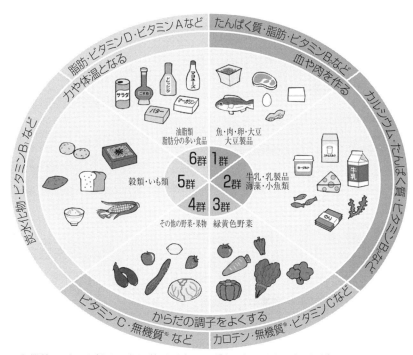

※無機質…ミネラル（カルシウム、鉄、カリウム、マグネシウム、ナトリウムなど）

図10-1 6つの基礎食品群

出典：厚生労働省

4 ── 「食事バランスガイド」の活用

(1)　「食事バランスガイド」とは

※17　食生活指針
国民が日々の食生活の中で実践できる具体的な目標を示したもの。2000（平成12）年3月に、文部省（現・文部科学省）、厚生省（現・厚生労働省）および農林水産省が連携して策定し、現状をふまえて2016（平成28）年に一部改正された。詳細は巻末の資料1（223頁）を参照。

　食事バランスガイドは、「食生活指針」※17を具体的な行動に結びつけるツールとして、1日に「何を」「どれだけ」食べたらよいのかを「料理」の組み合わせでわかりやすく示したもので、2005（平成17）年に厚生労働省と農林水産省が共同で策定した。

　全体像はコマをイメージして描かれ、コマが倒れずに安定する（＝健康な状態を保つ）ためには回転（＝運動）とバランス（＝食事のバランス）の両方が大切であることを表している。コマの軸には、食事のなかで欠かせないお茶や水などの水分を、ヒモには菓子・嗜好飲料を位置づけている（図10-2）。

　栄養や食品に関する専門的な知識がない一般の人にもわかりやすく、実践しやすいことを第一として、料理の数でバランスをとることを促している。

　料理区分は主食、主菜、副菜、牛乳・乳製品、果物の5区分に分けられ、十分な摂取が望まれる順に上から主食、副菜、主菜を示し、牛乳・乳製品と果物は同程度の数として並列してある。どれだけ食べたらよいかは、料理を「つ（サービング：SV）」で数える（表10-5）。

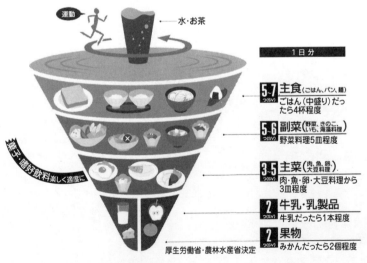

家族（成人）の1日の食事量の目安

注1：1日に提供されるべき料理の数。
注2：SVとはサービング（食事の提供量の単位）の略で「つ」と読む。

図10-2　食事バランスガイド

資料：厚生労働省・農林水産省「食事バランスガイド」

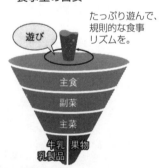

子ども（1歳児）の1日の食事量の目安

たっぷり遊んで、規則的な食事リズムを。

◆主食、副食、主菜はそれぞれ1/2弱程度
◆果物は1/2程度
◆主菜として乳製品を使う。
・繊維質のかたいものは控えて。薄味で。
・牛乳を与えるのは1歳以降が望ましい。

図10-3　子どもの栄養バランスと食事量

表10-5　各料理区分における摂取の目安「つ（SV）」

料理区分	目安	注意点
主食（ご飯・パン・めん類）	5〜7つ（SV）	毎食欠かさない。主菜・副菜との組合せで選択する。3食でとれない場合は、間食で不足分を補う。
副菜（野菜・きのこ・いも・海藻料理）	5〜6つ（SV）	日常の食生活のなかで不足しがちである。主菜の倍程度（毎食1〜2つ）を目安に、意識的に十分な摂取を心がける。
主菜（肉・魚・卵・大豆料理）	3〜5つ（SV）	多くならないように注意する。特に油を使った料理は脂質・エネルギーのとり過ぎになる。
牛乳・乳製品	2つ（SV）	毎日コップ1杯の牛乳を目安にし、乳製品も利用するとよい。
果物	2つ（SV）	毎日適量をとるように心がける。

　食事バランスガイドの摂取目安は成人を対象としているが、幼児期の目安として「幼児向け食事バランスガイド」が地方公共団体などより出されている。幼児（3〜5歳）の1日分の量は、主食3〜4つ、副菜4つ、主菜3つ、牛乳・乳製品2〜3つ、果物1〜2つとなっている[18]。好き嫌いをなくし、食事のマナーと健康によい食習慣を身につけるのがねらいである。

　離乳が進むにつれ、離乳食は1日3回になり、乳汁以外からエネルギーや栄養素を摂取するようになる。また、家族と一緒の食事の機会が増え、家族の食事からの取り分けも容易となってくる。成人の食事量と対比させて子どもの1日の食事量の目安を知り、3回の食事や間食の量を調整することは、望ましい食習慣を身につけていくうえで重要である。

[18]
1歳児の場合は、図10-3（208頁）を参照。

(2)　食事バランスガイドの活用

①自分の適量を知る

　年齢・性別・活動量から、自分にあったエネルギー量の目安と各料理区分の適量範囲「つ（SV）」を把握する（図10-4）。

②食事を確認し、改善につなげる

　1日に食べた料理を「つ（SV）」で数え、適量範囲と比べる。自分の適量を示したコマを用いて各区分の色を塗りコマの形を確認すると、自分の食事の問題点が理解しやすくなる（図10-5）。

　適量範囲におさまっていない料理区分は改善を目指す。1日1日バランスよく食べることは理想であるが、数日間で整えていく姿勢でかまわない。定期的に体重・腹囲等の変化を確認し、食事量と活動量のバランスをみることが重要である。

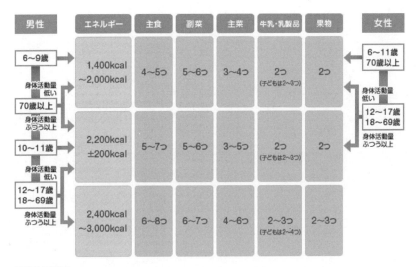

男性	エネルギー	主食	副菜	主菜	牛乳・乳製品	果物	女性
6～9歳 身体活動量 低い 70歳以上	1,400kcal ～2,000kcal	4～5つ	5～6つ	3～4つ	2つ (子どもは2～3つ)	2つ	6～11歳 70歳以上 身体活動量 低い
身体活動量 ふつう以上 10～11歳 身体活動量 低い 12～17歳 18～69歳	2,200kcal ±200kcal	5～7つ	5～6つ	3～5つ	2つ (子どもは2～3つ)	2つ	12～17歳 18～69歳 身体活動量 ふつう以上
身体活動量 ふつう以上	2,400kcal ～3,000kcal	6～8つ	6～7つ	4～6つ	2～3つ (子どもは2～4つ)	2～3つ	

※身体活動量

「低い」……一日中座っていることがほとんど

「ふつう以上」……「低い」に該当しない人

（さらに強い運動や労働を行っている場合は、より多くのエネルギーが必要となるので、適宜調整が必要です）

※牛乳・乳製品の子ども向けの目安は、成長期にとくに必要なカルシウムを十分にとるためにも、少し幅をもたせた目安にするのが適当です。

図10－4　1日に必要なエネルギーと食事量の目安

資料：厚生労働省・農林水産省「食事バランスガイド」

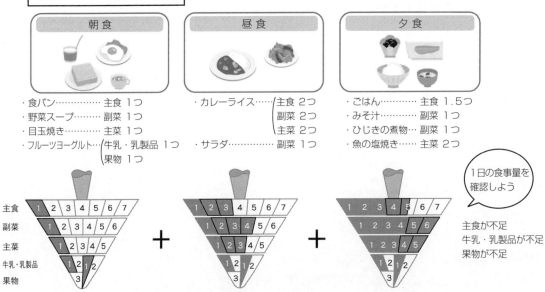

2,200kcal ± 200kcal の場合

朝食
・食パン…………… 主食 1つ
・野菜スープ……… 副菜 1つ
・目玉焼き………… 主菜 1つ
・フルーツヨーグルト… 牛乳・乳製品 1つ
　　　　　　　　果物 1つ

昼食
・カレーライス…… 主食 2つ
　　　　　　　　　副菜 2つ
　　　　　　　　　主菜 2つ
・サラダ…………… 副菜 1つ

夕食
・ごはん………… 主食 1.5つ
・みそ汁………… 副菜 1つ
・ひじきの煮物… 副菜 1つ
・魚の塩焼き…… 主菜 2つ

1日の食事量を確認しよう

主食が不足
牛乳・乳製品が不足
果物が不足

改善策として、不足分を間食で補うなどができる。

例：おにぎり、サンドウィッチ、牛乳、ヨーグルト、チーズ、果物

図10－5　食事バランスガイドの活用例

第2節 ● 食を営む力の基礎を培う

　子どもは、身近な大人からの援助を受けながら、ほかの子どもとのかかわりをとおして、食べることを楽しみ、豊かな食の体験を積み重ねていくことが必要である。よい環境で食べ、食への関心を育み、楽しい食の思い出がつくれるように「食育」を実践していく。

　乳幼児期における望ましい食習慣の定着や食を通じた人間性の形成・家族関係づくりによる心身の健全な育成を図るため、保育所では食に関する取り組みを積極的に進めていくことが求められている。

1 —— 楽しい食事の環境を整える

(1) 家庭での実践

　第4次食育推進基本計画[19]では、家庭での「共食」を食育の原点ととらえ推進している。子どもは大人と一緒に食事をすることで、さまざまなことを習得する。大人がおいしそうに食べているのをみることは、食べたいという意欲につながり、好き嫌いの嗜好は食体験の積み重ねで決まる。子どもの成長発達に伴ってできることが増えていくので、料理を一緒につくったり、盛りつけやお箸を並べるなどの手伝いをさせると、楽しい食事の時間を共有できる。最後まで食べることができたなど達成感をもたせるように、苦手なものなどは盛りつける量を少なくしてみるなど工夫をする。達成感は子どもが次のことにチャレンジしようとする意欲を生み出すことから、大人も一緒に喜ぶことを大切にする。

　子どもも大人も食事に集中できるように、食事中はテレビを消し、玩具や携帯電話を近くに置かないなど、環境に配慮する。また、食事の前には空腹であるように、日中の活動内容やおやつの量・時間に気をつける。

　「いただきます」「ごちそうさま」のあいさつをする、食事中に立ち歩かないなどの食事の基本的なマナーについては、家庭においても実践する。食事のマナーは一緒に食事をする人に不快な気持ちを与えないために必要であり、家庭で食べるときは心がけなくてもよいというものではない。

(2) 保育所などでの実践

　2004（平成16）年、厚生労働省の保育所における食育のあり方に関する研

※19　第4次食育推進基本計画
食育推進基本計画とは、食育基本法に基づいて、食育の推進に関する基本的な方針や目標を定めたものである。第4次は令和3年度から令和7年度までの5年間を期間とする（第9章の191頁を参照）。

究班が取りまとめた「楽しく食べる子どもに〜保育所における食育に関する指針〜」が出された。同指針では、保育所における食育の目標を「現在を最もよく生き、かつ、生涯にわたって健康で質の高い生活を送る基本としての『食を営む力』の育成に向け、その基礎を培うこと」としている。このため、保育所における食育は、楽しく食べる子どもに成長していくことを期待し、以下の①〜⑤の「子ども像」の実現を目指して行う[20]。これらの子ども像は、保育所保育指針で述べられている保育の目標を、食育の観点から、具体的な子どもの姿として表したものである。

※20
子どもの各時期の目標は、資料4（232頁）を参照。

①**お腹がすくリズムのもてる子ども**

　お腹がすくことが食欲につながり、空腹時に食事を与えるとしっかり食べることにつながる。食事前の2時間は食べものを口にしないようにさせ、体を動かす活動をさせて空腹を感じさせるとよい。いつも決まった時間に食事をとることで、基本的な生活リズムが整ってくる。

②**食べたいもの、好きなものが増える子ども**

　偏食や食べ残しなどは子どもの食行動の問題としてよくあげられる。これらを改善していくことも大切であるが、好きな食べものがあることやしっかり食べられるものがあることをほめてあげることは、子どもたちの食べる意欲を向上させるために欠かせない。子どもたちがそれを好む理由は味、色、食感、食べやすさ、過去の経験などさまざまである。保育者は子どもたちがいろいろな食べものに興味・関心をもち、食べようという意欲的な気持ちになるようにかかわっていく。

③**一緒に食べたい人がいる子ども**

　身近な大人から食事を食べさせてもらうことで愛情や信頼感が育ち、一緒に食べる楽しみを感じられるようになる。この経験がコミュニケーション能力の形成へとつながる。人間関係の広がりとともに、一緒に食べたい人は身近な大人から友だちへと広がっていく。特定の人・仲間と一緒に食べたい気持ちを尊重しつつ、それ以外の人とも食べたくなる環境を整えることも大切である。

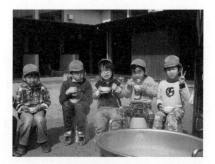

友だちと一緒におでん

④**食事づくり、準備にかかわる子ども**

　子ども自身が食事をつくったり、食事の準備をすることにより、それを食べることが楽しく、おいしく感じられたりする。調理体験を取り入れ会食し

たり、当番活動で給食の手伝い（たまねぎの皮むき、えんどうのすじ取りなど）や野菜の水やりをさせている保育所もある。そのほかにも、給食の机を並べたり、配膳や片付けなど、毎日の食事に計画的・継続的にかかわらせることで食へのかかわりが習慣として身についていく。

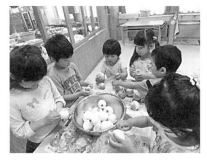

給食のたまねぎの皮むき

⑤食べものを話題にする子ども

一緒に食べる食事を「おいしいね」と共感したり、料理や料理に入っている食材、園で栽培・収穫する野菜などの話題を取りあげるとよい。食事の大切さに気がつくとともに、食べもののいのちをもらって自分たちが生きていること、食べものや生産者などへの感謝の気持ちが育つような活動を行うことで食への関心をさらに高めたい。

2 ── 家庭への支援

子どもの食を考えるとき、保育所だけでなく家庭と連携・協力して食育を推進することが大切である。保育所での子どもの食事の様子や、保育所が食育に関してどのように取り組んでいるのかなどを伝えたりして、日頃から保護者とコミュニケーションをとるように心がける。

保育所での食育の活動を保護者へ伝える機会としては、毎日の送迎時での会話、家庭への通信、日々の連絡帳、保育参観や給食などの試食会、保護者の参加による調理体験などがある。また、保護者同士の交流を図る場を設定することも家庭での食育の実践が広がることにつながると期待できる。

保育所は地域の子育て家庭に対する支援などを行う役割もある。子どもの食生活に関する悩みなどが子育て不安の一因となることもあるので、保護者の相談に応じたり、助言や支援を行う。保育所を地域に開放し、利用しやすい機会を積極的に設けることが望まれる。

保育所には常に情報を発信し続けることが求められる。個々の家庭のライフスタイルや保護者の気持ちに耳を傾け、いくつかの選択肢を提示したりして、保護者一人ひとりが自己決定し、養育力を向上していくことができるような支援姿勢を整えておきたい。

保育所で行われている支援の一例

●何をどれくらい食べさせたらよいか伝える

　ある保育所では玄関先に、その日に子どもたちが食べた給食とおやつを展示している。降園時にそれが保護者の目に触れることにより、一食の適量と食材のバランスなどが伝えられる。

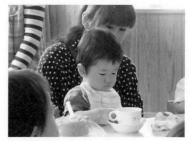

　また、保育所での会食や調理体験をとおして適量や食事内容を把握できたり、保護者同士の意見交換がよい刺激になったりする。子どもたちの食べている様子を見てもらうことは、家庭とは違った一面が見られたりすることもあり、気づきの機会となる。

●望ましいおやつの与え方を伝える

　おやつの本来の意味を知ってもらうとともに、保育所のおやつを子どもたちが喜んで食べる姿を伝える。保育所で提供しているおやつの例として、おにぎり、ホットドッグ、みそ焼きうどん、とうもろこしやゆでた枝豆、焼き芋などがある。いずれも手づくりで、糖質やビタミンなどの補給を目的に出される。市販のスナック菓子やジュースばかりがよいおやつではないことに気づいてもらいたい。

●食育に関心をもってもらうために

　子どもたちが食育活動を楽しんで取り組んでおり、成長とともにさまざまな調理ができることをきちんと伝えたい。子どもたちが調理した蒸しパンやさつまいもの茶巾絞りなど、家に持ち帰り保護者にも食べてもらうことにより効果が期待できる。保育所での活動を知ってもらうとき、子どもたちが生き生きと話すことは保護者へリアリティをもって伝わる。つくり方のレシピなどを配布して、家庭で子どもと一緒につくろうと呼びかけることもできる。

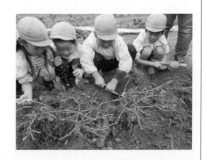

　保育参観で野菜の種をまき、一部は持ち帰り家庭で育て、収穫までの過程を家族で体験させている保育所もある。

●**特別な対応が必要な子どもをもつ家庭へのサポート**

　体調不良、食物アレルギー、障がいのある子どもなどへの対応は、保護者と面談を行い相互理解を図るように努める。一人ひとりの子どもの心身の状態などに応じ、嘱託医、かかりつけ医などの指示や協力のもとに適切に対応していく。

　たとえば食物アレルギーのある子どもに配慮して、給食や保育所で行う調理体験では、小麦粉は米粉へ、牛乳は豆乳へと置き換えている保育所がある。食物アレルギーのある子どもにとっては、みんなと同じものが食べられる喜びは大きい。

　子どもへの対応を保護者が負担に感じすぎないようにする。保育所で保護者向けの調理体験を行ったり、レシピを配布したりすると、家族そろっての食事に応用できると好評である。

第3節 ● 保育所などでの食育の実践例

　「楽しく食べる子どもに～保育所における食育に関する指針～」では、食と子どもの発達の観点から3歳以上児の食育のねらいおよび内容として次の5項目をあげている。保育所などではこれらに基づき食育計画を立て実践している。

①食と健康
　食を通じて、健康な心と体を育て、自ら健康で安全な生活をつくり出す力を養う。
②食と人間関係
　食を通じて、他の人々と親しみ支え合うために、自立心を育て、人とかかわる力を養う。
③食と文化
　食を通じて、人々が築き、継承してきた様々な文化を理解し、つくり出す力を養う。
④いのちの育ちと食
　食を通じて、自らも含めたすべてのいのちを大切にする力を養う。
⑤料理と食
　食を通じて、素材に目を向け、素材にかかわり、素材を調理することに関心を持つ力を養う。

資料：厚生労働省「楽しく食べる子どもに～保育所における食育に関する指針～」2004年

保育所で行われている食育活動の紹介

●給食で使用されている食材を3色食品群に分類する

　毎日、ランチルームで給食を食べている保育所では、食事の前にその日の当番が給食で使用している食材を3色食品群に分けて伝えている。毎日続けることで、子どもたちはどの食材が何色のグループでどのような働きがあるのかがわかる。そして、給食が健康のために栄養のバランスを整えて調理してあることを理解し、調理員にも感謝できる。子どもたちはそれぞれがお皿をもって給食を盛り付けてもらうので、嫌いな食べものがある子どもは、「嫌いなものでも少しは頑張って食べるよ」などとやり取りがあるという。食べることが元気につながるということを知っているので、頑張って食べようとする姿がみられるという。

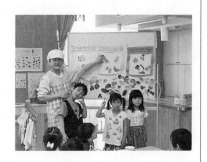

●誰かのために料理をつくる

　子どもたちがつくった料理を日頃お世話になっている方や異年齢の園児に食べてもらう。さまざまな方を招待し一緒に食べると、「おいしい」という声を直接聞け、おいしく食べてもらえる姿が身近に感じられる。このことを子どもたちはうれしく感じ、自分たちでもできたという自信や、またつくりたいという意欲につながる。一緒に食べるという空間が子どもたちを成長させるという。自分たちよりも年齢が下の子どもを招待する際には、「もう少し小さく切ったほうがいいね」などと、自然にさまざまな配慮が自分たちからできるようになる。相手のことを考えながらつくることを意識し、さまざまな人の力があって食事が食べられることへ感謝しながら、おいしさを共感しあうことを心がけているという。

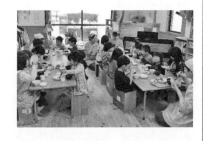

●食べもののいのちを感じ、感謝して食べるこころを育てる

　魚屋に来てもらい、目の前で大きな魚をおろしてもらう。大きな魚がだんだん切り身の形に変わっていくところを見て、日頃食べている魚が元々は生きていて、自分たちがそのいのちをいただいていることを実感する。この活動をとおして給食を残さず食べるようになったという。自然の恵み、いのちの大切さを気づかせていくことは大切なことである。

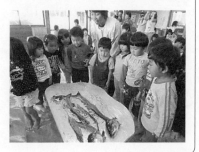

●日本の伝統的な行事食や地域に伝わる郷土料理を味わう

　正月のおせち料理やこどもの日の柏餅など行事食を取り入れて会食をする。家庭によっては食べられなくなっている料理もあり、そうした料理を保育所で味わうことは貴重な体験である。行事食にはそれぞれにいわれがあり、郷土料理には伝承されてきた背景がある。食事を味わうとともにそれらを食べる意味を伝えることで、日本の伝統料理を知り、料理を文化として伝えていくことにつながる。

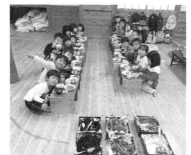

　特別な雰囲気を感じさせるために、壁面構成や演出など環境に配慮する。たとえば、おせち料理なら重箱に盛り付ける、こどもの日なら菖蒲を飾るなどがある。机の配置をいつもと変えるだけでも特別な食事だということを印象づけることができる。

●保育所で栽培した野菜などを使って調理し、味わう

　保育所ではいろいろな野菜を育てている。旬の食材を感じ、これらを使って調理し、食べる活動を取り入れている保育所は多い。種をまき、水やりなどの世話をとおして、どのように育つのか、いつ頃どこに実ができるのかなど、野菜が育つ過程を知り、収穫までの苦労や自分たちの野菜への愛着を感じることができる。自分たちが育てた野菜はおいしいと感じ、苦手な野菜でも食べられるのである。

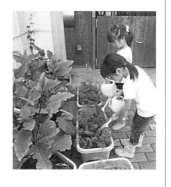

　また、収穫後の活動の見通しをもって、ほかの取り組みとも合わせて計画的に進めていく。お泊り保育のときにカレーをつくる体験を取り入れている保育所では、カレーの食材となるたまねぎ、じゃがいも、にんじんを子どもたちがつくっており、そのおいしさは格別であるという。

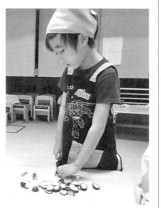

　ある保育所では0歳児の部屋から見えるところに野菜が植えてある。育っていくのをいつも目にすることができると、自発的に作物に関心をもつようになるという。

●地域の方と交流してお米づくり

　地域の方の協力を得て、田植えや稲刈りなどに取り組んでいる保育所も多い。田植え
は泥のヌルヌルした感触を楽しみながら行い、稲刈りは
鎌を使ってザクザクと刈りとる感触を味わう。昔ながら
の脱穀機を用いて子どもたちに脱穀をさせるなど貴重な
体験ができる。収穫までの一連の作業は大変であるが、
達成感や満足感は大きい。収穫したお米で、新米パー
ティー、餅つきなどを行う。

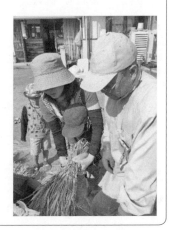

　また、素手でおにぎりを握る活動を取り入れ、ご飯粒
が手にくっつき取れにくいことを体験したり、日頃食べ
ている1粒1粒のお米が稲に成長することを伝え、お米
を無駄にしないように気づかせる活動をしている保育所
もある。

●料理づくりへのかかわり

　調理体験に取り組んでいる保育所は多い。体験をとおして、食材がどのように変化す
るのかがわかり、食べる意欲がわくとともに、つくりあげた達成感を得ることができる。
　成長発達に応じてできる内容が異なるので、体験は子どもたちの状態をよく把握して
行うようにする。つぶす、こねる、すりおろす、はさみ
で切る、包丁で切るなど段階的にいろいろな手法で調理
にかかわることができる。取り組む際には、その活動を
させる意味を確認しておく。また、食物アレルギーのあ
る子どもへ配慮し、使用食材や活動内容を厳選する。

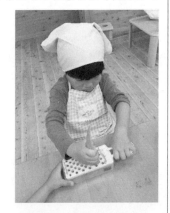

　ある保育所では大きなキャベツを収穫したことをきっ
かけに、4歳児がお好み焼きづくりを1年間継続的に取
り組んだ。子どもの成長に合わせて使う道具を変えたり
旬の食材を入れたりして、毎回少しずつ違う要素を加え
ながら取り組んでいき、最後はお好み焼きにふりかける
かつお節を削る活動も加えた。回を重ねるごとに見通し
をもってつくれるようになり、やり遂げることにより自
信になり、他の人にも食べてもらいたい得意料理となっ
た。この経験が味の記憶として大人になっても残ってい
くのだという。

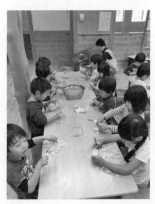

　またある保育所には、給食を調理している様子が見え、
においを感じられるという環境がある。自分たちの給食
ができあがっていく様子を五感で知ることができること
は食を身近に感じられてよい。給食室との連携次第で食
育の可能性は広がる。

第4節 ● 食育実践のためのプログラム

　人間は体験することによってその記憶が脳に刻まれる。その後は同じ体験をするたびに過去の記憶として呼び覚まし判断し、行動に移したり新たな記憶として蓄積したりする。記憶にしっかりと留めるために、意識して食べ物に向かうことが大切である。幼児期から、五感を使ってさまざまな体験をし、おいしく食事を味わう態度を育みたい。

(1)　食材に触れる

　食材を見た目だけで判断してしまうことがあるが、幼児期には手や肌の感触で食材の大きさや重さや質感を感じ取らせたい。たとえば箱の中に食材を入れて手探りで当てるあそびがある。全体の大きさや感触は手のひらである程度はつかめるが、より細かい質感を感じるために指先も使うようにさせる。このあそびでは触れた感触を言葉にするので表現力も身につく。周りの子どもたちは、その食材に関するヒントを出す際に、その食材の色、形、大きさや過去に経験した味やにおい、どんな料理に入っていたかなど記憶をたどり、想像力を育てることができる。

(2)　においをかぐ

　おいしそうなにおいで空腹感を覚えることがある。においは食欲を決定する因子のひとつである。しかし、子どもの鼻腔は大人より狭く、においを感じないでいることが多い。においがわからないと味覚も育たないので、においをかぐことを日常のなかで実践し、においと味、においと食事の関連づけができるとよい。たとえば、調理室から漂ってくるにおいをかいで、何の給食なのかを想像させることで、今日の給食が楽しみになり、おいしく食べられることにつながる。また、切った野菜のにおいと加熱した後の野菜のにおいを比べてみて、調理によりにおいが変化することに気づかせることも食経験を広げることの一助になる。

(3)　味わう

　味覚には基本的な5つの味（甘味・塩味・酸味・苦味・うま味）がある。子どもの味覚の形成は離乳期に始まり、食事で慣れ親しんだ食べ物や味が、おいしく安全な食べ物だと認識していく。離乳期に覚えた味覚は幼児期・学

童期へと続き、将来の健康に影響を及ぼすことから、この時期にいろいろな食べ物を経験しておくことは非常に重要である。できるだけ薄味で素材そのものの味を味わわせたい。初めて食べるものに対しては警戒心を抱くので、周りの大人がおいしそうに食べるなどの工夫をする。味覚が敏感なこの時期は好き嫌いも多いが、無理やり食べさせることはせず、一口でも食べられたら達成感をもたせて、また今度も食べてみようという気持ちを引き出すとよい。

(4) 食材を知る

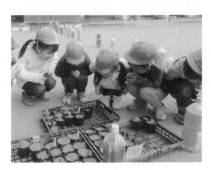

はやく大きくならないかな

野菜の栽培は、子どもたちに多様な感動と驚き、さまざまな気づきと学びを与えてくれる。収穫したあとの活動にも見通しを立てて植える時期を調整し、水やりなどの栽培活動を継続的に進められるように配慮する。植える野菜を決めるところから子どもたちで考えて取り組むと、興味や関心が強くなる。また、いつも目に付くところに植えておくことで、育っていく過程がわかり新たな発見や疑問が生まれ、調べたり考えたりすることにつながる。保護者の協力を得て田植えや収穫を行っている園もあり、達成感や満足感が共有できてよい。栽培したものを積極的に食べる活動を通して、子どもたちが命と食事のつながりに気づけるように配慮したい。栽培ができない食材は、地域の生産者と連携して実物を観察したり触ったりすることにより興味を持たせることができる。干ししいたけ（戻す前と戻した後）や、魚（一匹と切り身）など様子が変化する食材は、前後の違いを体験させたい。

(5) 料理をつくる

自分でつくって食べることは楽しく、おいしい料理となる。調理体験は子どもたちが好きな体験であるため、行っている園が多い。子どもの発達にあわせて調理作業（表10－6）を選択し、できたという達成感を味わわせる。全員が作業できるような分担と仕事量を考えておくことが大切である。何をつくるか、どうやってつくるかから考えさせるとより楽しく見通しをもって取り組むことができる。おかわりを想定して、できあがり量を多めに見積もっておく。できないところは、大人がサポートして見せることで、調理のイメージが広がっていく。

　給食の手伝いも楽しく取り組むことができ、子どもたちがおいしく給食を食べられることにつながる。だしを取るためのにぼしの頭と内臓を取り除く作業では、にぼしのにおいを感じ、魚には目やしっぽや骨があることに気づくことができ、にぼしのだしの味を深く意識することができるようになる。

表10-6　子どもの発達にあわせた調理作業の目安

2歳児	洗う　ヘタを取る　葉野菜を手でちぎる　型抜きする サンドイッチの具を挟む　皿を並べる
2〜3歳児	手で皮むき　すりおろす　裂く　絞り出す　混ぜる　スプーンですくう おにぎりを握る　フォークでバナナを切る　うどんを足でこねる 料理を盛りつける　運ぶ
4〜5歳児	米をとぐ　卵の殻を割る　手で筋を取る　ピーラーで皮をむく はさみで切る　包丁で切る　手でこねる　成形する　泡だて器で混ぜる 箸で混ぜる　箸でひっくり返す　おたまですくう　ホットプレートで焼く

注：調理用具等で怪我をすることがないように、正しい扱い方と使い方を教える。
　　調理の際には広く安全な場所を確保し、大人が目を離さないようする。

保育園で行われている食育実践プログラム例

●手まきごはん

　「海苔で健康推進委員会」が提案する食育プログラムである[21]。ごはんを海苔で巻くというシンプルな料理ではあるが、くっつきやすいごはんの扱いや巻き方など、食材の特性を楽しみながら体験できる。海苔のほかに、対象クラスに応じて具材となる給食のおかずを小さめにカットするなどの準備があれば、特別な調理道具は使わずに気軽に実施できる。

手順（対象者：3〜5歳児、目安時間：給食の時間内）

①手のひらサイズ（全型のりの4分の1（4切））の海苔を準備する。
②テーブルスプーンかるく1さじ分のごはんを海苔の上にのせる。
③ごはんの上におかずをのせる。

[21]
「海苔で健康推進委員会」は、全国の海苔の生産者・販売業者による業界団体として、海苔の利用促進に向けた食育活動などを行っている。「手まきごはん」もそのひとつである。
http://temakigohan.jp

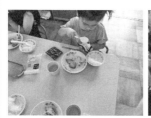
3歳児

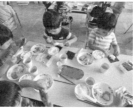
4歳児

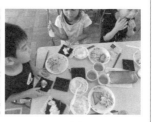
5歳児

●食育クッキングの実演（保護者へ向けたプログラム）

　食育は、実際に体験をもとにした積み重ねがその効果を高めていく。目の前で調理され、調理中のにおいや音を感じられる空間は、食育実践の体験として有効である。乳幼児を連れた保護者は、実際に調理体験に取り組むことが難しいが、実演によってつくられたものを味わう体験はできる。実施にあたっては、衛生面のほか、食物アレルギーや感染症対策に十分配慮した形での実施が求められる。

手順（対象者：幼児期の子どもの保護者、目安時間：45分）

①「幼児期のおやつ」をテーマした保護者への食育講話を行う。
　幼児期におけるおやつの重要性と手作りおやつの利点を解説する。
　聞き取りやすい大きな声でゆっくりと話す。ホワイトボードなどに貼るパネルは、後ろの座席でも見えるように、色や太さに配慮して作成しておく。
②おやつの調理実演を行う。
　スムーズな進行の手助けになるように実演者のアシスタント役を置く。
③保護者とともに手作りおやつを試食していただく。
　参加者に食物アレルギーがある場合、試食品への混入がないようにあらかじめ計画するとともに、配膳前後のアレルゲンの飛散の可能性を考慮し、対象者の座席と同室者全員の動線を決めておく。

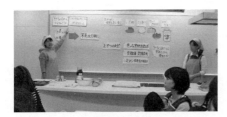

食育講話の様子

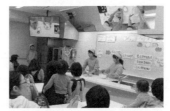
にんじんゼリーの調理実演の様子

●「第10章」学びの確認
①「食事バランスガイド」を利用して、自分の食生活を振り返り、改善点をみつけよう。
②子どもへの食育が重要とされる意味をまとめてみよう。
●発展的な学びへ
①栄養のバランスに気をつけて、一汁三菜の献立を立ててみよう。
②苦手な食べものがある子どもがそれを食べられるようになるために、どのようなかかわりや、活動を取り入れたらよいか考えてみよう。

【参考文献】
・厚生労働省「『日本人の食事摂取基準（2020年版）策定検討会』報告書」2019年
・厚生労働省・農林水産省「専門家のための『食事バランスガイド』活用法」2010年
・厚生労働省「授乳・離乳の支援ガイド」2019年
・厚生労働省「保育所保育指針」2017年
・厚生労働省「保育所における食事の提供ガイドライン」2012年
・厚生労働省保育所における食育のあり方に関する研究班「楽しく食べる子どもに～保育所における食育に関する指針～」2004年

資料 1　食生活指針

食生活指針	食生活指針の実践
食事を楽しみましょう。	● 毎日の食事で、健康寿命をのばしましょう。 ● おいしい食事を、味わいながらゆっくりよく噛んで食べましょう。 ● 家族の団らんや人との交流を大切に、また、食事づくりに参加しましょう。
1日の食事のリズムから、健やかな生活リズムを。	● 朝食で、いきいきした1日を始めましょう。 ● 夜食や間食はとりすぎないようにしましょう。 ● 飲酒はほどほどにしましょう。
適度な運動とバランスのよい食事で、適正体重の維持を。	● 普段から体重を量り、食事量に気をつけましょう。 ● 普段から意識して身体を動かすようにしましょう。 ● 無理な減量はやめましょう。 ● 特に若年女性のやせ、高齢者の低栄養にも気をつけましょう。
主食、主菜、副菜を基本に、食事のバランスを。	● 多様な食品を組み合わせましょう。 ● 調理方法が偏らないようにしましょう。 ● 手作りと外食や加工食品・調理食品を上手に組み合わせましょう。
ごはんなどの穀類をしっかりと。	● 穀類を毎食とって、糖質からのエネルギー摂取を適正に保ちましょう。 ● 日本の気候・風土に適している米などの穀類を利用しましょう。
野菜・果物、牛乳・乳製品、豆類、魚なども組み合わせて。	● たっぷり野菜と毎日の果物で、ビタミン、ミネラル、食物繊維をとりましょう。 ● 牛乳・乳製品、緑黄色野菜、豆類、小魚などで、カルシウムを十分にとりましょう。
食塩は控えめに、脂肪は質と量を考えて。	● 食塩の多い食品や料理を控えめにしましょう。食塩摂取量の目標値は、男性で1日8g未満、女性で7g未満とされています。 ● 動物、植物、魚由来の脂肪をバランスよくとりましょう。 ● 栄養成分表示を見て、食品や外食を選ぶ習慣を身につけましょう。
日本の食文化や地域の産物を活かし、郷土の味の継承を。	● 「和食」をはじめとした日本の食文化を大切にして、日々の食生活に活かしましょう。 ● 地域の産物や旬の素材を使うとともに、行事食を取り入れながら、自然の恵みや四季の変化を楽しみましょう。 ● 食材に関する知識や調理技術を身につけましょう。 ● 地域や家庭で受け継がれてきた料理や作法を伝えていきましょう。
食料資源を大切に、無駄や廃棄の少ない食生活を。	● まだ食べられるのに廃棄されている食品ロスを減らしましょう。 ● 調理や保存を上手にして、食べ残しのない適量を心がけましょう。 ● 賞味期限や消費期限を考えて利用しましょう。
「食」に関する理解を深め、食生活を見直してみましょう。	● 子供のころから、食生活を大切にしましょう。 ● 家庭や学校、地域で、食品の安全性を含めた「食」に関する知識や理解を深め、望ましい習慣を身につけましょう。 ● 家族や仲間と、食生活を考えたり、話し合ったりしてみましょう。 ● 自分たちの健康目標をつくり、よりよい食生活を目指しましょう。

［文部省（現文部科学省）、厚生省（現厚生労働省）、農林水産省　2000（平成12）年3月閣議決定、2016（平成28）年6月一部改正］

資料2－1　基準を策定した栄養素と設定した指標（1歳以上）[1]

栄養素		推定平均必要量（EAR）	推奨量（RDA）	目安量（AI）	耐容上限量（UL）	目標量（DG）
たんぱく質[2]		○b	○b	—	—	○[3]
脂　質	脂質	—	—	—	—	○[3]
	飽和脂肪酸[4]	—	—	—	—	○[3]
	n—6系脂肪酸	—	—	○	—	—
	n—3系脂肪酸	—	—	○	—	—
	コレステロール[5]	—	—	—	—	—
炭水化物	炭水化物	—	—	—	—	○[3]
	食物繊維	—	—	—	—	○
	糖類	—	—	—	—	—
主要栄養素バランス[2]		—	—	—	—	○[3]
ビタミン	脂溶性　ビタミンA	○a	○a	—	○	—
	ビタミンD[2]	—	—	○	○	—
	ビタミンE	—	—	○	○	—
	ビタミンK	—	—	○	—	—
	水溶性　ビタミンB1	○c	○c	—	—	—
	ビタミンB2	○c	○c	—	—	—
	ナイアシン	○a	○a	—	○	—
	ビタミンB1	○b	○b	—	○	—
	ビタミンB12	○a	○a	—	—	—
	葉酸	○a	○a	—	○[7]	—
	パントテン酸	—	—	○	—	—
	ビオチン	—	—	○	—	—
	ビタミンC	○x	○x	—	—	—
ミネラル	多量　ナトリウム[6]	○a	—	—	—	○
	カリウム	—	—	○	—	○
	カルシウム	○b	○b	—	○	—
	マグネシウム	○b	○b	—	○[7]	—
	リン	—	—	○	○	—
	微量　鉄	○x	○x	—	○	—
	亜鉛	○b	○b	—	○	—
	銅	○b	○b	—	○	—
	マンガン	—	—	○	○	—
	ヨウ素	○a	○a	—	○	—
	セレン	○a	○a	—	○	—
	クロム	—	—	○	○	—
	モリブデン	○b	○b	—	○	—

1　一部の年齢区分についてだけ設定した場合も含む。
2　フレイル予防を図る上での留意事項を表の脚注として記載。
3　総エネルギー摂取量に占めるべき割合（％エネルギー）。
4　脂質異常症の重症化予防を目的としたコレステロールの量と、トランス脂肪酸の摂取に関する参考情報を表の脚注として記載。
5　脂質異常症の重症化予防を目的とした量を飽和脂肪酸の表の脚注に記載。
6　高血圧及び慢性腎臓病（CKD）の重症化予防を目的とした量を表の脚注として記載。
7　通常の食品以外の食品からの摂取について定めた。
a　集団内の半数の者に不足又は欠乏の症状が現れ得る摂取量をもって推定平均必要量とした栄養素。
b　集団内の半数の者で体内量が維持される摂取量をもって推定平均必要量とした栄養素。
c　集団内の半数の者で体内量が飽和している摂取量をもって推定平均必要量とした栄養素。
x　上記以外の方法で推定平均必要量が定められた栄養素。

資料2−2　参照体位（参照身長、参照体重）[1]

性　別	男　性		女　性[2]	
年齢等	参照身長（cm）	参照体重（kg）	参照身長（cm）	参照体重（kg）
0〜5（月）	61.5	6.3	60.1	5.9
6〜11（月）	71.6	8.8	70.2	8.1
6〜8（月）	69.8	8.4	68.3	7.8
9〜11（月）	73.2	9.1	71.9	8.4
1〜2（歳）	85.8	11.5	84.6	11.0
3〜5（歳）	103.6	16.5	103.2	16.1
6〜7（歳）	119.5	22.2	118.3	21.9
8〜9（歳）	130.4	28.0	130.4	27.4
10〜11（歳）	142.0	35.6	144.0	36.3
12〜14（歳）	160.5	49.0	155.1	47.5
15〜17（歳）	170.1	59.7	157.7	51.9
18〜29（歳）	171.0	64.5	158.0	50.3
30〜49（歳）	171.0	68.1	158.0	53.0
50〜64（歳）	169.0	68.0	155.8	53.8
65〜74（歳）	165.2	65.0	152.0	52.1
75以上（歳）	160.8	59.6	148.0	48.8

1　0〜17歳は、日本小児内分泌学会・日本成長学会合同標準値委員会による小児の体格評価に用いる身長、体重の標準値を基に、年齢区分に応じて、当該月齢並びに年齢階級の中央時点における中央値を引用した。ただし、公表数値が年齢区分と合致しない場合は、同様の方法で算出した値を用いた。18歳以上は、平成28年国民健康・栄養調査における当該の性及び年齢階級における身長・体重の中央値を用いた。
2　妊婦、授乳婦を除く。

資料2−3　参照体重における基礎代謝基準値と基礎代謝量

性　別	男　性			女　性		
年齢（歳）	基礎代謝基準値（kcal/kg体重/日）	参照体重（kg）	基礎代謝量（kcal/日）	基礎代謝基準値（kcal/kg体重/日）	参照体重（kg）	基礎代謝量（kcal/日）
1〜2	61.0	11.5	700	59.7	11.0	660
3〜5	54.8	16.5	900	52.2	16.1	840
6〜7	44.3	22.2	980	41.9	21.9	920
8〜9	40.8	28.0	1,140	38.3	27.4	1,050
10〜11	37.4	35.6	1,330	34.8	36.3	1,260
12〜14	31.0	49.0	1,520	29.6	47.5	1,410
15〜17	27.0	59.7	1,610	25.3	51.9	1,310
18〜29	23.7	64.5	1,530	22.1	50.3	1,110
30〜49	22.5	68.1	1,530	21.9	53.0	1,160
50〜64	21.8	68.0	1,480	20.7	53.8	1,100
65〜74	21.6	65.0	1,400	20.7	52.1	1,080
75以上	21.5	59.6	1,280	20.7	48.8	1,010

資料2－4　身体活動レベル別にみた活動内容と活動時間の代表例

身体活動レベル[1]	低い（Ⅰ）	ふつう（Ⅱ）	高い（Ⅲ）
	1.50（1.40～1.60）	1.75（1.60～1.90）	2.00（1.90～2.20）
日常生活の内容[2]	生活の大部分が座位で、静的な活動が中心の場合	座位中心の仕事だが、職場内での移動や立位での作業・接客等、通勤・買い物での歩行、家事、軽いスポーツ、のいずれかを含む場合	移動や立位の多い仕事への従事者、あるいは、スポーツ等余暇における活発な運動習慣を持っている場合
中程度の強度（3.0～5.9メッツ）の身体活動1日当たりの合計時間（時間/日）[3]	1.65	2.06	2.53
仕事での1日当たりの合計歩行時間（時間/日）[3]	0.25	0.54	1.00

1　代表値。（　）内はおよその範囲。
2　Black, et al.、Ishikawa-Takata, et al. を参考に、身体活動レベル（PAL）に及ぼす仕事時間中の労作の影響が大きいことを考慮して作成。
3　Ishikawa-Takata, et al. による。

資料2－5　年齢区分

ライフステージ	区　　分
乳児（0～11か月）	0～5か月、6～11か月（エネルギー及びたんぱく質については「0～5か月」「6～8か月」「9～11か月」の区分で表されている）
小児（1～17歳）	1～2歳、3～5歳、6～7歳、8～9歳、10～11歳、12～14歳、15～17歳
成人（18～64歳）	18～29歳、30～49歳、50～64歳
高齢者（65歳以上）	65～74歳、75歳以上
その他	妊婦、授乳婦

資料2－6　年齢階級別に見た身体活動レベルの群分け（男女共通）

身体活動レベル	レベルⅠ（低い）	レベルⅡ（ふつう）	レベルⅢ（高い）
1～2（歳）	—	1.35	—
3～5（歳）	—	1.45	—
6～7（歳）	1.35	1.55	1.75
8～9（歳）	1.40	1.60	1.80
10～11（歳）	1.45	1.65	1.85
12～14（歳）	1.50	1.70	1.90
15～17（歳）	1.55	1.75	1.95
18～29（歳）	1.50	1.75	2.00
30～49（歳）	1.50	1.75	2.00
50～64（歳）	1.50	1.75	2.00
65～74（歳）	1.45	1.70	1.95
75以上（歳）	1.40	1.65	—

資料2－7　目標とするBMIの範囲（18歳以上）[1]

年齢（歳）	目標とするBMI（kg/m²）
18～49	18.5～24.9
50～64	20.0～24.9
65～74[3]	21.5～24.9
75以上[3]	21.5～24.9

1　男女共通。あくまでも参考として使用すべきである。
2　観察疫学研究において報告された総死亡率が最も低かったBMIを基に、疾患別の発症率とBMIの関連、死因とBMIとの関連、喫煙や疾患の合併によるBMIや死亡リスクへの影響、日本人のBMIの実態に配慮し、総合的に判断し目標とする範囲を設定。
3　高齢者では、フレイルの予防及び生活習慣病の発症予防の両者に配慮する必要があることも踏まえ、当面目標とするBMIの範囲を21.5～24.9kg/m²とした。

資料2－8　推定エネルギー必要量（kcal/日）

性　別	男　性			女　性		
身体活動レベル[1]	I	II	III	I	II	III
0～5（月）	—	550	—	—	500	—
6～8（月）	—	650	—	—	600	—
9～11（月）	—	700	—	—	650	—
1～2（歳）	—	950	—	—	900	—
3～5（歳）	—	1,300	—	—	1,250	—
6～7（歳）	1,350	1,550	1,750	1,250	1,450	1,650
8～9（歳）	1,600	1,850	2,100	1,500	1,700	1,900
10～11（歳）	1,950	2,250	2,500	1,850	2,100	2,350
12～14（歳）	2,300	2,600	2,900	2,150	2,400	2,700
15～17（歳）	2,500	2,800	3,150	2,050	2,300	2,550
18～29（歳）	2,300	2,650	3,050	1,700	2,000	2,300
30～49（歳）	2,300	2,700	3,050	1,750	2,050	2,350
50～64（歳）	2,200	2,600	2,950	1,650	1,950	2,250
65～74（歳）	2,050	2,400	2,750	1,550	1,850	2,100
75以上（歳）[2]	1,800	2,100	—	1,400	1,650	—
妊婦（付加量）[3]初期				＋50	＋50	＋50
中期				＋250	＋250	＋250
後期				＋450	＋450	＋450
授乳婦（付加量）				＋350	＋350	＋350

1　身体活動レベルは、低い、ふつう、高いの三つのレベルとして、それぞれI、II、IIIで示した。
2　レベルIIは自立している者、レベルIは自宅にいてほとんど外出しない者に相当する。レベルIは高齢者施設で自立に近い状態で過ごしている者にも適用できる値である。
3　妊婦個々の体格や妊娠中の体重増加量及び胎児の発育状況の評価を行うことが必要である。
注1：活用に当たっては、食事摂取状況のアセスメント、体重及びBMIの把握を行い、エネルギーの過不足は、体重の変化又はBMIを用いて評価すること。
注2：身体活動レベルIの場合、少ないエネルギー消費量に見合った少ないエネルギー摂取量を維持することになるため、健康の保持・増進の観点からは、身体活動量を増加させる必要がある。

資料 2 － 9　食事摂取基準

身体活動レベルⅡ（ふつう）における摂取量（1日あたり）

年齢(歳)	エネルギー(kcal)* 男性	女性	たんぱく質(g) 男	女	脂肪エネルギー比(%)	カルシウム(mg) 男	女	鉄(mg) 男	女	ビタミンA(μgRAE)** 男	女	ビタミンB₁(mg) 男	女	ビタミンB₂(mg) 男	女	ビタミンC(mg) 男	女
0～5(月)	550	500	(10)	(10)	(50)	(200)	(200)	(0.5)	(0.5)	(300)	(300)	(0.1)	(0.1)	(0.2)	(0.2)	(40)	(40)
6～8(月)	650	600	(15)	(15)	(40)	(250)	(250)	5.0	4.0	(400)	(400)	(0.2)	(0.2)	(0.3)	(0.3)	(40)	(40)
9～11(月)	700	650	(25)	(25)	(40)	(250)	(250)	5.0	4.0	(400)	(400)	(0.2)	(0.2)	(0.3)	(0.3)	(40)	(40)
1～2	950	900	20	20	20～30	450	400	4.5	4.5	400	350	0.5	0.5	0.6	0.5	40	40
3～5	1,300	1,250	25	25	20～30	600	550	5.5	5.5	450	500	0.7	0.7	0.8	0.8	50	50
6～7	1,550	1,450	30	30	20～30	600	550	5.5	5.5	400	400	0.8	0.8	0.9	0.9	60	60
8～9	1,850	1,700	40	40	20～30	650	750	7.0	7.5	500	500	1.0	0.9	1.1	1.00	70	70
10～11	2,250	2,100	45	50	20～30	700	750	8.5	8.5/12.0	600	600	1.2	1.1	1.4	1.3	85	85
12～14	2,600	2,400	60	55	20～30	1,000	800	10.0	8.5/12.0	800	700	1.4	1.3	1.6	1.4	100	100
15～17	2,800	2,300	65	55	20～30	800	650	10.0	7.0/10.5	900	650	1.5	1.2	1.7	1.4	100	100
18～29	2,650	2,000	65	50	20～30	800	650	7.5	6.5/10.5	850	650	1.4	1.1	1.6	1.2	100	100
30～49	2,700	2,050	65	50	20～30	750	650	7.5	6.5/10.5	900	700	1.4	1.1	1.6	1.2	100	100
50～64	2,600	1,950	65	50	20～30	750	650	7.5	6.5/11.0	900	700	1.3	1.1	1.5	1.2	100	100
65～74	2,400	1,850	60	50	20～30	750	650	7.5	6.0	850	700	1.3	1.1	1.5	1.2	100	100
75歳以上	2,100	1,650	60	50	20～30	700	600	7.0	6.0	800	650	1.2	0.9	1.3	1.00	100	100

2020年版日本人の食事摂取基準表中、推奨量または目標量を使用し、それらが無い場合は、（目安量）とした。
＊　炭水化物エネルギー比率は50～65%　　＊＊　RAE＝レチノール活性当量　　★　月経なしの女性（妊娠・授乳期）／月経ありの女性

資料 2 −10　エネルギー産生栄養素バランス（％エネルギー）

性　別	男　性				女　性			
	目標量[1,2]				目標量[1,2]			
年齢等	たんぱく質[3]	脂　質[4]		炭水化物[5,6]	たんぱく質[3]	脂　質[4]		炭水化物[5,6]
		脂　質	飽和脂肪酸			脂　質	飽和脂肪酸	
0〜11（月）	—	—	—	—	—	—	—	—
1〜2（歳）	13〜20	20〜30	—	50〜65	13〜20	20〜30	—	50〜65
3〜5（歳）	13〜20	20〜30	10以下	50〜65	13〜20	20〜30	10以下	50〜65
6〜7（歳）	13〜20	20〜30	10以下	50〜65	13〜20	20〜30	10以下	50〜65
8〜9（歳）	13〜20	20〜30	10以下	50〜65	13〜20	20〜30	10以下	50〜65
10〜11（歳）	13〜20	20〜30	10以下	50〜65	13〜20	20〜30	10以下	50〜65
12〜14（歳）	13〜20	20〜30	10以下	50〜65	13〜20	20〜30	10以下	50〜65
15〜17（歳）	13〜20	20〜30	8以下	50〜65	13〜20	20〜30	8以下	50〜65
18〜29（歳）	13〜20	20〜30	7以下	50〜65	13〜20	20〜30	7以下	50〜65
30〜49（歳）	13〜20	20〜30	7以下	50〜65	13〜20	20〜30	7以下	50〜65
50〜64（歳）	14〜20	20〜30	7以下	50〜65	14〜20	20〜30	7以下	50〜65
65〜74（歳）	15〜20	20〜30	7以下	50〜65	15〜20	20〜30	7以下	50〜65
75以上（歳）	15〜20	20〜30	7以下	50〜65	15〜20	20〜30	7以下	50〜65
妊婦　初期					13〜20	20〜30	7以下	50〜65
中期					13〜20			
後期					15〜20			
授乳婦					15〜20			

注：1　必要なエネルギー量を確保した上でのバランスとすること。
　　2　範囲に関しては、おおむねの値を示したものであり、弾力的に運用すること。
　　3　65歳以上の高齢者について、フレイル予防を目的とした量を定めることは難しいが、身長・体重が参照体位に比べて小さい者や、特に 75歳以上であって加齢に伴い身体活動量が大きく低下した者など、必要エネルギー摂取量が低い者では、下限が推奨量を下回る場合があり得る。この場合でも、下限は推奨量以上とすることが望ましい。
　　4　脂質については、その構成成分である飽和脂肪酸など、質への配慮を十分に行う必要がある。
　　5　アルコールを含む。ただし、アルコールの摂取を勧めるものではない。
　　6　食物繊維の目標量を十分に注意すること。

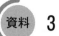

資料 3

保育所におけるアレルギー疾患生活管理指導表
（「保育所におけるアレルギー対応ガイドライン（2019年改訂版）」より）

〈参考様式〉

保育所におけるアレルギー疾患生活管理指導表（食物アレルギー・アナフィラキシー・気管支ぜん息）

名前＿＿＿＿＿＿＿＿＿ 男・女 ＿＿年＿＿月＿＿日生（＿＿歳＿＿ヶ月）＿＿＿＿組　提出日　平成　　年　　月　　日

※この生活管理指導表は、保育所の生活において特別な配慮や管理が必要となった子どもに限って、医師が作成するものです。

食物アレルギー・アナフィラキシー（あり・なし）

病型・治療

A. 食物アレルギー病型
1. 食物アレルギーの関与する乳児アトピー性皮膚炎
2. 即時型
3. その他（新生児・乳児消化管アレルギー・口腔アレルギー症候群・食物依存性運動誘発アナフィラキシー・その他：　　）

B. アナフィラキシー病型
1. 食物（原因：　　　　）
2. その他（医薬品・食物依存性運動誘発アナフィラキシー・ラテックスアレルギー・昆虫・動物のフケや毛）

C. 原因食品・除去根拠
該当する食品の番号に○をし、かつ（　）内に除去根拠を記載

［除去根拠］　該当するものすべてを《　》内に番号を記載
① 明らかな症状の既往
② 食物負荷試験陽性
③ IgE抗体等検査結果陽性
④ 未摂取

1. 鶏卵　　　《　》
2. 牛乳・乳製品　《　》
3. 小麦　　　《　》
4. ソバ　　　《　》
5. ピーナッツ　《　》
6. 大豆　　　《　》
7. ゴマ　　　《　》
8. ナッツ類* （すべて・クルミ・カシューナッツ・アーモンド・　）《　》
9. 甲殻類* （すべて・エビ・カニ・　）《　》
10. 軟体類・貝類* （すべて・イカ・タコ・ホタテ・アサリ・　）《　》
11. 魚類* （すべて・サバ・サケ・　）《　》
12. 肉類* （鶏肉・牛肉・豚肉・　）《　》
13. 果物類* （キウイ・バナナ・　）《　》
14. 魚卵* 《　》
15. その他（　　　　）

　　［＊は（　）の中の該当する項目に○をするか具体的に記載すること］

D. 緊急時に備えた処方薬
1. 内服薬（抗ヒスタミン薬、ステロイド薬）
2. アドレナリン自己注射薬「エピペン®」
3. その他（　　　　）

保育所での生活上の留意点

A. 給食・離乳食
1. 管理不要
2. 管理必要（管理内容については、病型・治療のC. 欄及び下記C. E欄を参照）

B. アレルギー用調整粉乳
1. 不要
2. 必要　下記該当ミルクに○、又は（　）内に記入
　ミルフィーHP・ニューMA-1・MA-mi・ペプディエット・エレメンタルフォーミュラ
　その他（　　　　）

C. 除去食品においてより厳しい除去が必要なもの
病型・治療のC. 欄で除去の際に、より厳しい除去が必要となるもののみに○をつける
※本欄に○がついた場合、該当する食品を使用した料理については、給食対応が困難となる場合があります。
1. 鶏卵： 卵殻カルシウム
2. 牛乳・乳製品： 乳糖
3. 小麦： 醤油・酢・麦茶
6. 大豆： 大豆油・醤油・味噌
7. ゴマ： ゴマ油
12. 魚類： かつおだし・いりこだし
13. 肉類： エキス

D. 食物・食材を扱う活動
1. 管理不要
2. 原因食材を教材とする活動の制限（　　）
3. 調理活動時の制限（　　）
4. その他（　　）

E. 特記事項
（その他に特別な配慮や管理が必要な事項がある場合には、医師が保護者と相談のうえ記載。対応内容は保育所が保護者と相談のうえ決定）

記載日　平成　　年　　月　　日
医師名
医療機関名
電話

気管支ぜん息（あり・なし）

病型・治療

A. 症状のコントロール状態
1. 良好
2. 比較的良好
3. 不良

B. 長期管理薬（短期追加治療薬を含む）
1. ステロイド吸入薬
　剤型：
　投与量（日）：
2. ロイコトリエン受容体拮抗薬
3. DSCG吸入薬
4. ベータ刺激薬（内服・貼付薬）
5. その他（　　）

C. 急性増悪（発作）治療薬
1. ベータ刺激薬吸入
2. ベータ刺激薬内服
3. その他（　　）

D. 急性増悪（発作）時の対応
（自由記載）

保育所での生活上の留意点

A. 寝具に関して
1. 管理不要
2. 防ダニシーツ等の使用
3. その他の管理が必要（　　）

B. 動物との接触
1. 管理不要
2. 動物への反応が強いため不可　動物名（　　）
3. 飼育活動等の制限（　　）

C. 外遊び、運動に対する配慮
1. 管理不要
2. 管理必要（管理内容：　　）

D. 特記事項
（その他に特別な配慮や管理が必要な事項がある場合には、医師が保護者と相談のうえ記載。対応内容は保育所が保護者と相談のうえ決定）

記載日　平成　　年　　月　　日
医師名
医療機関名
電話

●保育所における日常の取り組み及び緊急時の対応に活用するため、本表に記載された内容を保育所の職員及び消防機関・医療機関等と共有することに同意しますか。
　・同意する
　・同意しない

保護者氏名＿＿＿＿＿＿＿＿＿＿

緊急連絡先
★保護者
　電話：
★連絡医療機関
　医療機関名：
　電話：

〈参考様式〉

保育所におけるアレルギー疾患生活管理指導表（アトピー性皮膚炎・アレルギー性結膜炎・アレルギー性鼻炎）

名前　　　　　　　　　　　男・女　　　　年　　月　　日生（　　歳　　ヶ月）　　　　　組

※　この生活管理指導表は、保育所の生活において特別な配慮や管理が必要となった子どもに限って、医師が作成するものです。

提出日　　　　　年　　月　　日

【アトピー性皮膚炎】（あり・なし）

病型・治療

A. 重症度のめやす（厚生労働科学研究班）
1. 軽症：面積に関わらず、軽度の皮疹のみみられる。
2. 中等症：強い炎症を伴う皮疹が体表面積の10%未満にみられる。
3. 重症：強い炎症を伴う皮疹が体表面積の10%以上、30%未満にみられる。
4. 最重症：強い炎症を伴う皮疹が体表面積の30%以上にみられる。
※軽度の皮疹：軽度の紅斑、乾燥、落屑主体の病変
※強い炎症を伴う皮疹：紅斑、丘疹、びらん、浸潤、苔癬化などを伴う病変

B-1. 常用する外用薬
1. ステロイド軟膏
2. タクロリムス軟膏（「プロトピック®」）
3. 保湿剤
4. その他（　　　　　　）

B-2. 常用する内服薬
1. 抗ヒスタミン薬
2. その他（　　　　　　）

C. 食物アレルギーの合併
1. あり
2. なし

保育所での生活上の留意点

A. プール・水遊び及び長時間の紫外線下での活動
1. 管理不要
2. 管理必要（　　　　　　）

B. 動物との接触
1. 管理不要
2. 動物への反応が強いため不可　動物名（　　　　）
3. 飼育活動等の制限（　　　　）
4. その他（　　　　　　）

C. 発汗後
1. 管理不要
2. 管理必要（管理内容：　　　）
3. 夏季シャワー浴（施設で可能な場合）

D. 特記事項
（その他に特別な配慮や管理が必要な事項がある場合には、医師が保護者と相談のうえ記載。対応内容は保育所が保護者と相談のうえ決定）

記載日　　　年　　月　　日
医師名
医療機関名
電話

【アレルギー性結膜炎】（あり・なし）

病型・治療

A. 病型
1. 通年性アレルギー性結膜炎
2. 季節性アレルギー性結膜炎（花粉症）
3. 春季カタル
4. アトピー性角結膜炎
5. その他（　　　　　　）

B. 治療
1. 抗アレルギー点眼薬
2. ステロイド点眼薬
3. 免疫抑制点眼薬
4. その他（　　　　　　）

保育所での生活上の留意点

A. プール指導
1. 管理不要
2. 管理必要（管理内容：　　　）
3. プールへの入水不可

B. 屋外活動
1. 管理不要
2. 管理必要（管理内容：　　　）

C. 特記事項
（その他に特別な配慮や管理が必要な事項がある場合には、医師が保護者と相談のうえ記載。対応内容は保育所が保護者と相談のうえ決定）

記載日　　　年　　月　　日
医師名
医療機関名
電話

【アレルギー性鼻炎】（あり・なし）

病型・治療

A. 病型
1. 通年性アレルギー性鼻炎
2. 季節性アレルギー性鼻炎（花粉症）　主な症状の時期：春　夏　秋　冬

B. 治療
1. 抗ヒスタミン薬・抗アレルギー薬（内服）
2. 鼻噴霧用ステロイド薬
3. 舌下免疫療法
4. その他（　　　　　　）

保育所での生活上の留意点

A. 屋外活動
1. 管理不要
2. 管理必要（管理内容：　　　）

B. 特記事項
（その他に特別な配慮や管理が必要な事項がある場合には、医師が保護者と相談のうえ記載。対応内容は保育所が保護者と相談のうえ決定）

記載日　　　年　　月　　日
医師名
医療機関名
電話

●保育所における日常の取り組み及び緊急時の対応に活用するため、本表に記載された内容を保育所の職員及び消防機関・医療機関等と共有することに同意します。

・同意する
・同意しない

保護者氏名

授乳期・離乳期—安心と安らぎの中で食べる意欲の基礎づくり—

- ●安心と安らぎの中で母乳（ミルク）を飲む心地よさを味わう
- ●いろいろな食べ物を見て、触って、味わって、自分で進んで食べようとする

幼児期—食べる意欲を大切に、食の体験を広げよう—

- ●おなかがすくリズムがもてる
- ●食べたいもの、好きなものが増える
- ●家族や仲間と一緒に食べる楽しさを味わう
- ●栽培、収穫、調理を通して、食べ物に触れはじめる
- ●食べ物や身体のことを話題にする

学童期—食の体験を深め、食の世界を広げよう—

- ●1日3回の食事や間食のリズムがもてる
- ●食事のバランスや適量がわかる
- ●家族や仲間と一緒に食事づくりや準備を楽しむ
- ●自然と食べ物との関わり、地域と食べ物との関わりに関心をもつ
- ●自分の食生活を振り返り、評価し、改善できる

思春期—自分らしい食生活を実現し、健やかな食文化の担い手になろう—

- ●食べたい食事のイメージを描き、それを実現できる
- ●一緒に食べる人を気遣い、楽しく食べることができる
- ●食料の生産・流通から食卓までのプロセスがわかる
- ●自分の身体の成長や体調の変化を知り、自分の身体を大切にできる
- ●食に関わる活動を計画したり、積極的に参加したりすることができる

［厚生労働省「楽しく食べる子どもに〜食からはじまる健やかガイド〜」2004年より抜粋］

索　引

新時代の保育双書

新・子どもの食と栄養

2021年2月25日　初版第1刷発行
2023年3月30日　初版第3刷発行

編　　者　岩田章子　寺嶋昌代
発 行 者　竹鼻均之
発 行 所　株式会社みらい
　　　　　〒500-8137　岐阜市東興町40　第5澤田ビル
　　　　　TEL　058-247-1227代
　　　　　https://www.mirai-inc.jp/
印刷・製本　サンメッセ株式会社

ISBN978-4-86015-532-2 C3337
Printed in Japan　　乱丁本・落丁本はお取替え致します。